健康保険が使える

漢方薬の選び方・使い方

医学博士
木下 繁太朗 著

漢方薬草と生薬

人参

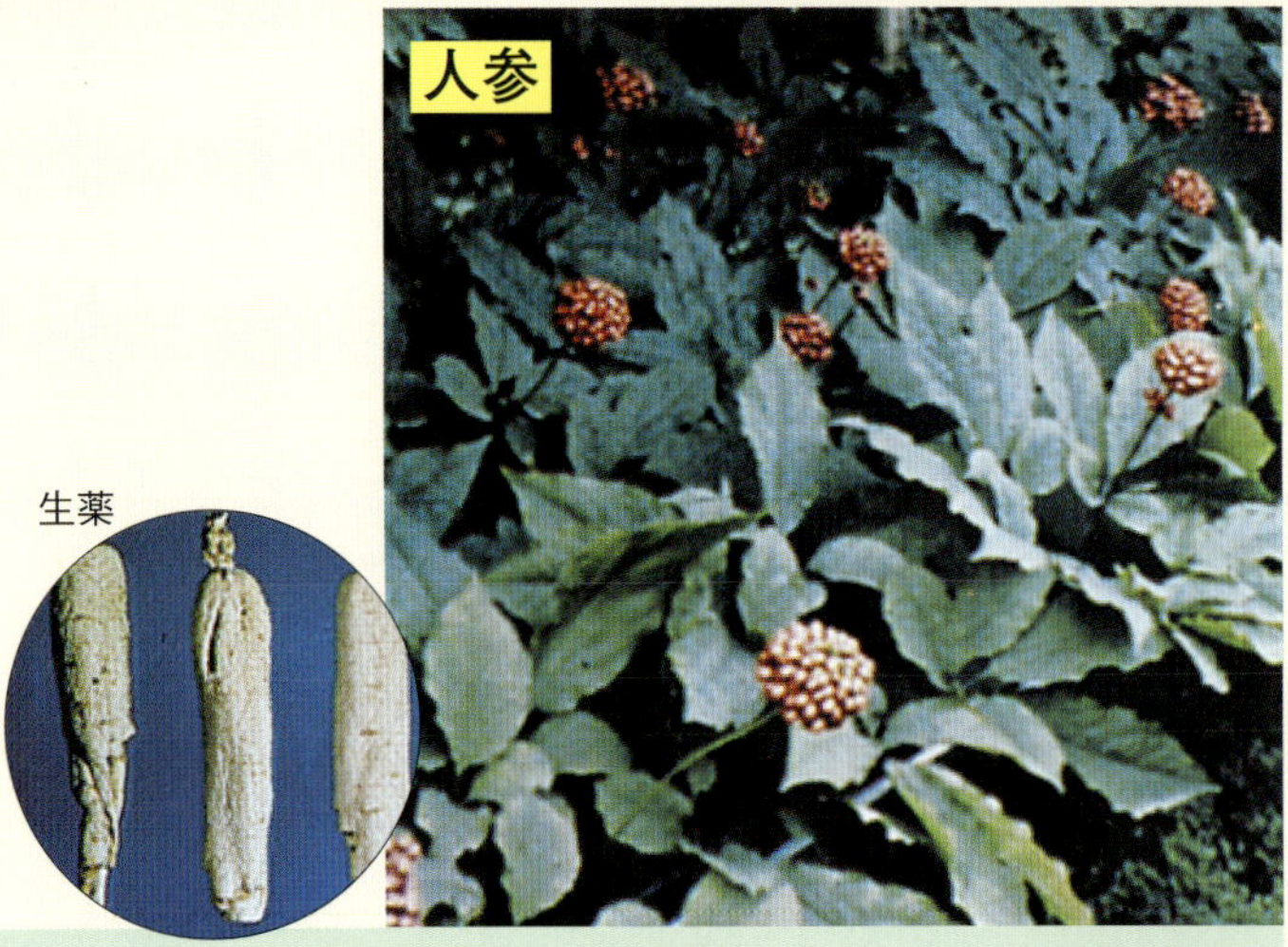

生薬

血圧調節、増結、血糖降下作用があり、虚弱者、大病後の疲労回復に応用。

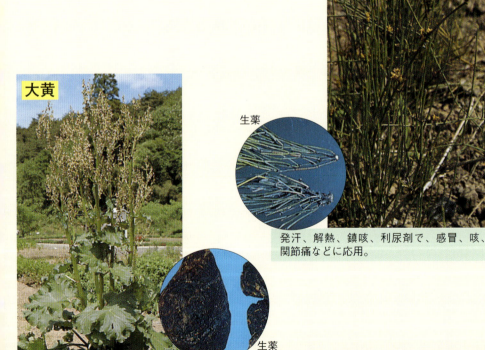

麻黄

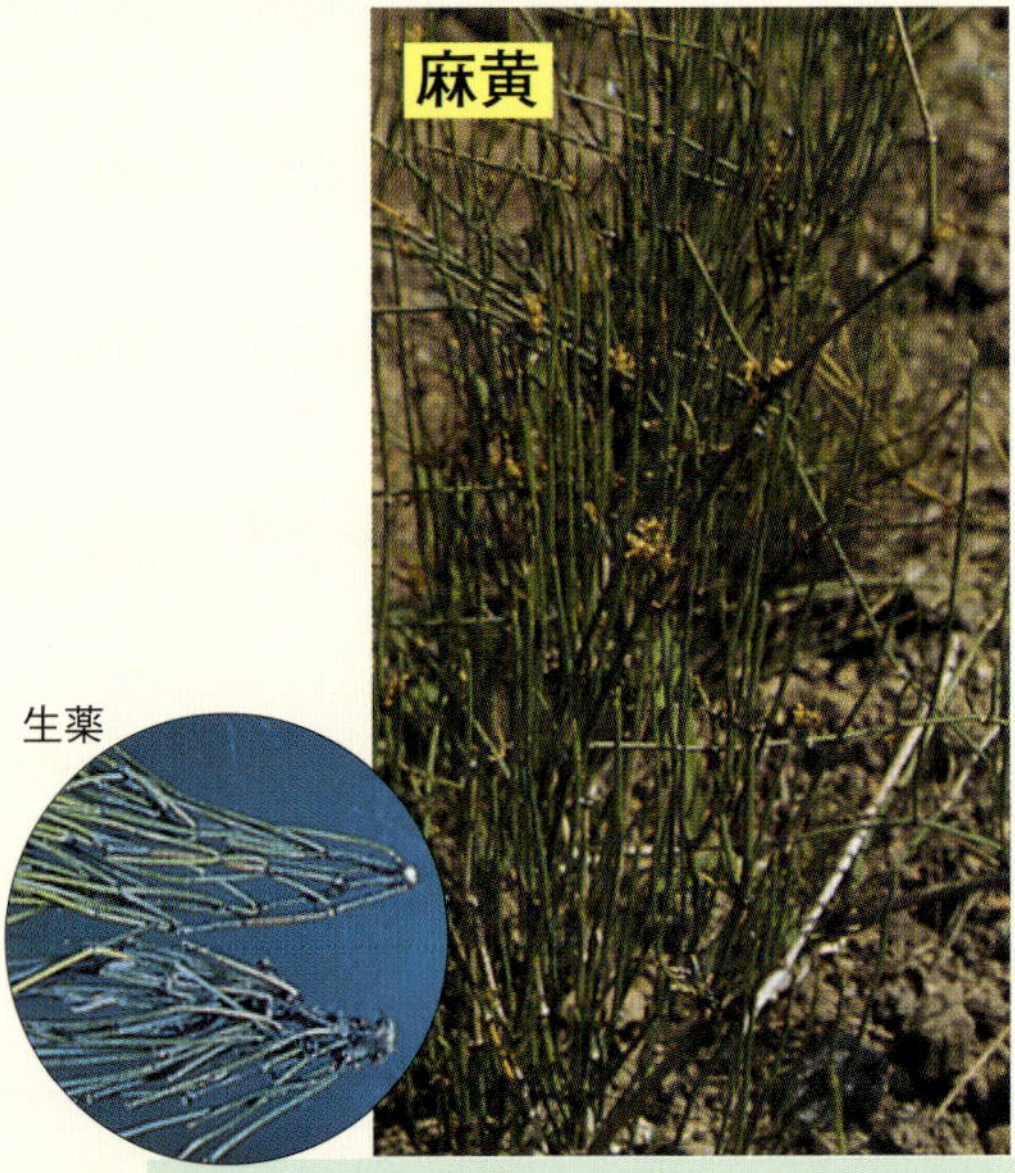

生薬

発汗、解熱、鎮咳、利尿剤で、感冒、咳、関節痛などに応用。

大黄

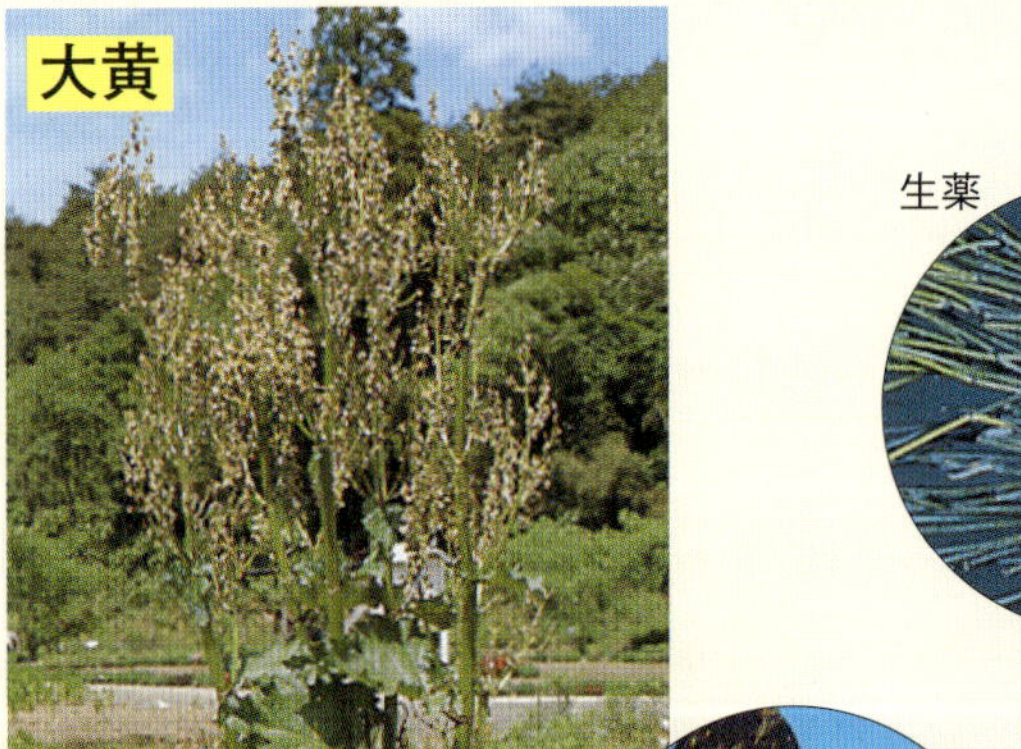

生薬

代表的な下剤で、少量では逆に下痢止めになる。

半夏

生薬

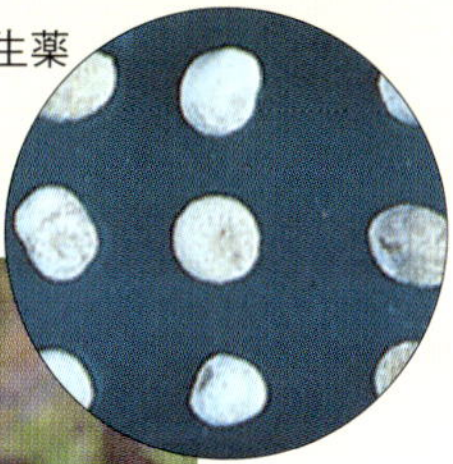

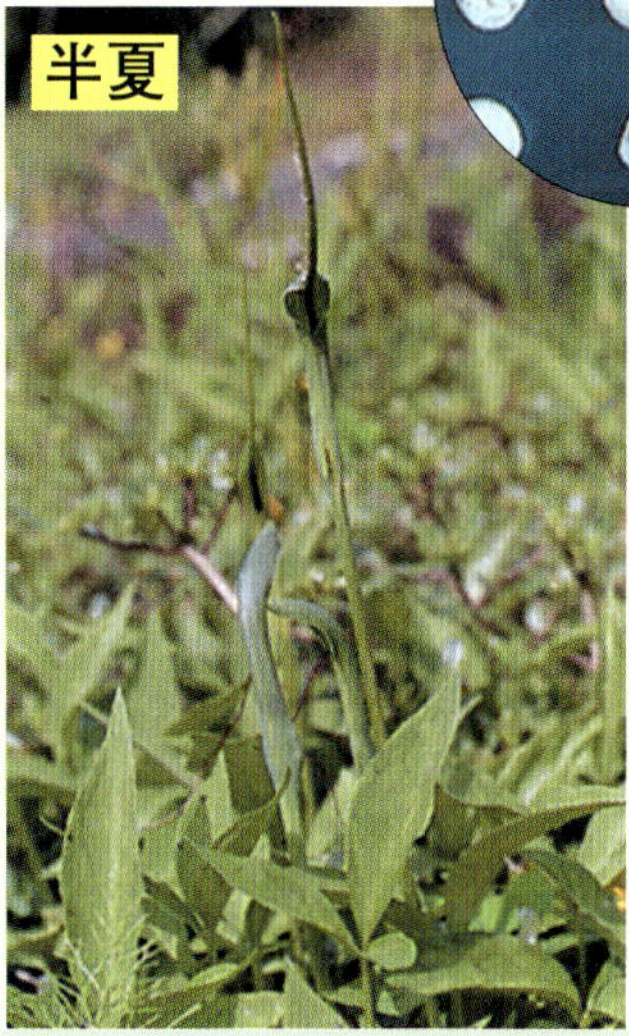

鎮嘔、鎮咳、去痰などに効果があり、
胃腸炎、つわりなどに応用。

当帰

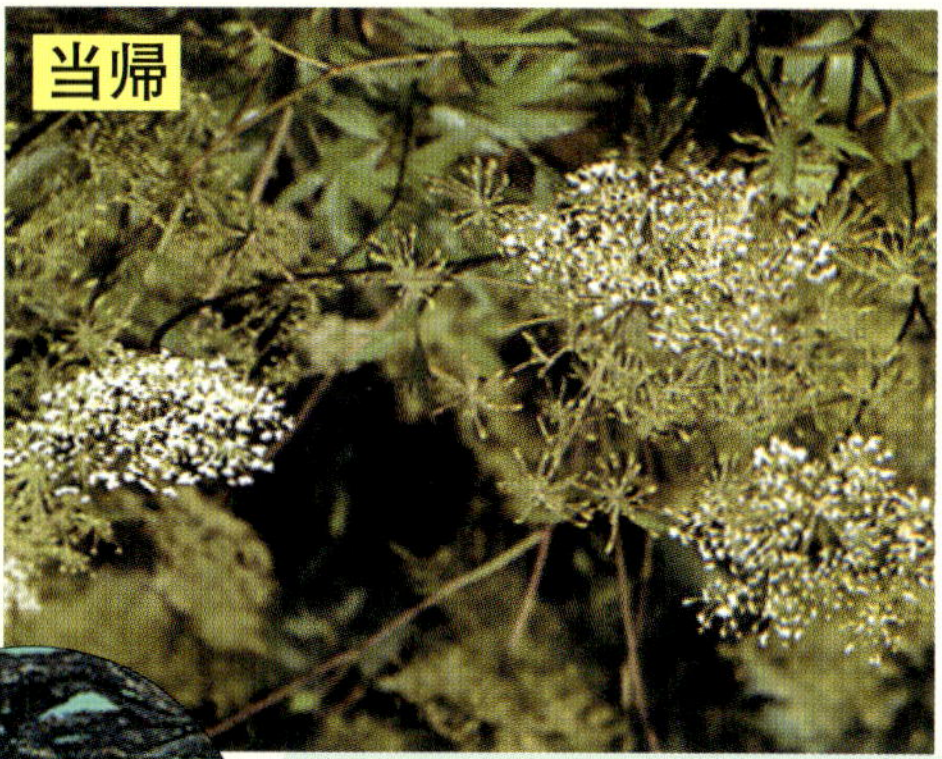

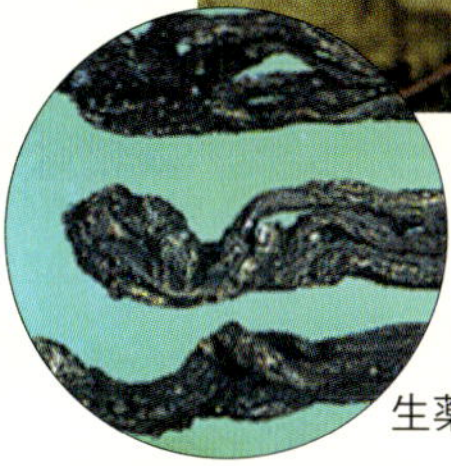

生薬

貧血、冷え症、血行障害を伴う
婦人病に応用。

地黄

生薬

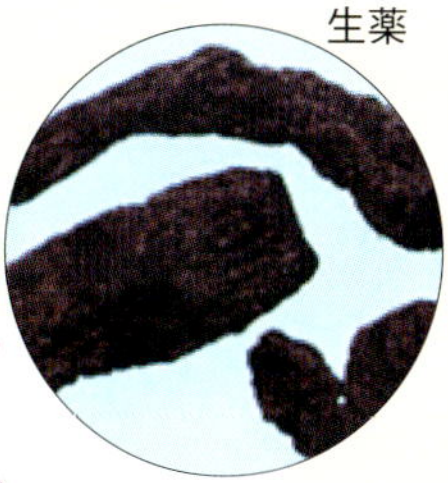

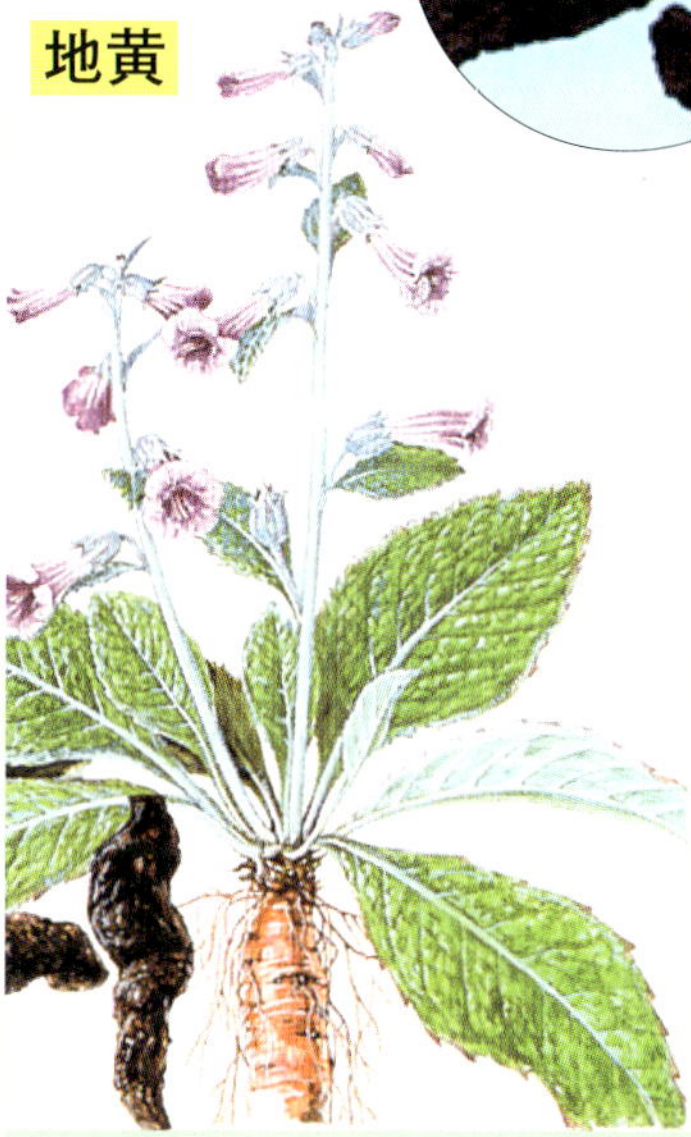

補血、強壮、止瀉、緩下などの目的で
貧血、吐血、または虚弱を対象に応用。

黄連

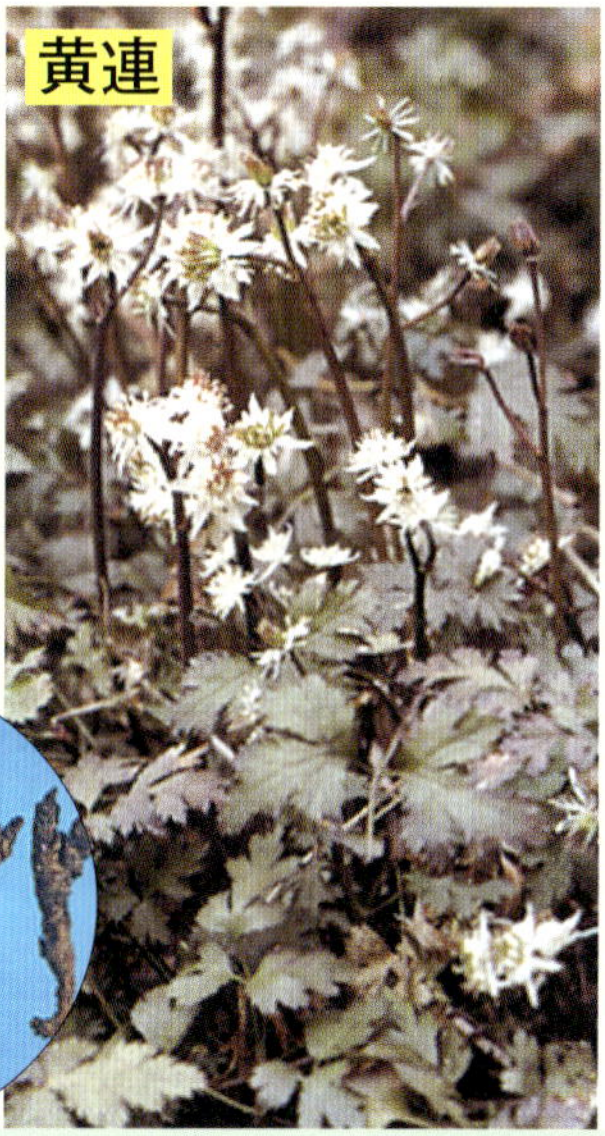

生薬

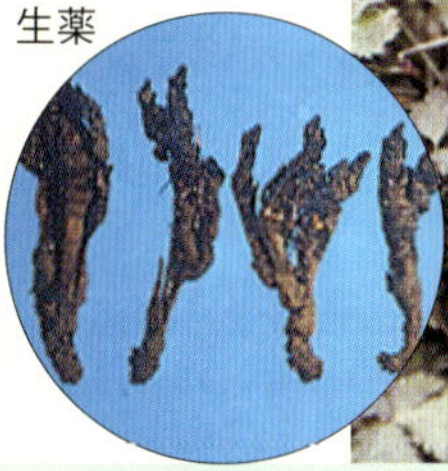

消炎、健胃、解毒、鎮静作用があり、胃腸炎、熱性下
痢、鼻血、吐血、口内炎、不眠、精神不安等に応用。

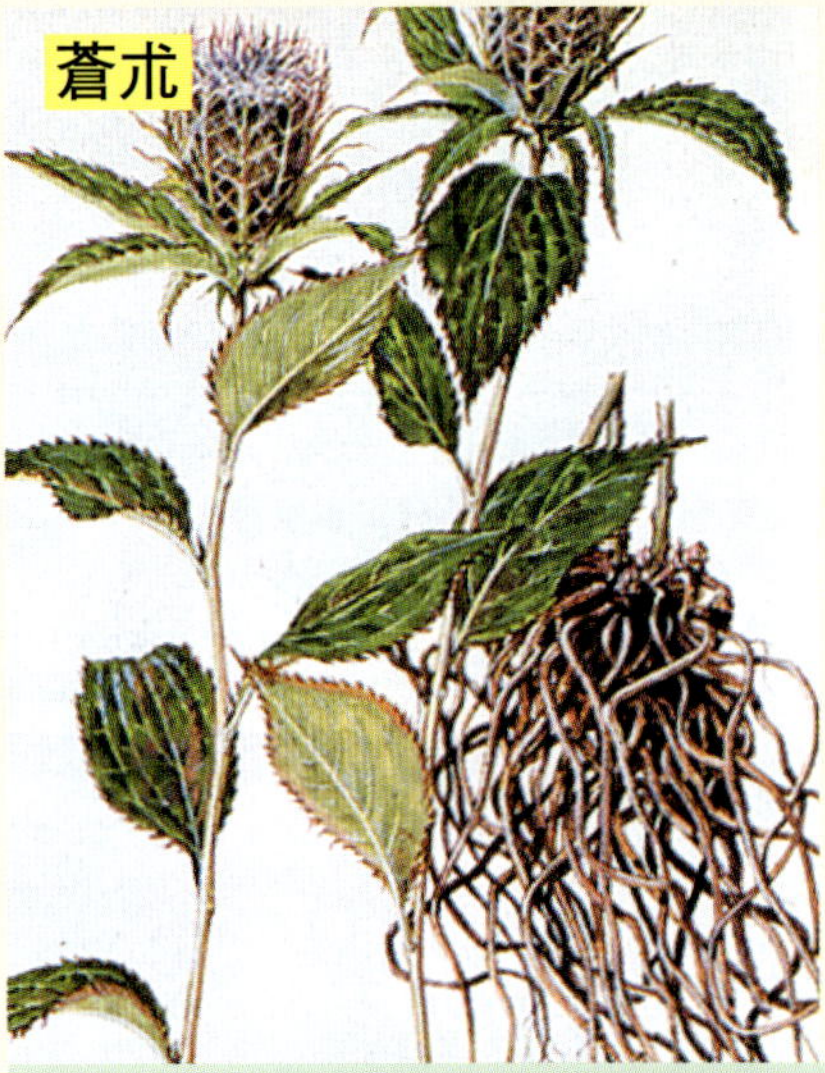

健胃、利尿、鎮痛作用があり、胃腸障害、浮腫、神経痛などに応用。

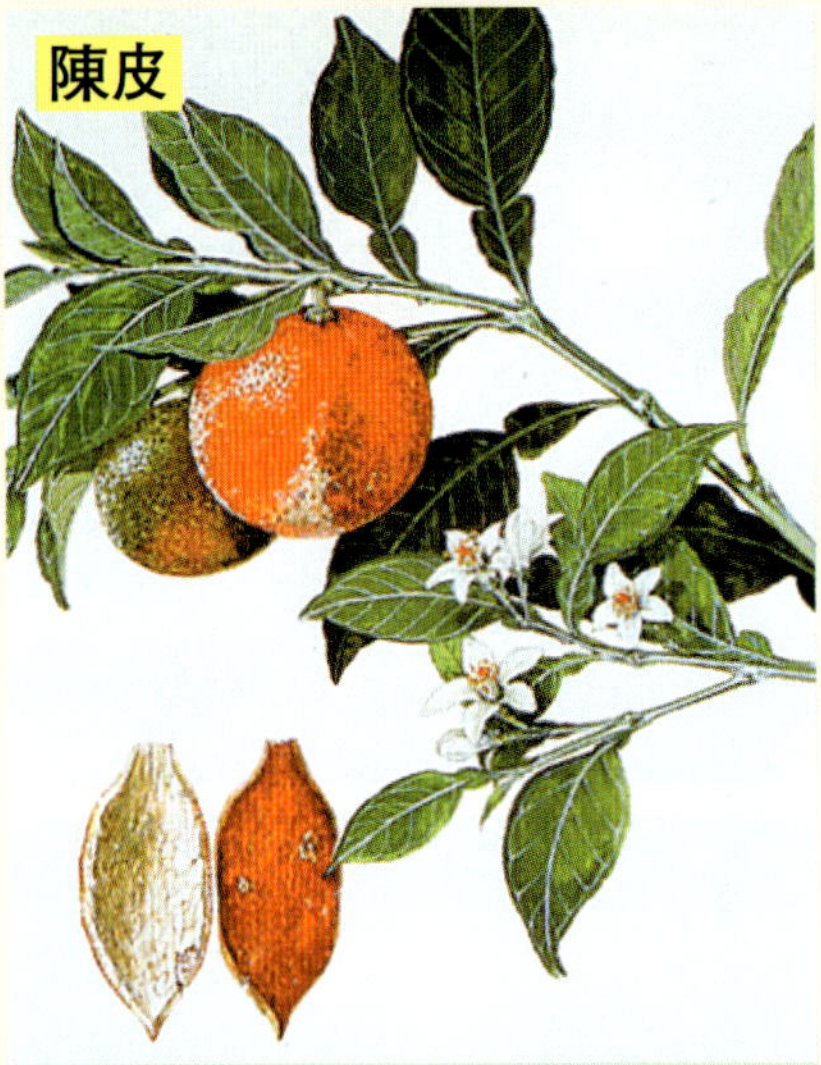

健胃、鎮咳、去痰、鎮嘔の作用があり、はきけ、しゃっくり、咳、かぜなどに応用。

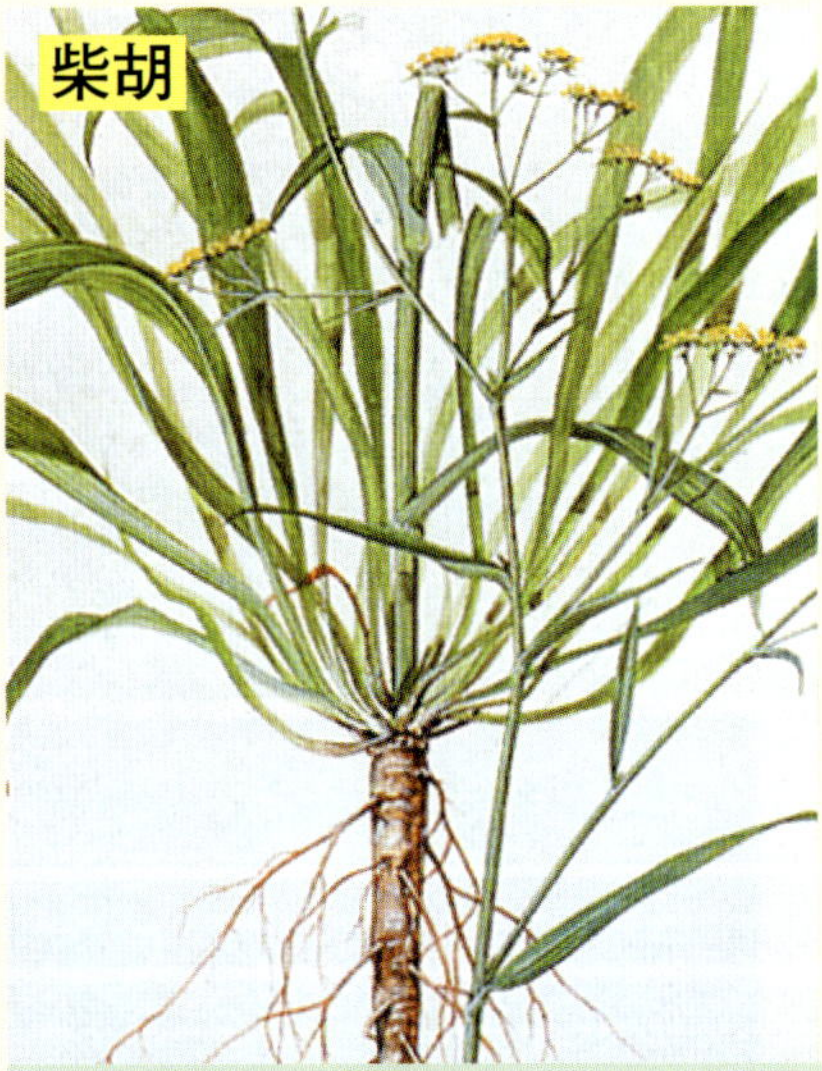

解毒、解熱鎮痛、強壮剤として胸脇苦満・肝炎、黄疸、その他の慢性疾患に広く応用。

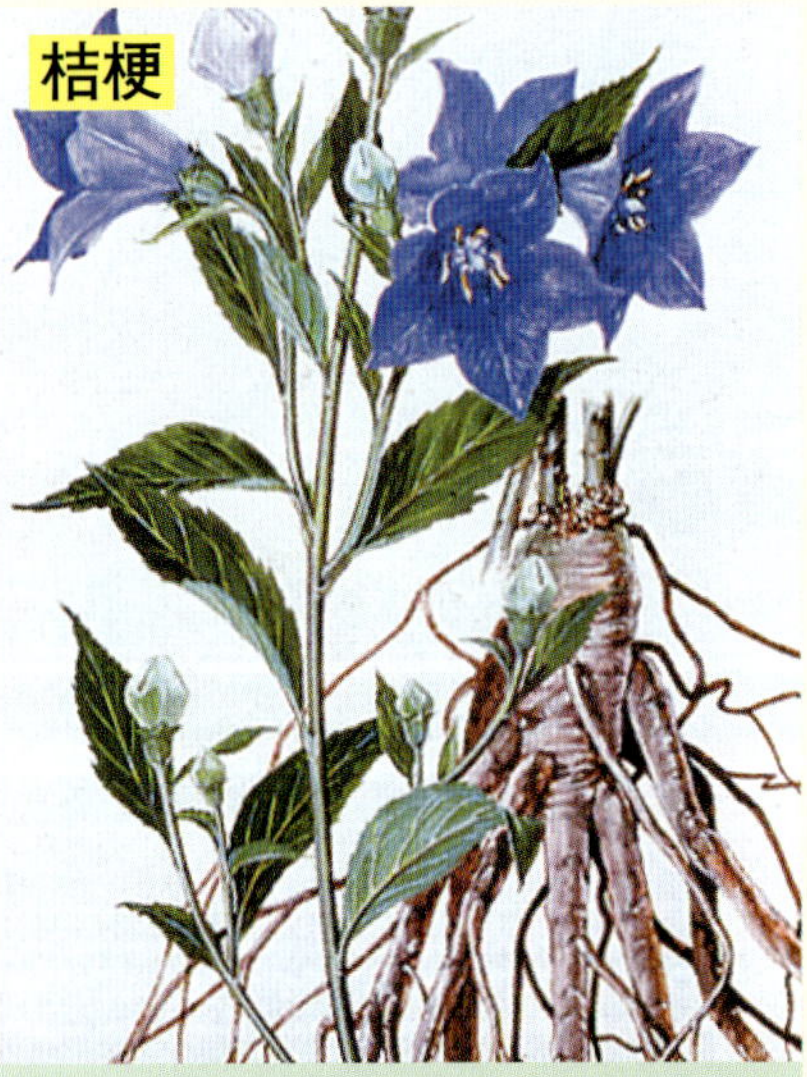

鎮咳、去痰、排膿の作用があり、咽喉の痛み、気管支炎、化膿性疾患に応用。

甘草

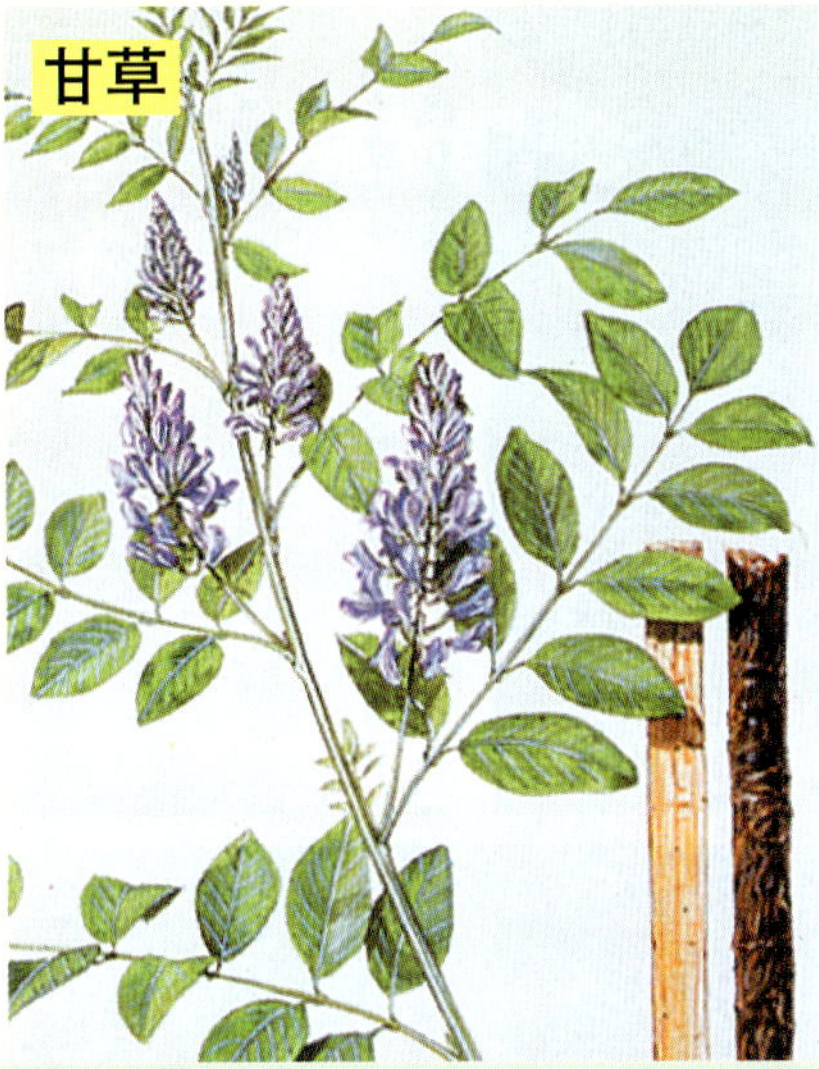

消炎、鎮痛、解毒、抗アレルギー作用があり、胃・十二指腸潰瘍、薬物中毒などに応用。

生姜

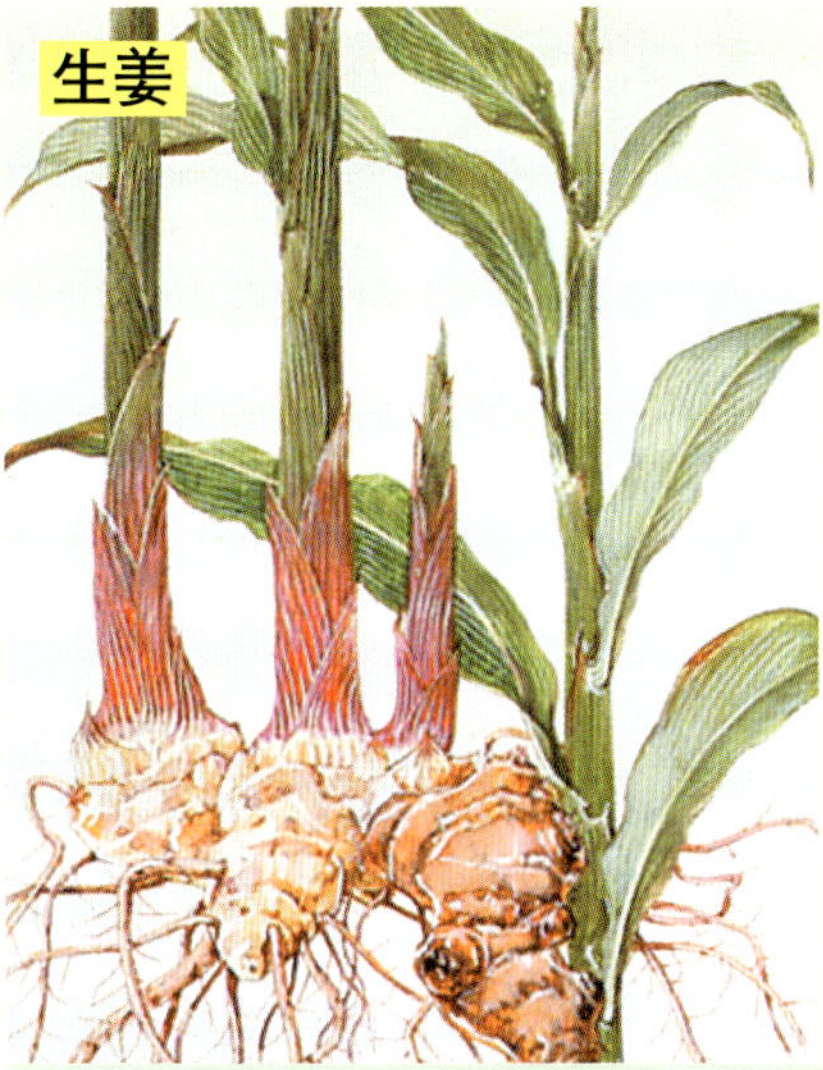

健胃、鎮嘔、鎮咳作用があり、胃腸障害、風邪などに応用。

大棗

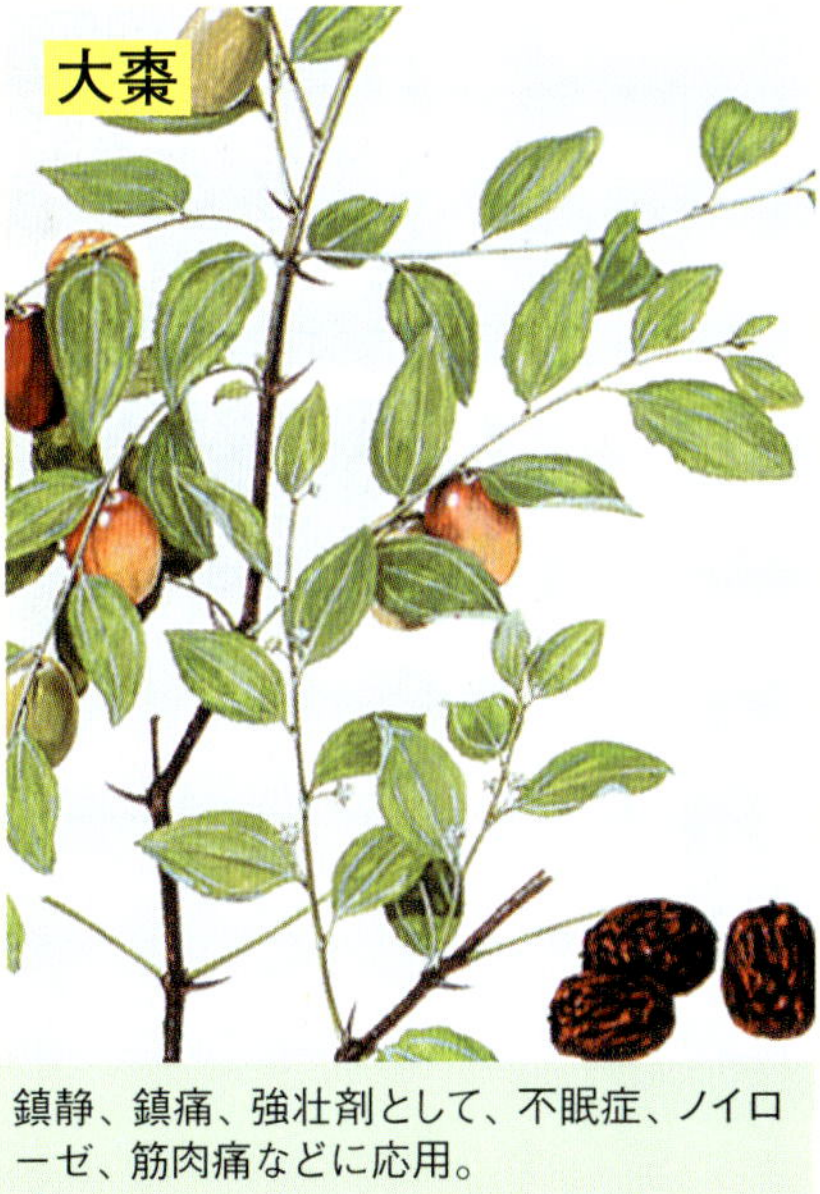

鎮静、鎮痛、強壮剤として、不眠症、ノイローゼ、筋肉痛などに応用。

桂皮

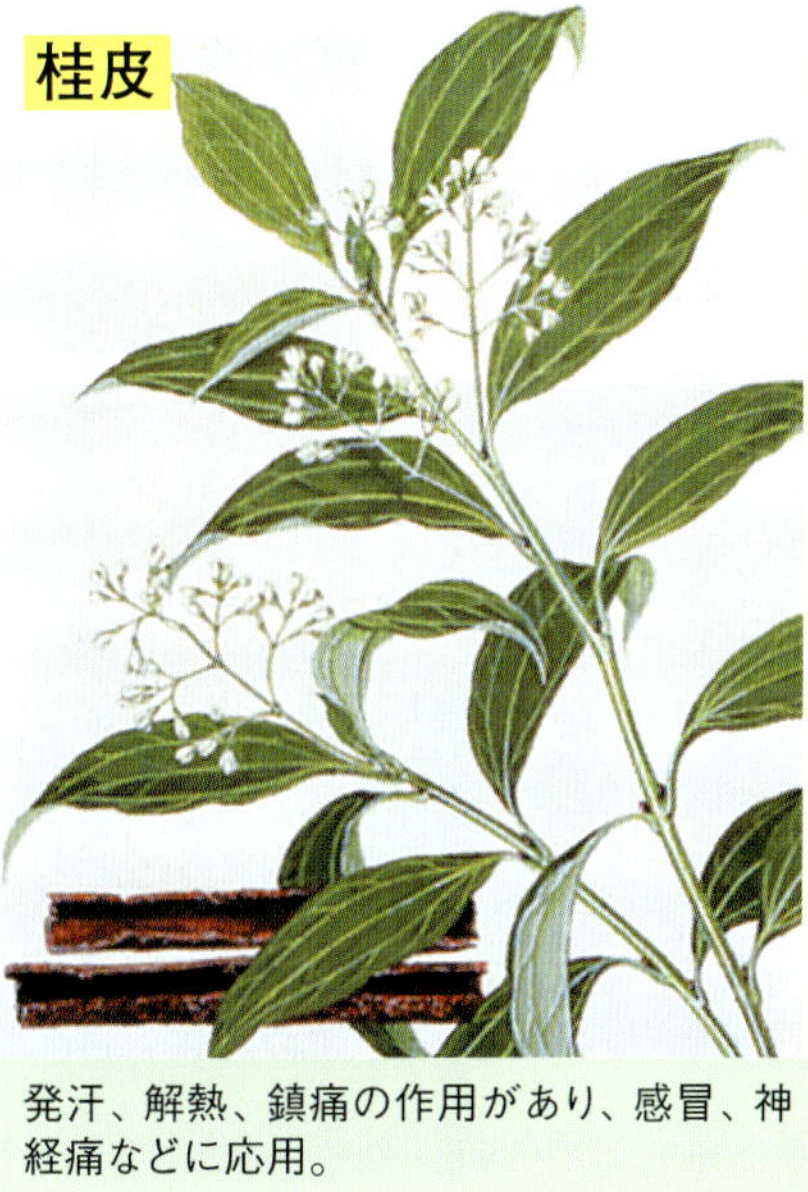

発汗、解熱、鎮痛の作用があり、感冒、神経痛などに応用。

中国の漢方薬事情

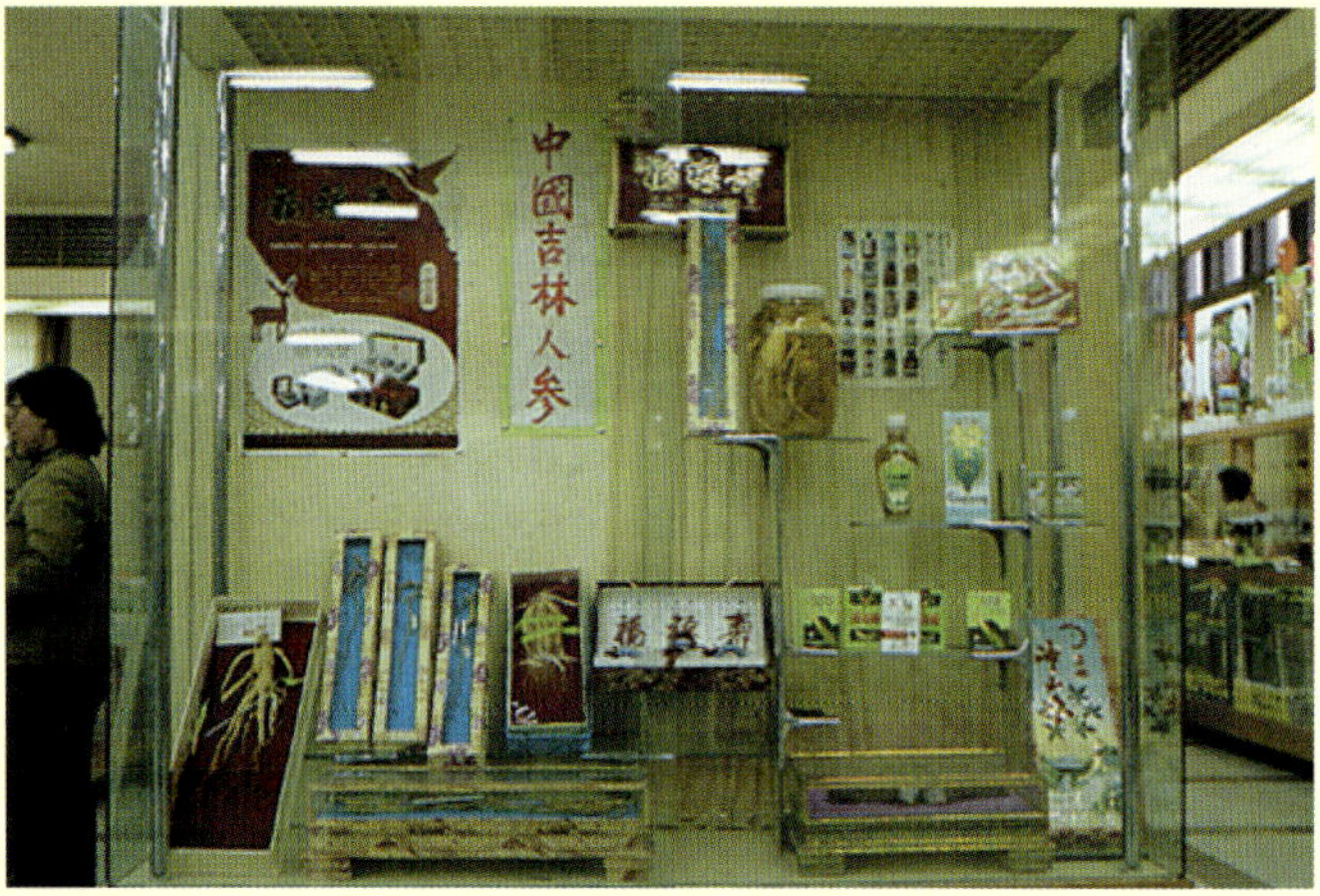

北京のデパートの薬品売場。中国で最も良品とされている吉林人参。

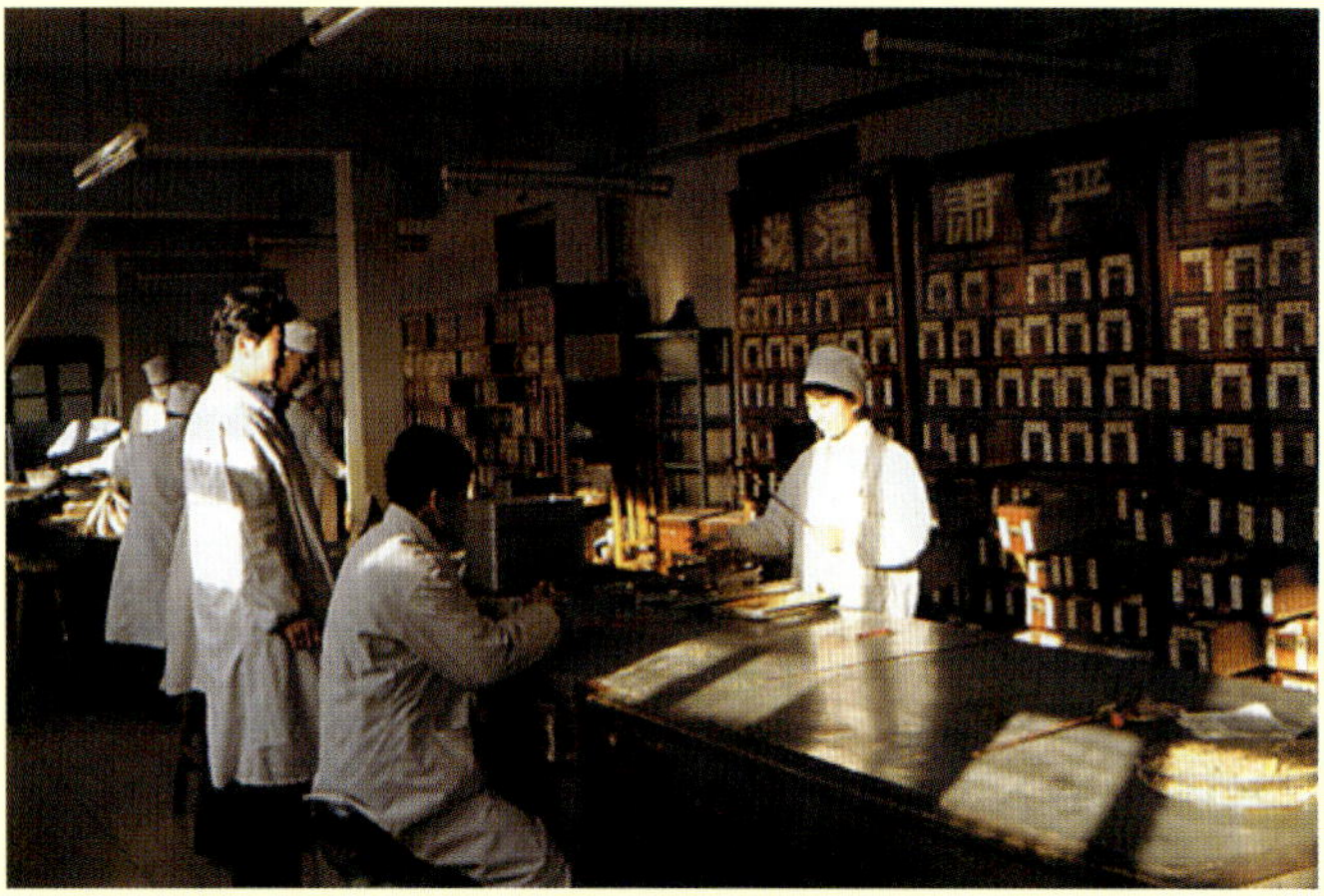

漢方専門病院の薬局風景。後ろに見える百味箪笥の中に原料となる漢方生薬が入っている。

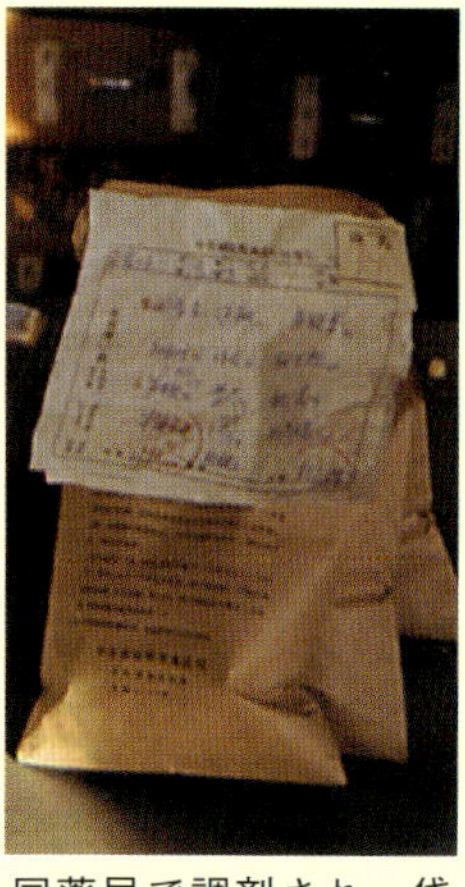

同薬局で調剤され、袋に入れられた漢方薬とその処方箋。一袋が一日分で日本に比べて量が多いのにおどろく。

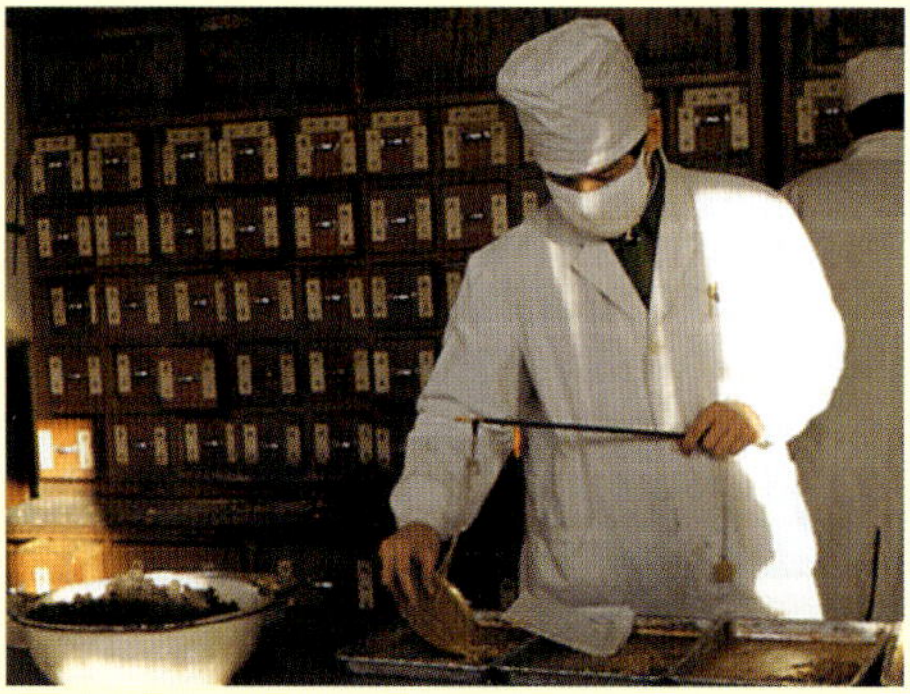

漢方薬を調剤しているところ。

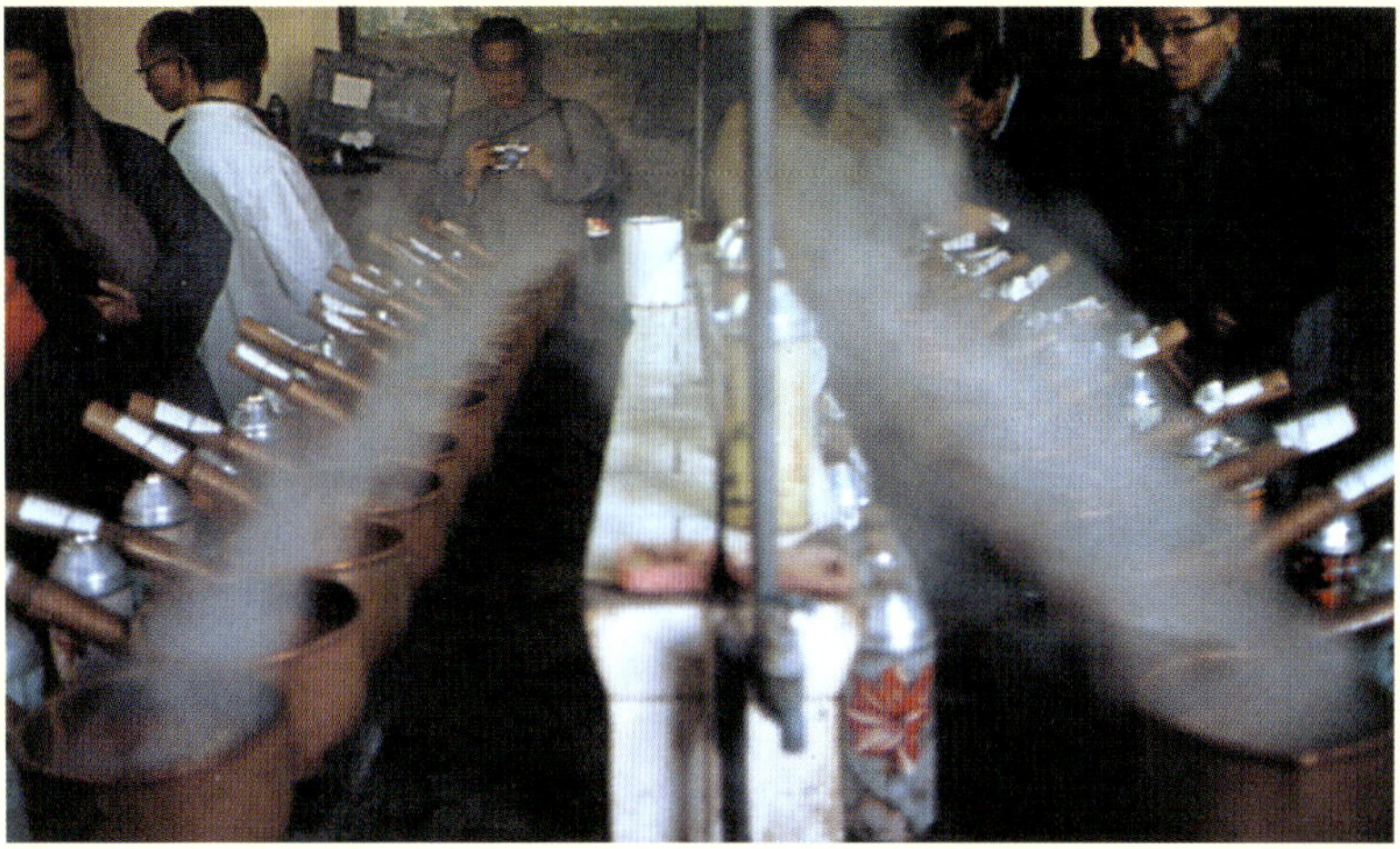

中国の漢方綜合病院（上海、竜華医院）の調剤室。入院患者に飲ませる漢方薬を煎じているところ。銅の鍋で煎じて、魔法瓶に入れて病室にとどけられる。。

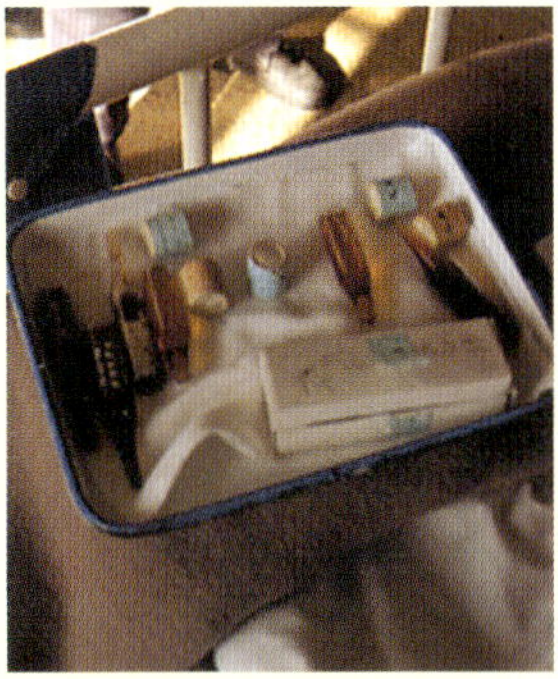

中国の漢方綜合病院の病室にて。入院患者に投与する薬剤、漢方薬エキスの注射液。

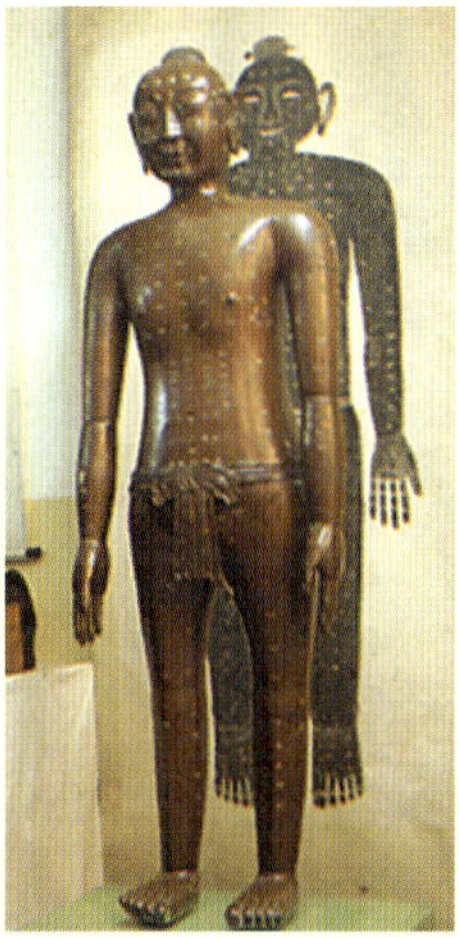

中国古代の経絡（針灸のつぼ）を示す等身大の銅人形。この人形の中に水を入れ、つぼのところはロウでふさいでおき、針を刺すと孔があいて、水が流れ出て正解がわかる仕組みになっている。

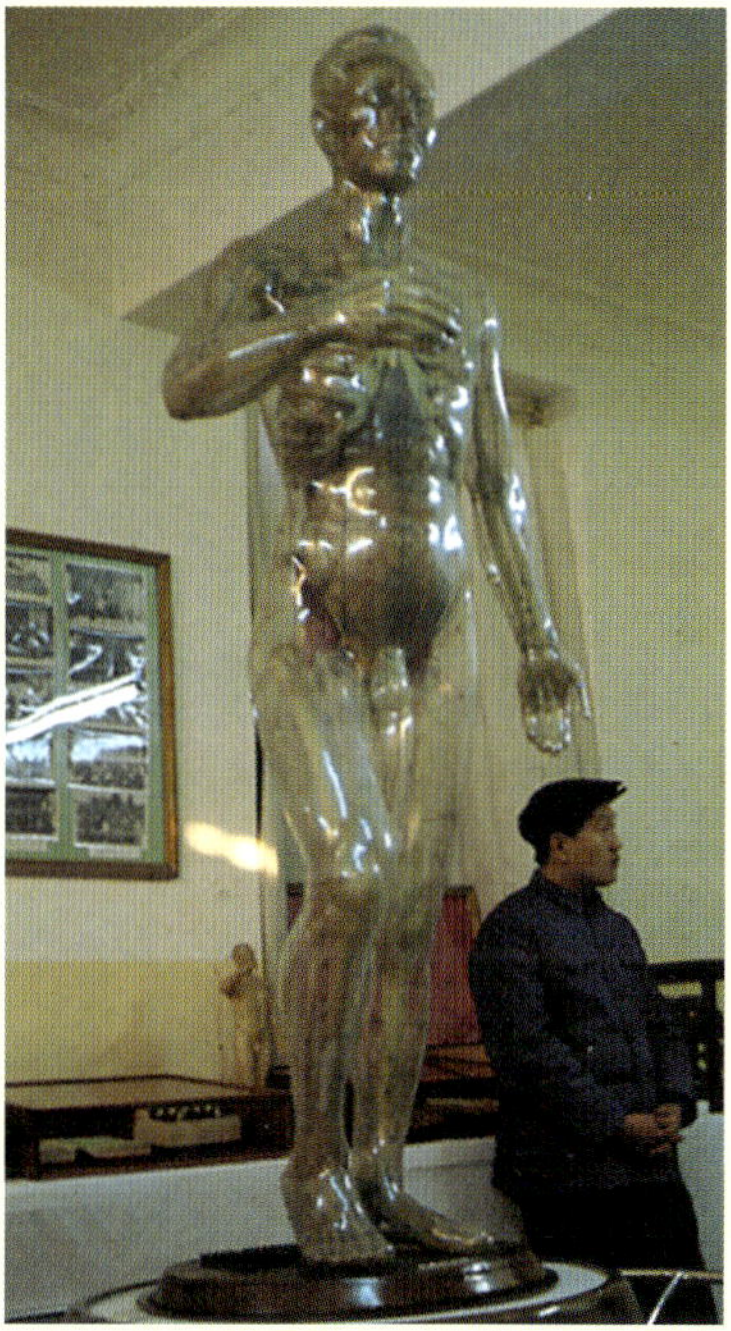

中国ご自慢の針灸のつぼ（経絡）を示す、透明人体モデル。中に電気がついていて、それぞれの経路がわかるようになっている。

最新の設備で製造される伝統の漢方薬

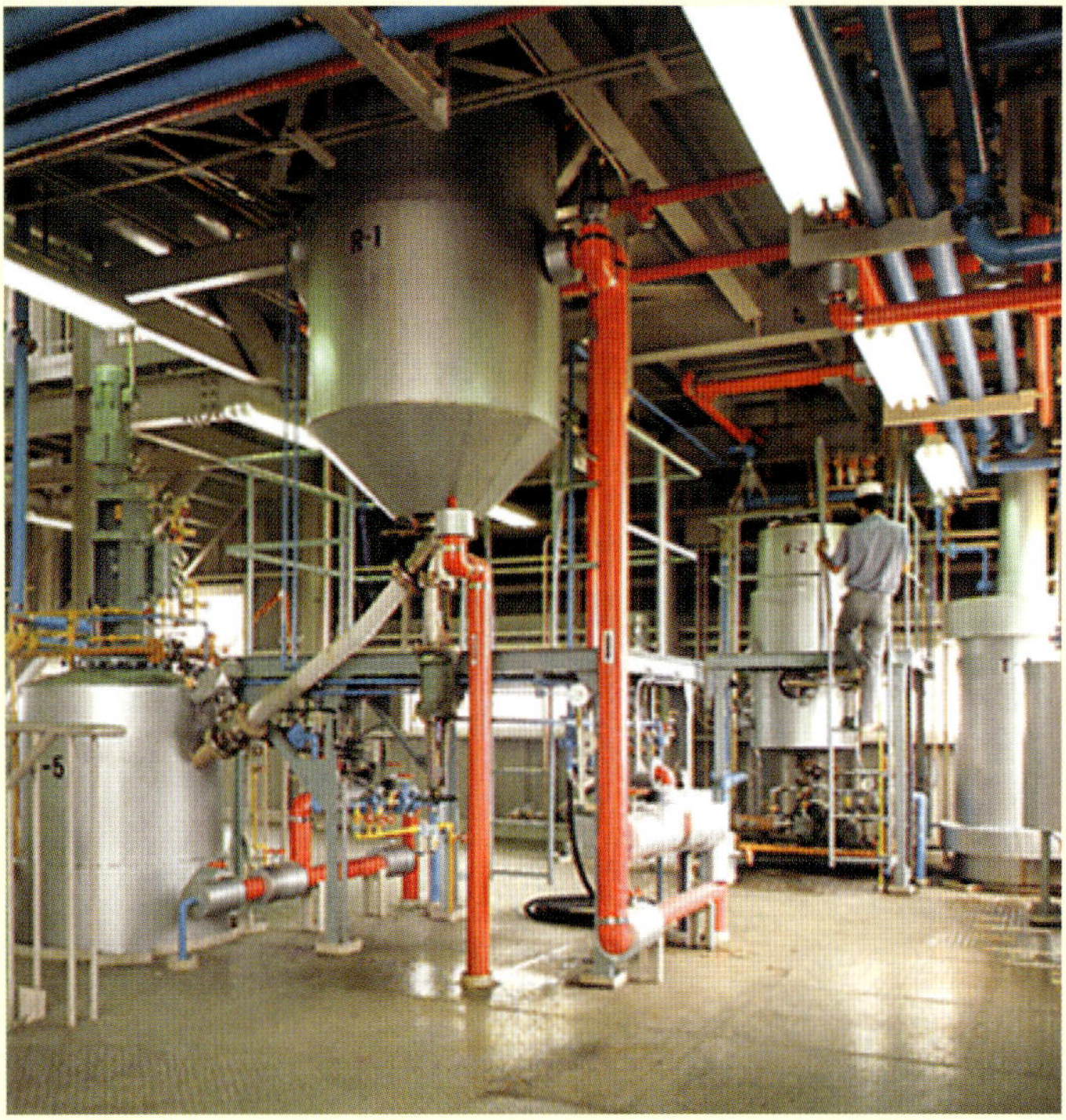

生薬からエキスを抽出する装置。抽出缶（真ん中）と抽出液加圧槽（左端）

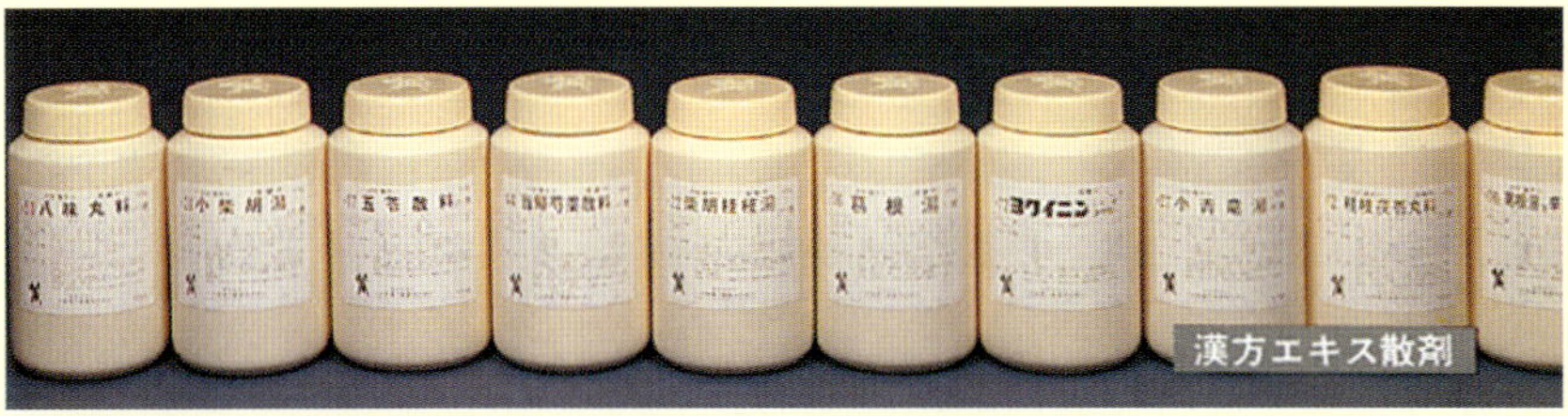

漢方エキス散剤

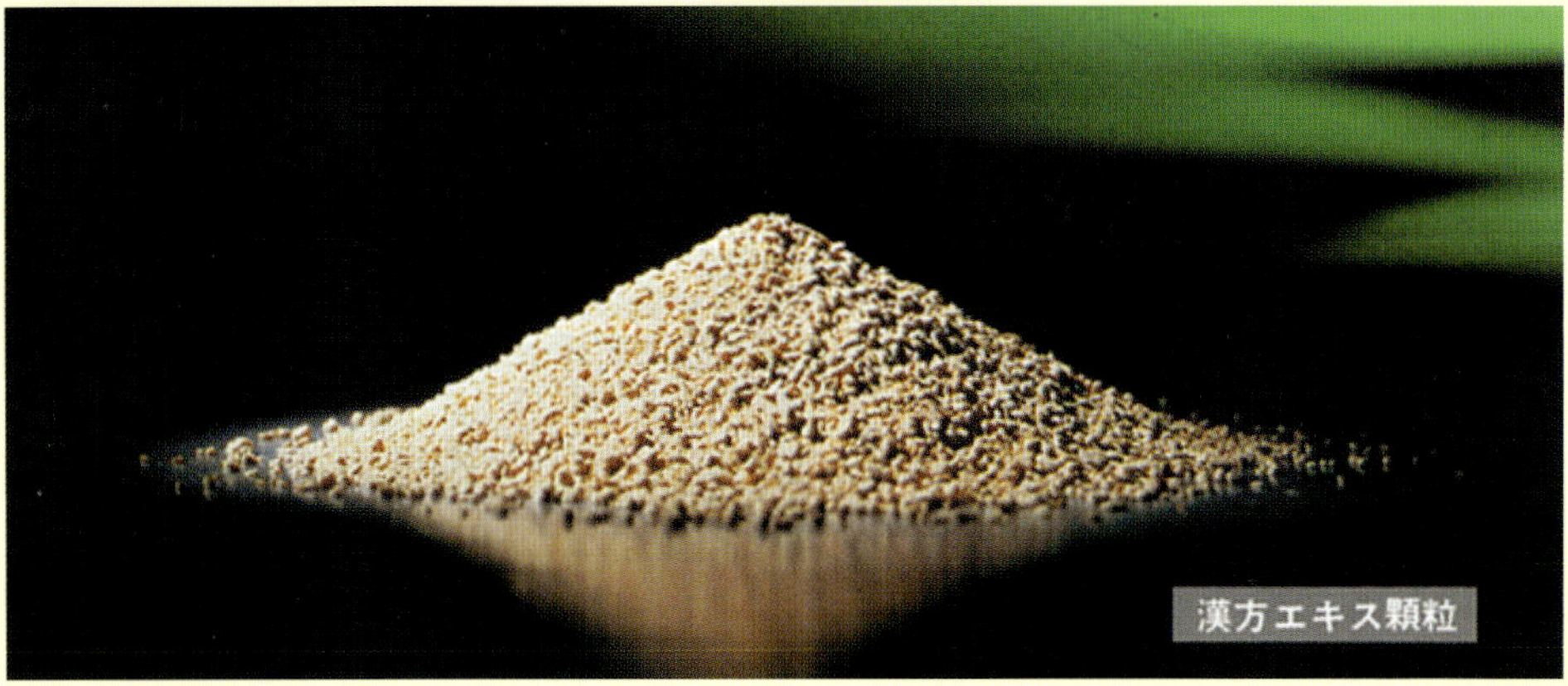

漢方エキス顆粒

はじめに

漢方薬研究の第一人者である木下繁太朗博士が著した本書は、昭和56年（１９８１年初版）以来、重版を重ねロングセラーとなっておりますが、このたび重版を機に改訂出版したものです。

中国を源流として４千年の歴史を持つ漢方医学は、１０００年以上前に日本に伝えられ、日本人の体質や風土に合った独自の進化をとげ、漢方医学として江戸時代には隆盛期を迎えましたが、明治期に入ると西洋文化の礼賛や、明治16年の医師免許規則布告によって、漢方医学は急速に衰退しました。

しかし、近年の薬害問題や、対症療法一辺倒の西洋医学への不信感が、自然の草木根皮に由来した身体にやさしい漢方を見直すきっかけとなり、昭和51年９月（１９７６年）には、国が漢方薬を正式に認知し、保険診療に使われるようになりました。

今では、ほとんどの医師が漢方薬を治療に使用した経験を持つという時代となり、現在は１４８種類の漢方エキス製剤が健康保険での使用を認められ、１７７種・２４９品目の漢方生薬（煎じ薬）も保険適用となっております。これにより、日本の医療も保険漢方時代を迎え、よりよい姿へと発展する方向が打ち出されました。

木下繁太朗博士は前著で以下のように語っております。「漢方薬が健康保険に採用されたことで、日本の医療は大きく変わると思います。また、医師も患者も一緒になって、触れ合いのある新しい医療をつくりあげるように努力せねばならないと思います。私は今までも患者さんに処方を公開するように務めてきました。そうすることで、心の通う医療が出来ると思っています。」また、「患者さんにも積極的に漢方の勉強をしてもらい、よりよい治療が出来ればと思います。そのために、本書では初めての人にもわかりやすく解説しました。」

漢方の大衆化のために漢方エキス剤の保険適用運動の先頭に立ち続け、ついには保険適用にこぎつけた。そのような博士の真摯な取り組みと気さくな人柄は「下町の赤ひげ先生」と呼ばれ親しまれました。改訂版では博士の意志を末永く伝えるために、本文構成を見やすく再編集いたしました。

つちや書店　健康生活研究会

健康保険が使える　漢方薬の選び方・使い方　目次

はじめに……1

漢方薬健康保険時代を迎えて……9

最もよく使う漢方薬
本書による勉強の仕方……10

インスタント漢方薬
漢方エキス剤……12

エキス剤の使用量
成人用量と小児量の使い方……14

漢方エキス剤の飲み方・飲ませ方……15

漢方薬の煎じ方……16

漢方薬　使い方のコツ……19

あ行

安中散《あんちゅうさん》……20
胃苓湯《いれいとう》……21
茵蔯蒿湯《いんちんこうとう》……22
茵蔯五苓散《いんちんごれいさん》……23
温経湯《うんけいとう》……24
温清飲《うんせいいん》……25
越婢加朮湯《えっぴかじゅつとう》……26
エンビ……27
黄耆建中湯《おうぎけんちゅうとう》……28
黄芩湯《おうごんとう》……29
黄連解毒湯《おうれんげどくとう》……30

黄連湯《おうれんとう》……32
乙字湯《おつじとう》……33

か行

加工ブシ……34
藿香正気散《かっこうしょうきさん》……35
葛根加朮附湯《かっこんかじゅつぶとう》……36
葛根湯加川芎辛夷《かっこんとうかせんきゅうしんい》……37
葛根湯《かっこんとう》……38
加味帰脾湯《かみきひとう》……40
芎帰調血飲《きゅうきちょうけついん》……41
加味逍遥散《かみしょうようさん》……42
甘草湯《かんぞうとう》……44
甘麦大棗湯《かんばくだいそうとう》……45
桔梗石膏《ききょうせっこう》……46
桔梗湯《ききょうとう》……47
帰脾湯《きひとう》……48
芎帰膠艾湯《きゅうききょうがいとう》……49
九味檳榔湯《くみびんろうとう》……50
荊芥連翹湯《けいがいれんぎょうとう》……51
桂枝加黄耆湯《けいしかおうぎとう》……52
桂枝加葛根湯《けいしかかっこんとう》……53
桂枝加厚朴杏仁湯《けいしかこうぼくきょうにんとう》……54
桂枝加朮附湯《けいしかじゅつぶとう》……55
桂枝加芍薬大黄湯《けいしかしゃくやくだいおうとう》……56
桂枝芍薬知母湯《けいししゃくやくちもとう》……57
桂枝加芍薬湯《けいしかしゃくやくとう》……58
桂枝茯苓丸料加薏苡仁《けいしぶくりょうがんりょうかよくいにん》……59
桂枝茯苓丸《けいしぶくりょうがん》……60
桂枝加竜骨牡蛎湯《けいしかりゅうこつぼれいとう》……62
桂枝湯《けいしとう》……63
桂枝人参湯《けいしにんじんとう》……64
啓脾湯《けいひとう》……65

桂麻各半湯《けいまかくはんとう》……66
香蘇散《こうそさん》……67
五虎湯《ごことう》……68
牛車腎気丸《ごしゃじんきがん》……69
五積散《ごしゃくさん》……70
五苓散《ごれいさん》……72
呉茱萸湯《ごしゅゆとう》……74
五淋散《ごりんさん》……75

さ行

柴陥湯《さいかんとう》……76
柴朴湯《さいぼくとう》……77
柴胡加竜骨牡蛎湯《さいこかりゅうこつぼれいとう》……78
柴胡桂枝乾姜湯《さいこけいしかんきょうとう》……80
柴胡桂枝湯《さいこけいしとう》……82
柴胡清肝湯《さいこせいかんとう》……84
柴苓湯《さいれいとう》……86
酸棗仁湯《さんそうにんとう》……87
三黄瀉心湯《さんおうしゃしんとう》……88
三物黄芩湯《さんもつおうごんとう》……90
滋陰降火湯《じいんこうかとう》……91
滋陰至宝湯《じいんしほうとう》……92
紫雲膏《しうんこう》……93
四逆散《しぎゃくさん》……94
四君子湯《しくんしとう》……95
梔子柏皮湯《ししはくひとう》……96
七物降下湯《しちもつこうかとう》……97
四物湯《しもつとう》……98
炙甘草湯《しゃかんぞうとう》……100
芍薬甘草湯《しゃくやくかんぞうとう》……101
芍薬甘草附子湯《しゃくやくかんぞうぶしとう》……102
潤腸湯《じゅんちょうとう》……103
十味敗毒湯《じゅうみはいどくとう》……104

小建中湯《しょうけんちゅうとう》……106
小柴胡湯《しょうさいことう》……108
十全大補湯《じゅうぜんだいほとう》……110
小柴胡湯加桔梗石膏《しょうさいことうかききょうせっこう》……111
小半夏加茯苓湯《しょうはんげかぶくりょうとう》……112
消風散《しょうふうさん》……113
小青竜湯《しょうせいりゅうとう》……114
升麻葛根湯《しょうまかっこんとう》……116
四苓湯《しれいとう》……117
辛夷清肺湯《しんいせいはいとう》……118
神仙太乙膏《しんせんたいつこう》……119
参蘇飲《じんそいん》……120
神秘湯《しんぴとう》……121
真武湯《しんぶとう》……122
清暑益気湯《せいしょえっきとう》……124
清上防風湯《せいじょうぼうふうとう》……125
清心蓮子飲《せいしんれんしいん》……126
清肺湯《せいはいとう》……127
川芎茶調散《せんきゅうちゃちょうさん》……128
疎経活血湯《そけいかっけつとう》……129

た行

大黄エキス散《だいおうえきすさん》……130
大黄甘草湯《だいおうかんぞうとう》……131
大黄牡丹皮湯《だいおうぼたんぴとう》……132
大建中湯《だいけんちゅうとう》……133
大柴胡湯《だいさいことう》……134
大柴胡湯去大黄《だいさいことうきょだいおう》……136
大防風湯《だいぼうふうとう》……137
大承気湯《だいじょうきとう》……138
竹茹温胆湯《ちくじょうんたんとう》……140
治頭瘡一方《ちずそういっぽう》（大芎黄湯《だいきゅうおうとう》）……141
治打撲一方《ちだぼくいっぽう》……142

調胃承気湯《ちょういじょうきとう》……143
釣藤散《ちょうとうさん》……144
腸癰湯《ちょうようとう》……145
猪苓湯《ちょれいとう》……146
猪苓湯合四物湯《ちょれいとうごうしもつとう》……147
通導散《つうどうさん》……148
当帰飲子《とうきいんし》……149
桃核承気湯《とうかくじょうきとう》……150
当帰四逆加呉茱萸生姜湯《とうきしぎゃくかごしゅゆしょうきょうとう》……152
当帰湯《とうきとう》……153
当帰芍薬加附子湯《とうきしゃくやくかぶしとう》……154
当帰建中湯《とうきけんちゅうとう》……155
当帰芍薬散《とうきしゃくやくさん》……156
どくだみエキス散……158

な行

二朮湯《にじゅつとう》……159
二陳湯《にちんとう》……160
女神散《にょしんさん》（女神湯《にょにんとう》・安栄湯《あんえいとう》）……161
人参湯《にんじんとう》（理中丸《りちゅうがん》）……162
人参養栄湯《にんじんようえいとう》……164

は行

排膿散及湯《はいのうさんきゅうとう》……165
麦門冬湯《ばくもんどうとう》……166
半夏白朮天麻湯《はんげびゃくじゅつてんまとう》……167
八味丸《はちみがん》（八味地黄丸《はちみじおうがん》）……168
半夏厚朴湯《はんげこうぼくとう》（四七湯《ししちとう》・大七気湯《だいしちきとう》）……170
半夏瀉心湯《はんげしゃしんとう》……172
白虎加人参湯《びゃっこかにんじんとう》……174
茯苓飲《ぶくりょういん》……176
茯苓飲合半夏厚朴湯《ぶくりょういんごうはんげこうぼくとう》……177

附子人参湯《ぶしにんじんとう》（附子理中湯《ぶしりちゅうとう》）……178
平胃散《へいいさん》……179
防已黄蓍湯《ぼういおうぎとう》……180
防風通聖散《ぼうふうつうしょうさん》……182
補中益気湯《ほちゅうえっきとう》（医王湯《いおうとう》）……184

ま行

麻黄湯《まおうとう》……186
麻黄附子細辛湯《まおうぶしさいしんとう》……187
麻杏甘石湯《まきょうかんせきとう》……188
麻杏薏甘湯《まきょうよくかんとう》……189
麻子仁丸《ましにんがん》……190
木防已湯《もくぼういとう》……191

や行

薏苡仁湯《よくいにんとう》……192
ヨクイニン・エキス……193
抑肝散《よくかんさん》……194

抑肝散加陳皮半夏《よくかんさんかちんぴはんげ》……195

ら行

竜胆瀉肝湯《りゅうたんしゃかんとう》……196
苓姜朮甘湯《りょうきょうじゅつかんとう》……197
六君子湯《りっくんしとう》……198
苓桂朮甘湯《りょうけいじゅつかんとう》……200
苓甘姜味辛夏仁湯《りょうかんきょうみしんげにんとう》……202
立効散《りっこうさん》……203
六味丸《ろくみがん》（六味地黄丸《ろくみじおうがん》）……204

この索引の使い方……206
病名・症候名から漢方薬を選べる索引……208

漢方薬健康保険時代を迎えて

昭和51年9月に、漢方エキス剤が大幅に健康保険に採用され、現在では148種類（平成24年10月現在）の漢方エキス製剤が健康保険で使えるようになりました。（薬局では、294種類（漢方製剤の一般用漢方処方）の処方が認められています（平成24年10月現在）これは、明治以降百年余の日本医療史の中では、まさに画期的な出来事です。明治の初め、漢方が日本の医療から切り捨てられてから百年目の出来事といえます。

漢方薬の保険診療時代が始まり、このことで保険漢方はますます定着発展してゆくことになりました。

漢方薬が、医療現場でごく普通に使用されるということは、機械化・データ偏重の医療が、人間性を回復することにつながります。事実、多くの医師たちが漢方を取り上げるようになれば、日本の医療は大きく変わると思います。そして、医療の中に人間性を回復するためには、患者さんにも一役買ってもらわねばなりません。

医師と患者の協同の医療を進めるうえでも、漢方薬は大きな役割を果たすものと思います。私は、患者さんに漢方の名前を知ってもらい、積極的に勉強してください。ということにしています。本書は、そうした患者と医師の協同の努力を支えるためにつくられたものです。

最もよく使う漢方薬　本書による勉強の仕方

本書で取り上げた漢方薬だけでも１５０種近くになります。はじめて漢方を勉強する人には、どこから手をつけてよいか戸惑うと思います。

そこで、最も使われる漢方薬から順序を踏まえて、取り上げて見ることにします。

第一段階

①葛根湯《かっこんとう》……風邪、頭痛、肩こり等、首から上の炎症性疾患（38頁）

②八味《はちみ》（地黄《じおう》）丸《がん》…老人のための代表的な処方（１６８頁）

③当帰芍薬散《とうきしゃくやくさん》……代表的な女性のための漢方薬（１５６頁）

④桂枝茯苓丸《けいしぶくりょうがん》……代表的な女性のための漢方薬（60頁）

⑤小柴胡湯《しょうさいことう》……慢性疾患にひろく応用できる基本処方（１０８頁）

第二段階

⑥大柴胡湯《だいさいことう》（１３４頁）

⑦小建中湯《しょうけんちゅうとう》（１０６頁）

⑧柴胡桂枝湯《さいこけいしとう》（82頁）

⑨補中益気湯《ほちゅうえっきとう》（１８４頁）
⑩半夏厚朴湯《はんげこうぼくとう》（１７０頁）

第三段階

⑪半夏瀉心湯《はんげしゃしんとう》（１７２頁）
⑫十味敗毒湯《じゅうみはいどくとう》（１０４頁）
⑬柴胡加竜骨牡蛎湯《さいこかりゅうこつぼれいとう》（78頁）
⑭小青竜湯《しょうせいりゅうとう》（１１４頁）
⑮防風通聖散《ぼうふうつうしょうさん》（１８２頁）

第四段階

⑯防已黄耆湯《ぼういおうぎとう》（１８０頁）
⑰加味逍遥散《かみしょうようさん》（42頁）
⑱五苓散《ごれいさん》（72頁）
⑲ヨクイニン（１９３頁）
⑳人参湯《にんじんとう》（１６２頁）

ここに上げた基本20種の漢方薬を使いこなすだけでも、かなりの病気を治療することが出来ますし、最も使うことの多い漢方薬でもあります。

本書で系統的に勉強しようという場合は、この順序でまず第一段階をマスターし、実際に使ってみて経験を積んでもらうようにすれば、漢方薬そのもののイメージがつかめると思います。あとは、これを段々に広げてゆけばよいのです。

本書の巻末にある牽引を利用して、病名からそれに効く漢方薬を探す場合には、前記の20処方あたりをまず参考にしてみるというやり方をするとよいと思います。

インスタント漢方薬　漢方エキス剤

漢方薬といえば煎じ薬だとストレートに結びつけて考えている人は多いと思います。

確かに、漢方薬のかなりの部分を煎じ薬が占めているのは事実ですが、昔からある漢方薬にも八味丸というような丸薬、当帰芍薬散といった散薬もあって、漢方薬も煎じ薬だけでなくいろいろな剤型のものを用います。

現在、健康保険で使われている漢方薬は、ほとんどがエキス剤でインスタントコーヒーを飲むのと同じ方法で作ります。インスタントコーヒーは、熱湯を注いで溶かせばコーヒーとなりますが、漢方のエキス剤も同様に熱湯を注ぐだけでも十分な効果があります。実際には煎じて飲むほうがよいのですが、現代生活の中で30分～1時間の時間をかけて、漢方薬を煎じて飲める人はごくわずかでしょう。漢方薬を広く普及し、より多くの人がその恩恵に預かれるようにするためには、エキス剤の普及を進めることが必要です。

八味丸（168頁）とか桂枝茯苓丸（60頁）は、本来丸薬として使われているものも、健康保険では本来の丸薬ではなく、煎じて出来たエキスを使用しています。効果の面からいえば、本来の丸薬のほうが作用も強くより効果的なこともありますが、エキス剤にしたことで、作用がソフトになって使いやすいという反面もあり、その辺りをよく考えて使えば、十分な効果を上げることができます。

エキス剤の使用量　成人用量と小児量の使い方

健康保険で使える漢方エキス剤は、抽出したエキスに乳糖などの賦形薬を混ぜて使いやすくしています。純エキスの量は明示されていません。一日用量としては、ほとんどのものが大人一日5～6グラムです。これを一日2回、あるいは3回に分けて服用するように指示されています。

一日3回、きちんと飲んだ方がよい場合もありますが、長期に服用する場合は、一日3回は長続きしませんので、一日2回という飲み方でもよいと思います。また、一日1回だけで十分効果を上げている場合もあります。

決めて飲むやり方だけでなく、例えばお腹が痛いときに頓服として飲む服用法もあります。黄連解毒湯（30頁）は睡眠薬としても使えますので、一日1回寝る前に飲むようにします。漢方薬に限りませんが、薬は大人の服用量と子供の服用量は当然差があります。漢方薬の場合はどのような量で飲ませたらよいかを次に示します。

一日量

成人（大人）1　　5g～6g

15歳〜7歳	大人の2／3　3・3g〜4g
7歳〜4歳	大人の1／2　2・5g〜3・5g
4歳〜2歳	大人の1／3　1・6g〜2g
2歳未満	大人の1／4　1・25g〜1・5g

漢方エキス剤の飲み方・飲ませ方

漢方エキス剤は、インスタントコーヒーと同じように作ったものです。原則として熱いお湯で溶かしてコーヒーを飲む要領で飲みます。溶けにくい顆粒状の場合は、エキス顆粒を出来るだけ熱いお湯で溶かします。湯量は普通の湯のみに半分くらいの量に溶かして飲むのが適正です。2種類以上を混ぜる場合も湯量は同じです。

粉末（散）のエキス剤（エキス散）は、一度にお湯を入れると固まって溶かしにくくなりますから、はじめは少量のぬるま湯でよく溶かしてから、熱湯を注ぎます。溶かすことが出来ない場合は、エキス剤を口に含んで温湯を少しずつ飲み、エキス剤を溶かしながら流し込むように飲めばよいと思います。特に、風邪のときに飲む漢方薬は、溶かして熱いのを飲みます。

慢性疾患などで続けて飲むときには溶かして飲まなくとも効果はあります。近年は、錠剤やカプセル剤に加工され、飲みやすく携帯にも便利で長期保存ができるようになりましが、一定の品質で作られることから医療用として利用されることが多いのですが、処方される生薬の配分や調整が変更できないため、他の漢方薬を併用する場合には重複する生薬ができてしまうことがありますので注意が必要です。

漢方薬の煎じ方

漢方薬を煎じる場合は、土瓶で水から煎じるようにします。土瓶のない場合は、耐熱ガラスかホーロー引きの容器でも構いません。ただし、銅や鉄などで作られた容器は、有効成分が化学反応を起こして変質することがありますから使用しない方が良いでしょう。

赤ちゃんの場合は、哺乳瓶や吸い飲みを用いて飲ませます。飲みにくそうであれば甘味を付けてあげてもよいと思います。

1

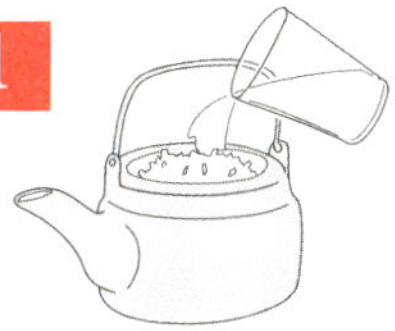

容器に600ccくらいの水を入れる。
（金属性の容器は不可）

2

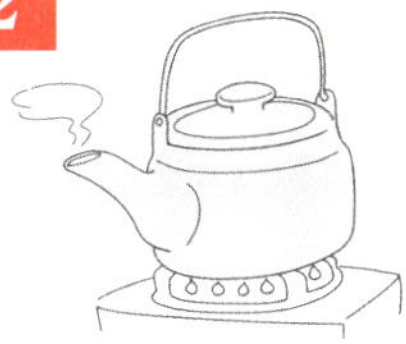

一日分の漢方薬を入れ、弱火で40分～50分ほどゆっくり半量になるくらいまで煎じ詰める。

3

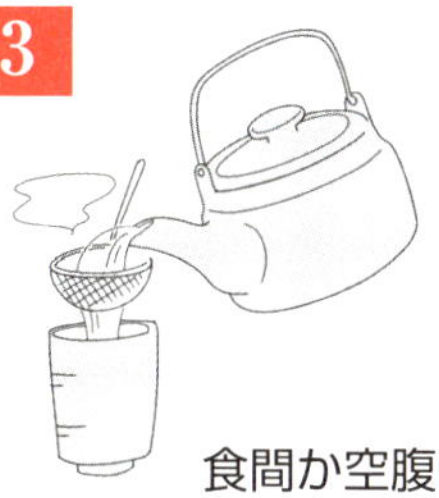

半量くらいになったら、火を止めて茶こしなどで滓《かず》を取り去る。
半量（300cc）が一日分の薬です。

食間か空腹時に2～3回に分けて服用します。
胃腸の弱い人は、食後か食直前に服用します。

残ったら保存用の容器に入れ、冷蔵庫などで保存する。

4

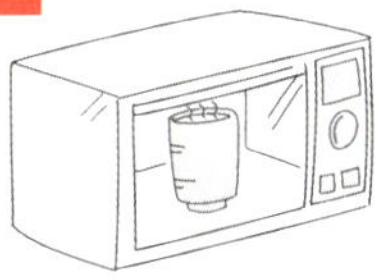

保存した漢方煎じ薬は、火で温めるとエキスが濃くなりますから電子レンジなどで温めるようにます。

漢方薬　使い方のコツ

各薬品解説の最後にある㊐の印は、その薬品が健康保険で使えるもの。無印は保険適用外を示します。

● ㊐の後には薬品メーカーの略称を併記してあります。

・**ウ**は㈱ウチダ和漢薬／東京都　・**ク**は㈱クラシエ／東京都
・**建**は㈱館林松鶴堂／東京都　・**小**は小太郎漢方製薬㈱／大阪市
・**サ**は佐藤製薬㈱／東京都　・**阪**は㈱阪本漢方製薬／大阪市
・**三**は三和生薬㈱／栃木県　・**シ**は伸和製薬㈱／東京都
・**タ**は高砂薬業㈱大杉製薬㈱／大阪市　・**ツ**は㈱ツムラ／東京都
・**テ**はテイカ製薬㈱／富山県　・**帝**は帝国製薬㈱／香川県
・**東**は㈱東洋薬行／東京都　・**ト**は㈱トキワ漢方製薬／大阪市
・**虎**は太虎精堂製薬㈱／神戸市　・**日**は日本製薬工業／愛知県
・**ホ**はホノミ薬品㈱剤盛堂薬品㈱／和歌山県　・**松**は松浦薬業㈱／名古屋市
・**峰**は大峰堂薬品工業㈱／奈良県　・**GM**は日本薬品開発㈱／大阪市

● 適応の**色文字**の病名は健康保険上の適応症を示しています。

※薬品メーカーの略称の後にある（和剤局方《わざいきょくほう》）等の解説は巻末（２６２頁）をご覧下さい。

安《あん》中《ちゅう》散《さん》

症状

虚弱体質で水おちが痛み、冷え性、神経質で甘いもの好きな人に用い、胃潰瘍、慢性胃炎などに応用します。

①水おち（心窩部《しんかぶ》）に慢性の痛みがある。
②胸やけして酸（苦い）水をよく吐く。
③腹が張る。
④神経質。
⑤甘いものが好き。
⑥やせて胃下垂タイプ。
⑦食欲不振、吐き気、げっぷ。

腹 腹は全体に軟弱で、おへその脇に動悸を触れ、水おちをたたくとピチャピチャ水が溜まっているような音がします。（胃内停水）

脈 脈は沈み。

舌 舌苔《ぜったい》がありません。

適応

神経質、冷え性で甘いもの好きの人の慢性的な胃痛によく用い、胃腸の冷えをとって、冷えによる痛みを鎮める薬です。

神経性胃炎、慢性胃炎、胃アトニー、胃腸病、胃炎、胃酸過多症、胃潰瘍による胃痛、十二指腸潰瘍、神経性の胃痛、胃下垂、胃酸過多、幽門狭窄、悪阻、月経痛、低酸症。

処方

桂枝《けいし》（ニッケ）4.0g　牡蛎《ぼれい》（かきの殻）3.0g　延胡索《えんごさく》3.0g
小茴香《しょういきょう》1.5g　甘草《かんぞう》1.0g　縮砂《しゅくしゃ》1.0g　良姜《りょうきょう》0.5g

根治療法的に長期に使用する時には、柴胡桂枝湯《さいこけいしとう》や小柴胡湯《しょうさいことう》を併用します。

㊗健　ウ・ク・小・シ・三・タ・ツ・東・ト・ホ（和剤局方《わざいきょくほう》）

あ行

胃《い》苓《れい》湯《とう》

症状

食べすぎ、食あたりなどで下痢をし、口が渇いて浮腫《ふしゅ》のあるような場合に用い、また、浮腫のある疾患で食欲不振になった時にも良いようです。（平胃散）＋（五苓散）

①腹痛。
②水様性下痢。
③口渇《こうかつ》。
④嘔吐。
⑤尿量の減少。
⑥浮腫。

腹 腹壁はひどく軟弱ではなく、ある程度の緊張がある。
脈 ひどく弱くはない。
舌 不定。

適応

水瀉性《すいしゃせい》の下痢・嘔吐があり、口渇、尿量減少を伴う次の諸症。

食あたり、暑気あたり、冷え腹、急性胃腸炎、腹痛、急性腎炎、ネフローゼ、夏の食あたり、夏の神経痛。

処方

蒼朮《そうじゅう》、厚朴《こうぼく》、陳皮《ちんぴ》、猪苓《ちょれい》、沢瀉《たくしゃ》、白朮《びゃくじつ》、芍薬《しゃくやく》、茯苓《ぶくりょう》　各2.5g
桂枝《けいし》2.0g　大棗《たいそう》、乾姜《かんきょう》、甘草《かんぞう》　各1.0g

平胃散（179頁）と、五苓散（72頁）を合わせたもので、平素水ぶとりなど、水はけの悪いような体質の人が、お腹を壊して、水の吸収が悪くなって不消化の食物が水様便となって出て、口がかわいたり、腹がはったり、尿の出が悪くなったりし、胃に水が溜まっているような場合に使う処方です。

㊗健 ツ・ホ（万病回春《まんびょうかいしゅん》）

茵《いん》蔯《ちん》蒿《こう》湯《とう》

症状

肝炎、特に黄疸のある時によく用いるもので、胸苦しく、口がかわき便秘して頭に汗をかくような場合に用います。

①黄疸（肝細胞性）。
②便秘。
③食欲がなく、吐き気がする。
④口がかわく。
⑤尿量が少ない。
⑥食後にめまいがする。
⑦頭に汗をかく。
⑧不眠、皮膚掻痒感《ひふそうようかん》、浮腫。

腹 水おちから両脇にかけて硬く張っており、圧すと痛む。胸脇苦満《きょうきょうくまん》上腹部が膨満する。

脈 緊張している。

舌 乾燥し、黄色い舌苔。

適応

上腹部が張って胸苦しく、便秘、口が渇く、黄疸頭部発汗等、内に熱がこもった様な状態に用いますが、急性肝炎では黄疸がなくとも使います。

黄疸、肝硬変、ネフローゼ、蕁麻疹、口内炎、胆嚢炎、
血清肝炎、カタル性黄疸、急性腎炎。

処方 茵陳蒿《いんちんこう》（カワラヨモギの果穂）4.0g。大黄《だいおう》1.0g。梔子《しし》（クチナシの果実）3.0g。

茵陳蒿は消炎、利胆、利尿作用があり、大黄は便秘を治し消炎効果、梔子は消炎、利尿、鎮静作用があって、胸苦しさや黄疸を治します。

㊎ ク・小・タ・ツ（傷寒論《しょうかんろん》）（金匱要略《きんきようやく》）

茵《いん》蔯《ちん》五《ご》苓《れい》散《さん》

症状

激しく口がかわいて尿量が著しく減少し、便秘のないものに用い、むくみ、蕁麻疹《じんましん》、肝炎、腎炎、腹水、二日酔いなどに応用します。

①激しい口渇。　②尿量減少。
③便秘せず。
④黄疸（茵蔯蒿湯《いんちんこうとう》に比べて軽い）。
⑤頭部発汗はない。
⑥下痢、または軟便。　⑦腹水。
⑧吐き気。　⑨疲労感。
⑩微熱。　⑪食欲不振。

腹 茵蔯蒿湯の場合と異なり、季肋部《きろくぶ》（みぞおち）に圧痛は認められません。

脈 沈んだ脈。

舌 乾燥

適応

のどが渇いて、尿が少ないものの次の諸症。

嘔吐、蕁麻疹、二日酔いのむかつき、むくみ、
肝炎、ネフローゼ、腎炎の浮腫、二日酔い、黄疸、腹水。

処方 沢瀉《たくしゃ》6.0g。猪苓《ちょれい》、茯苓《ぶくりょう》、朮《じゅつ》　各4.5g。桂枝《けいし》3.0g。茵蔯蒿《いんちんこう》4.0g。

(1)五苓散《ごれいさん》に茵蔯蒿を加えたもの。
(2)小柴胡湯《しょうさいことう》（108頁）や大柴胡湯《だいさいことう》（134頁）と併用することがあります。

(健)　建・ツ（金匱要略《きんきようやく》）

温《うん》経《けい》湯《とう》

症状

唇が乾燥して下腹が冷えるという女性で、冷え症、貧血気味で元気がなく、手がほてるという人に使い、月経不順、帯下《たいげ》、不妊症、手掌《しょう》角化症などに応用します。

①唇の乾燥。　②下腹部が冷える。
③膨満感がある。　④冷えのぼせ。
⑤手掌のほてり。
⑥月経不順、帯下、子宮出血、不妊。
⑦下痢（粘液性）。
⑧頭痛、肩こり、腰痛。　⑨鮫肌。

腹 腹壁は全体に軟弱で時にはへその右側の腹直筋が拘攣《こうれん》して圧痛、筋硬結が出ることがあります。

脈 沈んで弱い。

舌 一定しないが黄苔《おうたい》、白苔《はくたい》はみられません。

適応

月経不順、月経困難、月経過多、月経痛、こしけ、不妊症、更年期障害、足腰の冷え、不眠、手掌角化症、湿疹、神経症、頭痛、流産癖、主婦湿疹。

処方

半夏《はんげ》5.0g。麦門冬《ばくもんとう》5.0g。当帰《とうき》3.0g。
川芎《せんきゅう》、芍薬《しゃくやく》、人参《にんじん》、桂枝《けいし》、阿膠《あきょう》、牡丹皮《ぼたんぴ》、甘草《かんぞう》　各2.0g。
乾姜《かんきょう》、呉茱萸《ごしゅゆ》　各1.0g。

女性性器の冷えがもとで下半身が冷え（下痢、帯下、下血）上半身に熱を持ったもの（唇の乾燥）を治す処方で、経を温めるので温経湯の名がついています。

㊎健 ツ・小（金匱要略《きんきようやく》）

温《うん》清《せい》飲《いん》

症状

皮膚の色つやが悪く、かさかさしていて、かゆみがあり、のぼせ気味の人、出血傾向のある人に用います。

①皮膚が渋紙のようになり、かさかさする。
②皮膚にかゆみが強く、粘膜に潰瘍が出やすい。
③のぼせて出血しやすい。
④精神不安や興奮がある。

腹 肋骨弓部、腹直筋が緊張し抵抗がある。
脈舌 一定せず。

適応

月経不順、月経困難、血の道症、更年期障害、神経症、皮膚掻痒症《ひふそうようしょう》、皮膚炎、湿疹、蕁麻疹、にきび、しみ、黒皮症、ベーチェット病、鼻血、喀血、子宮出血、血尿、口内炎、高血圧、肝障害、アレルギー体質の改善、ひび。

処方

当帰《とうき》、地黄《じおう》　各4.0g。芍薬《しゃくやく》、川芎《せんきゅう》、黄芩《おうごん》　各3.0g。
梔子《しし》（くちなし）2.0g。黄連《おうれん》、黄柏《おうばく》　各1.5g。

温清飲は四物湯《しもつとう》（98頁）と、黄連解毒湯《おうれんげどくとう》（30頁）を合わせた処方で、四物湯は温める作用があり血行を良くし、熱を冷ます清の作用があり、両方あいまってふる血（瘀血）をとる意味から温清飲と名づけられたものです。慢性の病気に多く用いられ、急性疾患には使いません。当帰芍薬散（156頁）と黄連解毒湯を組み合わせても同様の効果が得られます。

㊓ ク・小・シ・タ・ツ・東・日・峰（万病回春《まんびょうかいしゅん》）

越《えつ》婢《ぴ》加《か》朮《じゅつ》湯《とう》

症状

むくみ（特に下肢の浮腫）があって汗が出たり、皮膚に発疹が出たりし、小便の出が悪く口がかわき、下肢の弱くなった人に用い、腎炎、ネフローゼ、湿疹、関節リュウマチなどに応用します。

①浮腫（特に下肢、弾力性のある浮腫）。
②尿量減少。　③口渇。　④自然発汗。
⑤体表面の分泌過多（湿疹、結膜炎等分泌物が多く醜く見える）。
⑥喘咳。　⑦関節の腫張、疼痛。
⑧脚弱（膝に力がなく倒れそうになる）。
⑨胃腸は丈夫で食欲がある。

腹 腹壁は割合に力がある。
脈 沈んで緊脈。
舌 一定せず。

適応

頭痛や悪風（風にあたると悪寒がする）などの表証のあるものには用いません。また、流産ぐせのある妊婦には使用してはいけません（禁忌）。

腎炎、ネフローゼ、脚気、関節リュウマチ、夜尿症、湿疹、変形性関節症、急性結膜炎、フリクテン性結膜炎、翼状片、痛風、紅皮症、下腿静脈瘤、ポリープ、ケロイド、黄疸、陰嚢水腫。

処方 麻黄《まおう》6.0g、石膏《せっこう》（天然の硫酸カルシウム）8.0g。
生姜《しょうきょう》、大棗《たいそう》　各3.0g。甘草《かんぞう》2.0g。朮《じゅつ》4.0g。

㊝ 小・タ・ツ（金匱要略《きんきようやく》）

エンビ

蓄膿症や慢性急性の鼻炎など、主として鼻疾患に用いる漢方錠剤で、エキス剤と生薬粉末の組み合わせで、できている点に特徴がある。

適応

蓄膿症、急性慢性鼻カタル、肥厚性鼻炎、臭鼻症。

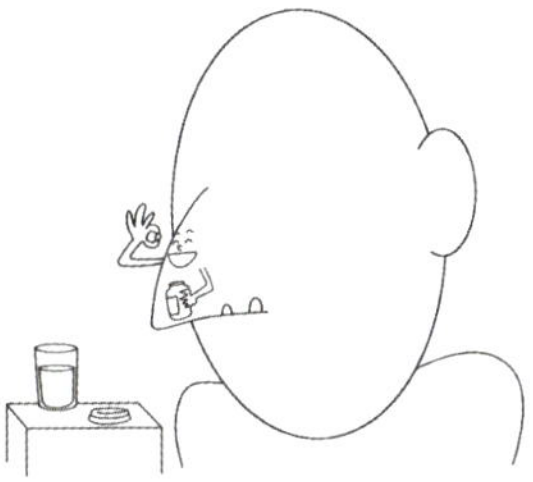

処方

本品18錠（3.6g）中に芍薬《しゃくやく》0.5g。辛夷《しんい》0.5の水性エキス0.1g。桔梗《ききょう》、枳実《きじつ》、十薬《じゅうやく》（どくだみ）、川芎《せんきゅう》、白芷《びゃくし》、蒼耳《そうじ》の濃縮エキス1.0g。芍薬末《しゃくやくまつ》1.5g。辛夷末《しんいまつ》1.0g。が含まれています。

㊗健　ホ

黄《おう》耆《ぎ》建《けん》中《ちゅう》湯《とう》

症状

小建中湯（106頁）に黄耆を加えたもので、身体虚弱、疲れやすい人の病後の衰弱、盗汗、息切れ、食欲不振、虚弱体質、腹痛、慢性化膿性、慢性潰瘍などに応用します。

①盗汗。
②虚弱体質で疲れやすい。
③不眠。
④黄汗（汗で肌着が黄ばむもの）。

腹 腹壁は薄く腹直筋が拘攣している。
脈 舌 小建中湯に順ずる。

適応

身体虚弱で疲れやすい人の病後の衰弱、盗汗、虚弱体質、アレルギー性鼻炎、皮膚潰瘍、慢性中耳炎、痔ろう、カリエス。

処方 芍薬《しゃくやく》6.0g。桂皮《けいひ》、大棗《たいそう》　各4.0g。甘草《かんぞう》2.0g。生姜《しょうきょう》1.0g。黄耆《おうぎ》4.0g。

本方に当帰4.0gを加えたものが帰耆建中湯《きぎけんちゅうとう》で華岡清州が慢性化膿症に好んで用いたもの。

㊎ ツ・東（金匱要略《きんきようりゃく》）

黄《おう》芩《ごん》湯《とう》

症状

下痢して腹痛があり、食欲がなく、しぶり腹で水おちにつかえ感があって、発熱、悪感を伴う場合に用い、急性腸炎、赤痢、大腸カタルなどに応用します。

①下痢。
②腹痛。　③発熱。
④頭痛。　⑤悪感。
⑥口が苦い。
⑦胃部につかえがある。
⑧寒くなったり、熱が出たりが交互する往来寒熱の症状がない。

腹 心窩部につかえ（心下痞梗）があり、特に右側の腹直筋の引きつれがある（芍薬、甘草、大棗の入った処方の特徴）。

脈

舌 不定。

適応

寒気、発熱、腹痛、水おちのつかえなどのいずれかを伴う次の諸症。

下痢、胃カタル、消化不良、嘔吐、腸カタル、熱性下痢症、大腸カタル、赤痢、急性胃腸カタル。

処方 黄芩《おうごん》、大棗《たいそう》　各4.0g。甘草《かんぞう》、芍薬《しゃくやく》　各3.0g。

寒気と熱感が交互する（往来寒熱）ようならば、柴苓湯《さいれいとう》（86頁）か、柴胡桂枝乾姜湯《さいこけいしかんきょうとう》（80頁）を用います。

㊙ 三（傷寒論《しょうかんろん》）

黄《おう》連《れん》解《げ》毒《どく》湯《とう》

比較的体力があって顔が赤く、のぼせ、イライラがあり、口がかわいて何んともいえぬ胸苦しさのあるものに用い、高血圧、出血、皮膚掻痒症、神経症などに応用します。

症状

①充血、炎症などによるのぼせ症状（顔面紅潮、目の充血、鼻血、吐血、喀血など）。
②イライラ、不眠、動悸、めまいなどの不安煩悶感《はんもんかん》。
③軟便であまり便秘はしない。
④口の中が乾燥し、口渇がある。
⑤血尿、発疹、皮膚の化膿、からえずき。

腹 腹壁は全体に緊張して力がある。心窩部につかえ感があって抵抗圧痛がある。

脈 割合に力があって沈んでいる。

適応

(1)体内の鬱熱（熱病のあと熱が残って長引くような状態や充血）によって上半身がのぼせ、炎症、充血、出血する状態を改善、消炎、鎮痛、止血作用をあらわします。
(2)脳充血によるのぼせ、精神不安、出血、不眠などに効果があり、普通の鎮静剤、安定剤、睡眠剤の効かないものに試みてよい。
(3)二日酔いの予防に効果があります。

処方 黄連《おうれん》、黄柏《おうはく》　各1.5g。黄芩《おうごん》3.0g。梔子《しし》2.0g。

あ行

舌

乾燥して、ときに白黄苔がある。

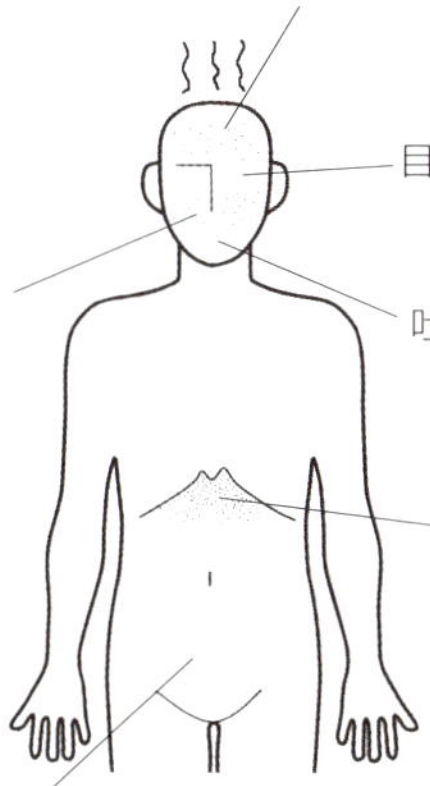

吐血、喀血、下血、脳溢血、高血圧、心悸亢進、ノイローゼ、皮膚掻痒症、胃炎、鼻出血、神経症、宿酔（二日酔い）、口内炎、高血圧による不眠症、熱性疾患、脳卒中の予防、二日酔いの予防、蕁麻疹《ざくろ》、血の道症、めまい、石榴鼻（あかはな）、黒皮症。

(1)のぼせ症状が強く、体力があって便秘（硬便）するものには、三黄瀉心湯《さんおうしゃしんとう》（88頁）を用います。
(2)黄連解毒湯を使用して寒気、手足の冷えなどが出て具合が悪い人には当帰芍薬散《とうきしゃくやくさん》（156頁）に替えます。

㊔　ウ・ク・小・三・タ・ツ・東・虎・日・ホ・峰・その他（外台秘要《げだいひよう》）

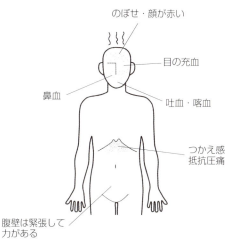

黄《おう》連《れん》湯《とう》

症状

腹痛、吐き気、胃部の重苦しさがあって食欲がなく、口臭などのあるものに用い、食あたり、急性胃炎、二日酔いなどに応用します。

①胃痛。
②吐き気、嘔吐。
③胃部のつかえ感。
④食欲不振。
⑤不眠。 ⑥軟便。
⑦口臭。
⑧胸苦しさ、心悸亢進。
⑨頭痛。

腹 水おちに抵抗があり、上腹部、おへその脇に圧痛が出ることがある。
脈 概して沈んだ脈。
舌 黄白の舌苔があり湿潤している。

適応

胃部の停滞感や重圧感、食欲不振のあるものの次の諸症。

急性胃炎、二日酔い、口内炎、嘔吐、腸カタル、消化不良、胃酸過多、胆石症、蛔虫症、急性虫垂炎の初期、婦人血の道症の腹痛、食あたり（食あたりの胃痛には頓服として用います）。

処方 黄連《おうれん》、甘草《かんぞう》、乾姜《かんきょう》、人参《にんじん》、桂枝《けいし》、大棗《たいそう》 各3.0g。半夏《はんげ》6.0g。

半夏瀉心湯《はんげしゃしんとう》（172頁）の黄芩《おうごん》を桂枝《けいし》に変えただけの処方で、下痢というよりも食あたりの胃痛、吐き気を主にしたものです。

㊓ 小・ツ・東・虎（傷寒論《しょうかんろん》）

乙《おつ》字《じ》湯《とう》

症状

痔（特にいぼ痔）があって便秘するものによく用い、激しい症状はないが痔の痛みがあるという中くらいの人に向きます。

①痔疾（痔核の痛み、出血、裂肛）。
②便秘。
③神経過敏。
④陰部の掻痒《そうよう》、疼痛《とうつう》（女子）。

腹 心窩部、季肋部に抵抗圧痛が合って（胸脇苦満）小柴胡湯（108頁）の症状に似ています。

脈 **舌** 一定していない。

適応

キレ痔、イボ痔、痔核、脱肛、肛門出血、痔核の疼痛、便秘、
女子の陰部掻痒症、
皮膚病の内攻による神経症。

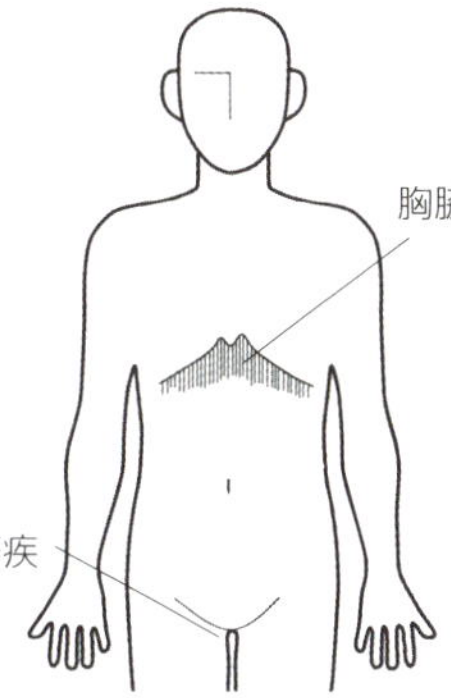

処方 大黄《だいおう》1.0g。柴胡《さいこ》5.0g。升麻《しょうま》1.5g。甘草《かんぞう》2.0g。黄芩《おうごん》3.0g。当帰《とうき》6.0g。

柴胡が入っていて一種の柴胡剤です。痔があって便秘し、ある程度の体力のある人なら広く使えますが、出血が長く続いたりして、体力の衰えている人の使用は好ましくありません。

㊝ ク・小・サ・シ・タ・ツ・東・虎・ホ（原南陽《はらなんよう》）

加工ブシ

アコニンサン錠　ストロバール錠　炮附子

附子《ぶし》（または烏頭《うず》）はトリカブトの根で猛毒ですが、これを加熱、加工調製したものが加工附子で、有毒成分はほぼ消失しています。

オートクレーブで加熱処理するのですが、これで有毒成分のアコニチンのアルカロイドが、ジエステル型からモノエステル型に転化して、毒性が減少し、熱に強い非アルカロイド性の強心物質が残って、強心、利尿、鎮痛、去寒などの効果をあらわします。

適応

(1)冷え、痛み、麻痺、浮腫。

(2)強心、利尿、に用います。

強心蘇生薬として、ショック、心臓衰弱、新陳代謝の衰退。

慢性リュウマチ、神経痛、関節炎、関節痛、腰痛、五十肩、冷房病。

処方　アコニンサン錠、ストロバール錠。1日5～9～12錠。
炮附子末1日0.5～1.0～1.5g。

(1)単独で使用しても効きますが、八味丸《はちみがん》（168頁）。真武湯《しんぶとう》（122頁）桂枝加朮附湯《けいしかじゅつぶとう》（55頁）など、附子剤の入っているものの附子を補うとか、他の漢方薬に附子を加えるときに用います。

(2)体力の衰えているときには多量に使えますが、体力の充実しているときほど量を少なくします。

㊎ ウ・小・三

藿《かっ》香《こう》正《しょう》気《き》散《さん》

症状

夏、冷たいものを飲みすぎたりして、お腹をこわしたり、クーラーで冷え過ぎて風邪を引いたり、寝冷えしたりといった状態によく用います。

①腹痛、下痢。
②嘔吐。
③心窩部《しんかぶ》のつかえ感。
④頭痛。
⑤発熱。
⑥自然発汗しない。

腹　割合に腹壁に力がある。
脈　割合に力のある脈。
舌　不定。

適応

夏の感冒、急性胃腸炎、暑気あたりに応用します。

暑さによる食欲不振、下痢、全身倦怠、中暑（暑さ当たり）、急性胃腸炎、小児の食滞による咳嗽、小児の疣（顔面や手足に多発するイボ）、眼疾患、歯痛

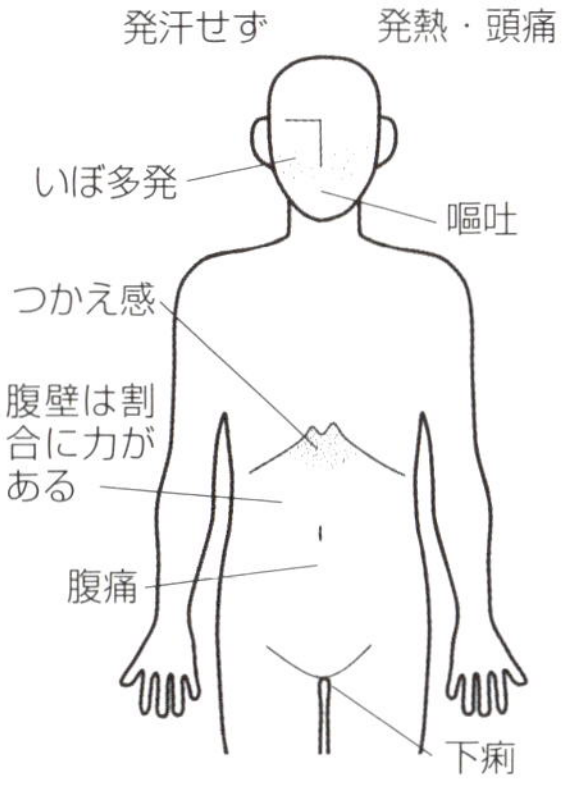

処方

白朮《びゃくじゅつ》、半夏《はんげ》、茯苓《ぶくりょう》　各3.0g。厚朴《こうぼく》、陳皮《ちんぴ》、大棗《たいそう》　各2.0g。
桔梗《ききょう》1.5g。大腹皮《だいふくひ》、藿香《かっこう》、白芷《びゃくし》、甘草《かんぞう》、乾生姜《かんしょうきょう》、蘇葉《そよう》　各1.0g。

（和剤局方《わざいきょくほう》）

葛《かっ》根《こん》加《か》朮《じゅつ》附《ぶ》湯《とう》

症状

割合に体力があって、肩や頸部にこりや緊張感のある人で、冷えと痛みが加わって苦しむときに用い、肩こり、上半身の神経痛、五十肩などに応用します。

①頭痛。
②肩こり、項背部のこり痛み。
③発熱、悪寒。
④疼痛、麻痺。
⑤化膿。
⑥分泌。

腹 **脈** **舌** 葛根湯に準じて判断します。

適応

肩こり、肩胛部の神経痛、上半身の関節リウマチ、五十肩、四十肩、筋肉痛、四肢の麻痺、疼痛、筋肉リウマチ、フルンケル、カルブンケル、リンパ腺炎、中耳炎、蓄膿症、発疹性疾患、湿疹、潰瘍。

処方 葛根《かっこん》4.0g。麻黄《まおう》、生姜《しょうきょう》、大棗《たいそう》　各3.0g。桂枝《けいし》、芍薬《しゃくやく》、甘草《かんぞう》　各2.0g。白朮《びゃくじゅつ》3.0g。加工附子1.0g。

⑴葛根湯に白朮と附子を加えたもの。
⑵葛根湯と同様に、急性疾患だけでなく、慢性疾患にも用います。

㊎ 三

葛《かっ》根《こん》湯《とう》加《か》川《せん》芎《きゅう》辛《しん》夷《い》

症状

蓄膿症や、慢性鼻炎などによく用いるもので頭痛、肩こり等の症状に加えて鼻がつまる、鼻汁が出るなどの症状があるものに用います。

①鼻閉（鼻がつまる）。
②鼻汁が出る。
③頸肩がこる。
④頭重、頭痛。
⑤自然発汗がなく体力が割合ある。

腹 葛根湯に順ずる。
脈 舌 一定しません。

適応

鼻づまり、蓄膿症、慢性鼻炎、鼻閉。

処方

葛根《かっこん》8.0g。麻黄《まおう》、生姜《しょうきょう》、大棗《たいそう》　各4.0g。桂枝《けいし》、芍薬《しゃくやく》　各3.0g。
甘草《かんぞう》2.0g。川芎《せんきゅう》、辛夷《しんい》　各3.0g。

葛根湯に、辛夷と川芎を加えたもので、辛夷は民間薬として、蓄膿症や鼻炎、頭痛、歯痛などに使われているもので、川芎は補血強壮鎮痛剤で、血行を良くして頭痛を治す効果があります。

㊎ ク・小・三・シ・タ・ツ・東・虎・日（本朝経験方《ほんちょうけいけんほう》）

葛根湯《かっこんとう》

症状

比較的体力のある人で、風邪症状があり、頭痛、発熱、悪感があって頸肩のこわばり、汗の出ない人によく用います。代表的風邪薬ですが、その他の熱性疾患、上半身特に首から上の炎症性疾患に用いるいわば、首から上の薬です。熱症状がなく、肩こりを目標にしても使います。

①頸肩のこり。
②悪寒（風にあたるとゾクゾクする：悪風）。
③発熱：悪寒があって同時に熱が出るもの。
④無汗：汗が出ない。
⑤頭痛。
⑥鼻づまり。
⑦下痢：感冒による下痢によく用います。

適応

感冒、鼻かぜ、熱性疾患の初期、炎症性疾患（結膜炎、角膜炎、中耳炎、扁桃腺炎、乳腺炎、リンパ腺炎）肩こり、上半身の神経痛、蕁麻疹、蓄膿症、神経痛、湿疹、偏頭痛、気管支炎、耳下腺炎、水痘、涙嚢炎、五十肩、筋肉リウマチ、フルンケン、カルブンケル、皮下膿傷、高血圧、赤痢、夜尿症、麻疹（はしか）、おたふくかぜ。

処方

葛根《かっこん》8.0g。麻黄《まおう》、生姜《しょうきょう》、大棗《たいそう》　各4.0g。
桂枝《けいし》、芍薬《しゃくやく》　各3.0g。甘草《かんぞう》2.0g。

赤痢に使うこともあります。
⑧喘息、咬筋痙攣《こうきんけいれん》（牙関緊急）。

腹 特別に決まっていませんが、おへその脇（腎経絡の通るところ）に圧痛、硬結が出るという人もありますが、決め手にはなりません。

脈 脈は軽く指をあてただけでもよく、触れる脈（浮脈《ふみゃく》）で、熱のあるときは頻数（数脈《さんみゃく》）です。熱がなく頸肩のこりを目標に使うときは、頻数でなくてもかまいません。ただし、脈が沈んでいるとき、ちょっとあてたぐらいでは触れにくい脈（沈脈《ちんみゃく》）には葛根湯は使えません。

舌 一定しません。薄い舌苔を被ることがあります。

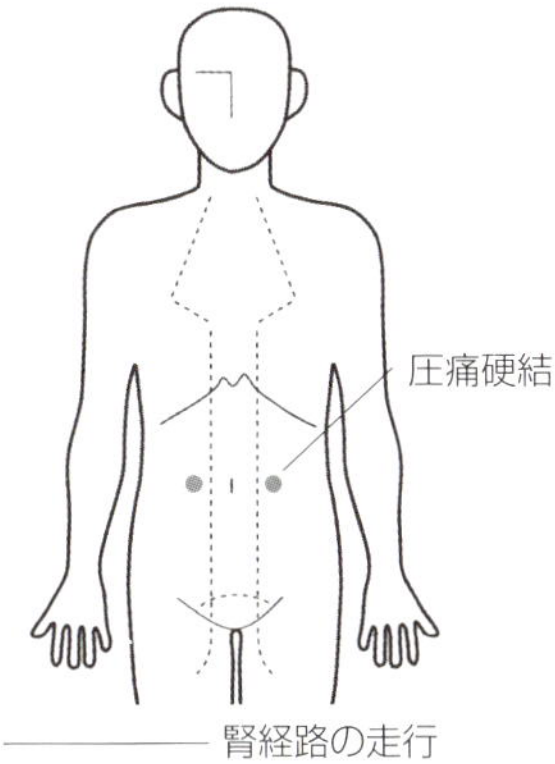

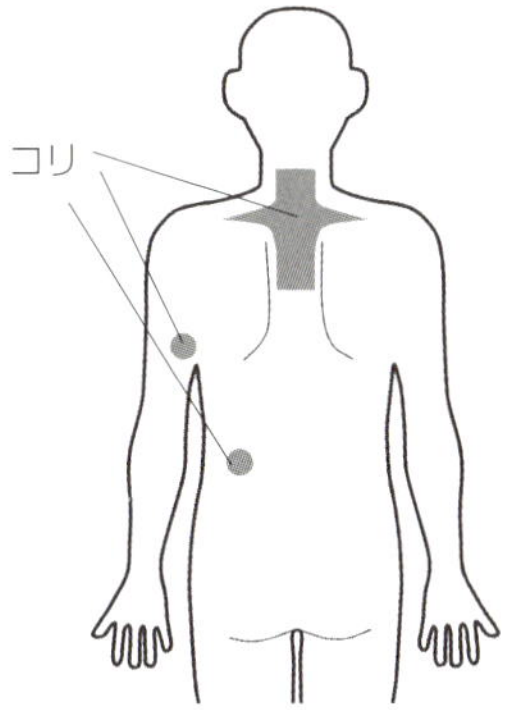

⑴主剤の葛根《くずね》は葛の根で、吉野葛など本物の葛粉を使った葛湯、あるいはこれに生姜汁を混ぜたものを風邪のときに用いても効きます。
⑵慢性疾患に長期につかうときは小柴胡湯《しょうさいことう》（108頁）を併用します。
⑶葛根湯を使いたいような風邪で、汗のじくじく出るようなものには桂枝加葛根湯《けいしかかっこんとう》を用いますが、桂枝湯《けいしとう》（63頁）に葛根湯を混ぜたもので代用してもよいようです。自然発汗があって、頭痛、悪寒があれば桂枝湯を用います。
⑷江戸時代にやぶ医者のことを、葛根湯医者と言ったと伝えられていますが、考え方によっては葛根湯の応用範囲が広く、日常ある、かなりの病気が葛根湯で治せたとも考えられます。代表的な風邪薬として家庭の常備薬のひとつにしても良いものです。

㊎ ク・小・サ・阪・三・シ・タ・ツ・東・虎・日・ホ・峰・GM（傷寒論《しょうかんろん》）

加《か》味《み》帰《き》脾《ひ》湯《とう》

症状

虚弱体質で、血色が悪く貧血気味で、不眠、動悸、精神不安があって、微熱が出たり、盗汗をかいたりするものに用い、熱病の回復期、神経症、血の道症などに応用します。

①貧血。②動悸、心悸亢進。
③不眠。④精神不安。
⑤出血。⑥顔面蒼白。
⑦病後の衰弱、疲労感、体力虚弱。
⑧微熱。
⑨盗汗《ねあせ》。

腹 腹部は全体に軟弱で力がない。
脈 弱々しく細い。
舌 一定しません。

適応

貧血、不眠症、精神不安、神経症、腸出血、子宮出血、胃潰瘍等による貧血と衰弱、白血病、再生不良性貧血、食欲不振、神経性心悸亢進、神経衰弱、月経不順。

処方
黄耆《おうぎ》、当帰《とうき》 各2.0g。人参《にんじん》、朮《じゅつ》、茯苓《ぶくりょう》、酸棗仁《さんそうにん》、龍眼肉《りゅうがんにく》 各3.0g。
甘草《かんぞう》、乾姜《かんきょう》、木香《もっこう》 各1.0g。遠志《おんじ》、大棗《たいそう》 各1.5g。 柴胡《さいこ》3.0g。梔子《しし》2.0g。

帰脾湯に柴胡、梔子を加えた処方で、全体の構成は四君子湯（95頁参照、弱った消化器を治す）に酸棗仁、龍眼肉、遠志（鎮静、強壮）、黄耆（強壮、止汗）、当帰（補血）、木香（気分発散）、柴胡、梔子（解熱、消炎）、という構成になっています。

㊎ ク・建・タ・ツ・東・虎（済生全書《さいせいぜんしょ》）

芎《きゅう》帰《き》調《ちょう》血《けつ》飲《いん》

症状

産後体力が衰弱して、貧血し胃腸の働きが衰え、頭痛、めまい、耳鳴り、動悸、のぼせなどの自律神経症状のあるものに用います。産後血の道症、乳汁分泌不足に応用。

①顔色が黒ずみつやがない。
②眼がかすむ。
③頭がぼっとする。
④のぼせ、ほてり。
⑤月経痛、月経不順がある。

腹 腹壁は真綿のように軟弱、ときに下腹部に抵抗圧痛がある。

脈 軟細、または渋。

舌 淡紅色、瘀斑を伴うことがある。

適応

産後の神経症、体力低下、月経不順、自律神経失調症、乳汁分泌不足。

処方 当帰《とうき》、川芎《せんきゅう》、地黄《じおう》、朮《じゅつ》、茯苓《ぶくりょう》、烏薬《うやく》、香附子《こうぶし》、牡丹皮《ぼたんぴ》　各2.0g。益母草《やくもそう》、大棗《だいそう》　各1.5g。乾姜《かんきょう》、甘草《かんぞう》1.0g。

㊎健 ク・虎（紅蘭川Mエキス散）（万病回春《まんびょうかいしゅん》）

加《か》味《み》逍《しょう》遙《よう》散《さん》

症状

疲れやすく、手足がだるくて、肩こり、頭痛、めまい、不眠、イライラがあり、特に午後になると、カーッとして上半身が熱くなるものに用い、女性の血の道症、更年期障害、流産、中絶、卵管結紮後の血の道症、虚弱者の便秘、肝硬変などに応用します。

①疲労しやすい、四肢倦怠感。
②めまい、頭痛、肩こり。
③動悸。
④イライラ、怒りっぽい、不眠。
⑤月経異常、月経不順、月経前の乳房腫痛。
⑥午後になるとカッと上半身が熱くなり、顔面紅潮、背中がゾクゾクしたり熱くなったり、汗をかいたりする（往来寒

適応

冷え性、虚弱体質、月経不順、月経困難、更年期障害、血の道症、不眠症、胃神経症、胃アトニー症、胃下垂症、胃拡張症、便秘症、湿疹、神経症、流産、中絶、卵管結紮後の血の道症、慢性肝炎、肝硬変症、手掌角化症、口内炎、虚弱者の便秘、自律神経失調症、膀胱炎、尿道炎、帯下、不妊症、癇癪《かんしゃく》持ち（怒りやすい）、産後口内炎。

処方

当帰《とうき》、芍薬《しゃくやく》、白朮《びゃくじゅつ》、茯苓《ぶくりょう》、生姜《しょうきょう》、甘草《かんぞう》、柴胡《さいこ》　各3.0g。
牡丹皮《ぼたんぴ》、山梔子《さんしし》　各2.0g。乾姜《かんきょ》、薄荷《はっか》　各1.0g。

熱）。
⑦肝臓障害。
⑧便秘。

腹 心窩部、季肋部に軽度の圧痛抵抗（軽い胸脇苦満）がありますが、その他に圧痛硬結はありません。

脈 弦を張ったように触れるが力はない。

舌 白い舌苔《ぜったい》。

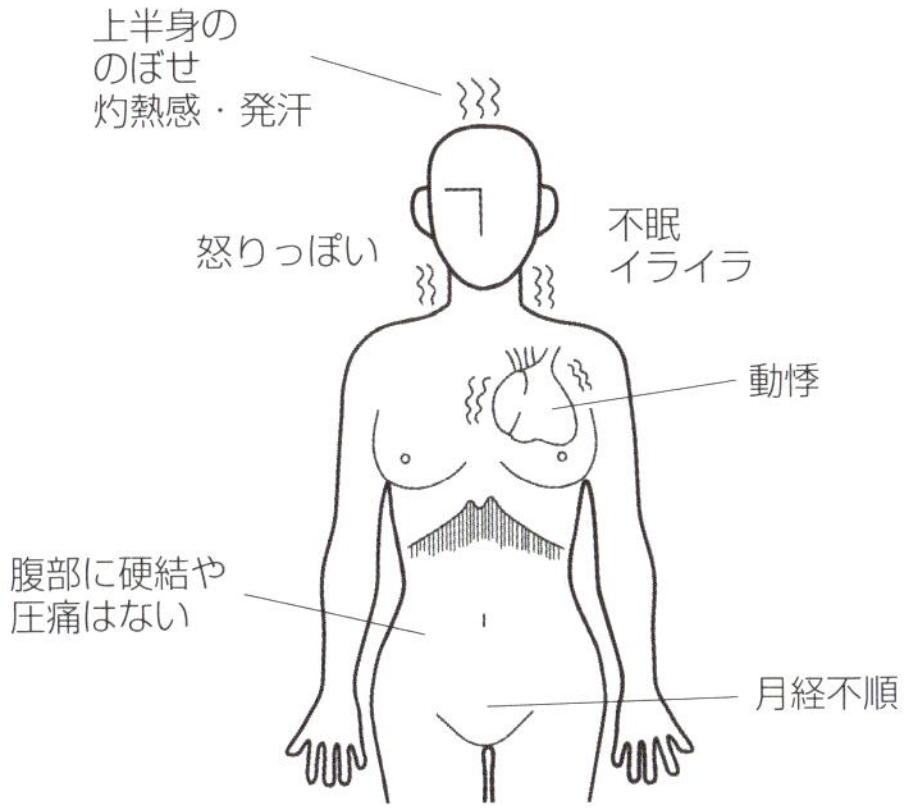

⑴本方はまず、女性の血の道症いわゆる不定愁訴によく用いますが、慢性肝炎や初期の肝硬変にも有効で、中国などでは頻用されています。

⑵女性の進行性手掌角化症《しゅしょうかくかしょう》や、乾性の湿疹など、治りにくい皮膚病に四物湯《しもつとう》（98頁）と併用するとよく効きます。

⑶肝硬変で腹水のたまったものに、十全大補湯《じゅうぜんだいほとう》と併用して効果を上げた経験があります。腹水が確実に取れるようです。

⑷加味逍遥散は、元来、逍遥散に山梔子と牡丹皮を加えたものですが、もとの逍遥散よりはよく使われています。

⑸本方の処方は柴胡（解熱、胸脇苦満を治す）、当帰、芍薬（補血作用）、茯苓、朮、甘草、薄荷、乾姜（健胃作用）に山梔子（清熱、消炎）、牡丹皮（消炎、駆瘀血）といった構成になっていて、全体として虚証体質の肝障害と、特に女性の神経症状を伴う諸疾患を治すように働きます。

⑹本方は、女性の血の道症（自律神経失調症）に広く用いられ、むしろ乱用されているとさえ言われていますが、桂枝茯苓丸《けいしぶくりょうがん》（60頁）、当帰芍薬散《とうきしゃくやくさん》で胃腸障害をおこす人によく、これらの処方に小柴胡湯や黄連解毒湯を合わせたような処方になっています。

㊠ ウ・ク・小・サ・シ・タ・建・ツ・東・虎・ホ・松（和剤局方《わざいきょくほう》）

甘《かん》草《ぞう》湯《とう》

症状

風邪などで咽頭（のど）がひどく痛むときや、急激な腹痛、激しい咳などに用い、口内炎の痛みには、うがい用として、痔、脱肛などの痛みは湿布などの外用としても用います。

①咽頭痛、腹痛、肛門痛などで痛みが激しい。
②炎症症状がまったくないか軽い。
③咳嗽。
④歯痛。
⑤嘔吐。

腹 **脈** **舌** 不定。

適応

(1)咽頭痛、口内炎では内服してもよく、うがいに用いてもよい、うがいしてから飲んでもよい。
(2)痔の痛み、陰部の痛み、打撲、刺痛などでは内服すると共に局所に湿布するとよい。
(3)長期連用することは少なく、主に頓用として痛いときだけ用います。

激しい咳、咽頭痛の緩解、のどの使いすぎ、嗄声、歯痛、口内炎、痔の痛み、陰部痛、排尿痛、尿閉、急性咽頭炎、胃痙攣、痔核、脱肛の疼痛、急性中毒、刺痛。

処方 甘草《かんぞう》8.0g。

甘草だけの単独処方です。長期に連用すると血圧上昇、浮腫、体重増加など、副腎皮質ホルモンと似た副作用が出ることがあるので要注意。

㊗ ク・サ（傷寒論《しょうかんろん》）

甘《かん》麦《ばく》大《だい》棗《そう》湯《とう》

症状

ヒステリーや夜泣き、ひきつけなどに用い、特に理由もなく泣き悲しみ、狂躁状態になったり、急に笑い出したり変化が激しく、しきりにあくびするものに使います。

①泣いたり笑ったり、気分がくるくる変化する。
②よくあくびをする。
③理由なく悲しみ、些細なことで泣き出す。
④痙攣状態になる。
⑤狂躁状態、昏迷状態になることがある。
⑥不眠。

腹 両側の腹直筋が張って板のように硬くなっている。特に右側腹直筋の攣急がある。

脈 **舌** 一定しません。

適応

主に女性と小児に使う処方で、男性には効かないといわれていますが、必ずしもそうではなく、女性的な症状を呈するものに使えます。

夜泣き、ひきつけ、小児及び婦人の神経症、不眠症、癲癇《てんかん》、神経症、チック症、舞踏病、泣き中風、笑い中風、双極性障害。

処方 甘草《かんぞう》5.0g。大棗《たいそう》6.0g。小麦20.0g。

原典には「婦人臓躁《ぞうそう》（子宮が騒ぐ）喜《しばしば》、悲傷して哭《こく》せんと欲し、象《かたち》、神霊の作《な》す所の如く、数《しばしば》欠伸《あくび》す」とあります。

㊎ ク・小・ツ・ト（金匱要略《きんきようやく》）

桔《き》梗《きょう》石《せっ》膏《こう》

症状

本剤は単独で用いることは少なく、咳や化膿を伴う場合に、他の漢方薬に配合して用います。解熱、消炎作用と鎮咳、去痰、排膿作用があります。

①熱症状がある。
②化膿の傾向がある。
③咳嗽がある。
④咽が痛い。

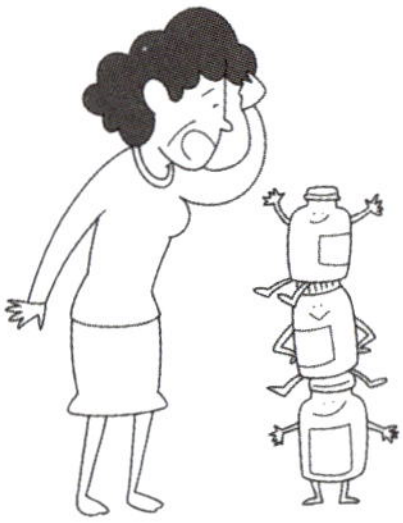

適応

咳嗽あるいは化膿するもの。

処方　桔梗4.0g。　石膏10.0g。

いろいろな使い方がありますが、一例を挙げると、

⑴葛根湯加桔梗石膏…葛根湯（38頁）の効くような感冒で、咽頭の痛みがある場合、扁桃腺炎、乳腺炎、蓄膿症、湿疹などで炎症が強く、化膿してきたような場合にも用います。

⑵麦門冬湯《ばくもんどうとう》加桔梗石膏…麦門冬湯（166頁）が使える気管支炎などで、痰が咽に絡んで出にくいとか、痰がねばこくて激しい咳きこみがあったり、のどが痛んだりするような場合。

⑶十味敗毒湯《じゅうみはいどくとう》加桔梗石膏…十味敗毒湯（104頁）が効くような湿疹やにきびなどで熱をおび化膿してきたようなもの。

⑷小柴胡湯《しょうさいことう》加桔梗石膏…小柴胡湯（108頁）が効くような胸部の病気で、のどや扁桃腺の痛みを伴ったり、微熱口渇を伴ったりするもの。

㊗健 小

桔《き》梗《きょう》湯《とう》

症状

のどがはれて痛むような場合に用いるもので、扁桃腺炎、咽頭炎などに応用します。飲むときは、一口ずつ、のどをうるおすように少しずつ飲ませます。

①のどが痛む（かなり強い痛みで、甘草湯でも治りにくい）。
②化膿の傾向がある。
③胸が張って苦しい。
④咳が出る。
⑤膿様痰。

腹 **脈** **舌** 不定。

適応

咽喉がはれて痛む次の諸症。

扁桃炎、扁桃周囲炎、咽頭炎、肺化膿症、肺壊疽、腐敗性気管支炎（咳嗽、膿性喀痰）。

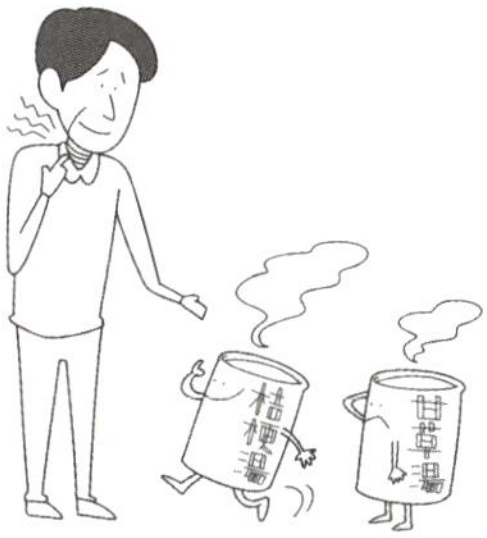

処方 桔梗《ききょう》2.0g。　甘草《かんぞう》3.0g。

類聚方広義（尾栢容堂）に「甘草湯証にして、腫膿あり、あるいは粘痰を吐する者を治す」とあります。

㊓　ツ（傷寒論《しょうかんろん》）（金匱要略《きんきようやく》）

帰《き》脾《ひ》湯《とう》

症状

身体が弱って元気がなく、疲れやすく、貧血で、動悸があり、眠れない、物忘れする、出血があるといった場合に用いるもの。平素胃腸の弱い虚弱な人が心労、過労出血などで弱って精神症状を起こした場合に使う処方です。

①虚弱体質で胃腸が弱い。
②疲れやすく顔色が蒼白。
③貧血。　④動悸、息切れ。
⑤眠れない。
⑥健忘症になった。　⑦出血。
⑧盗汗、夕方になると熱が出る。

腹 腹壁は軟弱で力がない。
脈 軟弱で力がない。
舌 舌苔なく貧血状。

適応

貧血、不眠症、胃潰瘍、腸出血、子宮出血、血尿、食欲不振、神経性心悸亢進症、健忘症、神経衰弱、ヒステリー、白血病、再生不良性貧血、バンチ氏病、遺精、嚢腫腎《のうしゅじん》、瘰癧《るいれき》の潰瘍、慢性淋疾。

処方
黄耆《おうぎ》、当帰《とうき》　各2.0g。人参《にんじん》、朮《じゅつ》、茯苓《ぶくりょう》、酸棗仁《さんじゅうじん》、龍眼肉《りゅうがんにく》　各3.0g。
甘草《かんぞう》、乾姜《かんきょう》、木香《もっこう》　各1.0g。遠志《おんじ》、大棗《たいそう》　各1.5g。

本方は人参、白朮、茯苓、大棗、甘草、黄耆（健胃強壮作用）、龍眼肉、遠志、酸棗仁（精神安定、鎮静作用）、木香（気のうっ滞を除く）、当帰（補血作用）という構成になっています。

(健)　ツ（済生方《さいせいほう》）

芎《きゅう》帰《き》膠《きょう》艾《がい》湯《とう》

症状

主に下半身に出血が続き（子宮出血、痔、腸出血、血尿等）、冷えて貧血して熱症状がなく、体力がなくて手足がほてったり下腹が痛んだりするものに用います。

①主に下半身の出血（子宮、腎膀胱、痔、腸の出血、あるいは吐血、喀血、口内出血、眼出血）。
②冷え性で貧血。
③下腹部の痛み、知覚鈍麻。
④手足がだるい、火照る。

腹 一般には腹壁は軟弱無力で、下腹部は知覚鈍麻（臍下不仁）時には左腹直筋の攣急。

脈 微弱で、こう脈（中空のものを触れる感じ）。

舌 舌はやや乾燥気味ですが、白、黄の舌苔はない。

適応

痔出血、外傷後の内出血、産後出血、貧血症、子宮出血、赤色帯下、血尿、紫斑病、流産癖、出血性メトロパチー、機能性子宮出血、月経過多症、腸出血。

処方 川芎《せんきゅう》、甘草《かんぞう》、艾葉《がいよう》　各3.0g。当帰《とうき》、芍薬《しゃくやく》　各4.0g。乾地黄6.0g。阿膠《きょう》3.0g。

四物湯（98頁）に止血作用のある艾葉、阿膠と急迫症状を治す甘草が加わったもの。

㊗健 小・ツ（金匱要略《きんきようやく》）

九《く》味《み》檳《びん》榔《ろう》湯《とう》

症状

昔、脚気の薬としてよく用いられたもので、動悸、息切れ、足がだるい、顔やまぶたがむくんでいる、寒がって手足が冷たい。頸、腰、手足がこわばり、ふくらはぎに圧痛があるような場合に用いられます。

①心悸亢進。
②動悸、息切れ。
③全身倦怠感、下肢のだるさ。
④手足の冷え。
⑤手、足、腰、頸部のこわばり。
⑥顔面、眼瞼部の浮腫。
⑦さむがり。
⑧鼻尖部に光沢がある。
⑨頭痛。

腹 **脈** **舌** 不定。

適応

脚気、高血圧、動脈硬化及びこれに伴う頭痛、心臓神経症、バセドー病、心筋炎、多発性神経炎、癪癇、ヘルペス、リウマチ、肺結核、疲労病、貧血症、更年期障害。

処方

檳榔《ひんろう》4.0g。厚朴《こうぼく》、桂枝《けいし》、橘皮《きつぴ》、生姜《しょうきょう》　各3.0g。
大黄《だいおう》、木香《もくこう》、甘草《かんぞう》　各1.0g。蘇葉《そよう》1.5g。

脚気の下肢知覚麻痺で、ビタミンB1を与えても回復しないものに用いてよいものです。脚気の薬として有名ですが、本方にはビタミンB1の含有量はごくわずかです。

㊎　小　浅田宗伯《あさだそうはく》

かの行

荊《けい》芥《がい》連《れん》翹《ぎょう》湯《とう》

症状

体質的に皮膚の色が浅黒く、手足の裏に油汗をかき、腹直筋が緊張して過敏なもので、蓄膿、慢性鼻炎、扁桃腺、にきび、があるようなものに用います。

①体質的に皮膚が浅黒い。
②手足の裏に油汗をかきやすい。
③にきび、蓄膿、扁桃腺炎などを患ったことがある。

腹 腹直筋が緊張して過敏で、腹直筋を圧すとくすぐったがり、筋が硬くなったりします。

脈 緊脈。

舌 一定しません。

適応

蓄膿症、慢性鼻炎、慢性扁桃腺炎、にきび、肥厚性鼻炎、鼻血、肺結核、神経衰弱、禿髪症、各種の皮膚疾患。

処方 当帰《とうき》、芍薬《しゃくやく》、川芎《せんきゅう》、塾地黄《じくじおう》、黄連《おうれん》、黄芩《おうごん》、黄柏《おうはく》、山梔子《さんしし》、連翹《れんぎょう》、防風《ぼうふう》、薄荷葉《はっかよう》、荊芥《けいがい》、甘草《かんぞう》、枳穀《きこく》　各1.5g。柴胡《さいこ》2.0g。白芷《びゃくし》、桔梗《ききょう》　各2.5g。

上記のような、独特の体質（解毒症体質・青年期の腺病体質）の人の体質改善薬で、こういう体質を示す人のいろいろの病気に応用できます。子供の頃には柴胡清肝湯（84頁）のきく体質で、青年期に達すると荊芥連翹湯が使えるようになることが多いようです。

(健)　シ・建・タ・ツ・虎（一貫堂方《いっかんどうほう》）

桂《けい》枝《し》加《か》黄《おう》耆《ぎ》湯《とう》

症状

桂枝湯（63頁）に黄耆を加えたもの。上半身（特に食後）に汗をかきやすく、疲れやすく、下肢が冷たく、精神不安があり、尿量の少ないものに用い、寝汗、小児ストロフルス、とびひ、多汗症、風邪などに応用。

①上半身ことに背面に発汗しやすい。
②尿量減少。　③浮腫。
④倦怠感。
⑤食後発汗（上半身）。
⑥下肢冷感。　⑦精神不安。
⑧黄汗。

腹 桂枝湯に準ず。
脈 浮。
舌 桂枝湯に準ず。

適応

身体の衰えているものの、寝汗、あせも、多汗症、とびひ、小児ストロフルス、水いぼ（湿性の皮膚病）、虚弱児の風邪。

処方 桂枝《けいし》、芍薬《しゃくやく》、生姜《しょうきょう》、大棗《だいそう》　各4.0g。甘草《かんぞう》2.0g。黄耆《おうぎ》2.0g

㊎ 東（金匱要略《きんきようやく》）

桂《けい》枝《し》加《か》葛《かっ》根《こん》湯《とう》

症状

桂枝湯（63頁）に葛根を加えたもの。頭痛。顎肩背部のこり、寒気に発汗を伴うものに用い、虚弱なものの風邪のひきはじめに応用。

①自然発汗（温まると汗が出る）。
②頭痛。
③のぼせ。
④さむけ。
⑤発熱。
⑥項背部のこり。

腹 **脈** **舌** 桂枝湯に準ず。

適応

身体虚弱なものの風邪の初期で、肩こりや頭痛のあるもの。

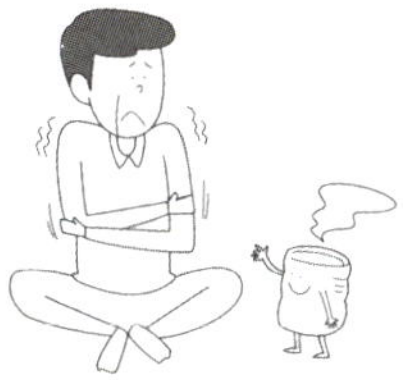

処方 桂枝《けいし》、芍薬《しゃくやく》、大棗《だいそう》、生姜《しょうきょう》　各4.0g。甘草《かんぞう》2.0g。葛根《かっこん》6.0g

⑴葛根湯（38頁）を使いたいが、自然発汗があって使えないようなときに用います。
⑵傷寒論には「太陽病、項背強《こうはいこわ》ばること薫々、反て汗出て悪風《おふう》する者、桂枝加葛根湯之を主どる」。と記載されています。

㊎ 東（傷寒論《しょうかんろん》）

桂《けい》枝《し》加《か》厚《こう》朴《ぼく》杏《きょう》仁《にん》湯《とう》

症状

桂枝湯（63頁）に厚朴、杏仁を加えたもの。風邪を引き、ゼイゼイ咳をするもの（鼻水や薄い淡の出るものは不可）に用います。

①軽い咳が長引く。
②生気に乏しい。
③微熱。
④頭痛。
⑤胸苦しい。
⑥鼻水や薄い淡がでないもの。

腹 桂枝湯に準ず。
脈 浮弱脈。
舌 桂枝湯に準ず。

適応

身体虚弱なものの咳、老人の咳、喘息、慢性気管支炎、肺気腫の喘咳。

処方 桂枝《けいし》、芍薬《しゃくやく》、大棗《だいそう》、生姜《しょうきょう》、杏仁　各4.0g。甘草《かんぞう》2.0g。厚朴《こうぼく》1.0g

傷寒論には「太陽病、之を下して微喘する者、表未た解決せざる故也、桂枝加厚朴杏仁湯之を主どる」「喘家、桂枝湯に作る、厚朴杏仁を加ふる佳なり」

㊗ ツ・東（傷寒論《しょうかんろん》）

桂《けい》枝《し》加《か》朮《じゅつ》附《ぶ》湯《とう》

症状

冷え性で四肢の関節が痛み、曲げ伸ばしが困難で麻痺感があり、尿の出が悪い人であまり体力がない場合に用いるもので、関節痛や神経痛に応用します。

①関節痛（手足）。
②手や足先が冷える。
③四肢の麻痺感。
④寒がりですぐ鳥肌が立つ。
⑤比較的に体力のない人。
⑥尿量減少。　⑦口渇。
⑧四肢関節の腫脹。
⑨自然発汗。
⑩頭痛、肩こり。　⑪貧血。

腹 右腹直筋の痙攣。
脈 力がない。
舌 湿潤してつるつるしている。

適応

神経痛、関節痛、関節炎、リウマチ、急性および慢性関節炎、関節リウマチ、偏頭痛、半身不随、小児麻痺、脊椎カリエス、脊髄腫瘍。

処方 桂枝《けいし》、芍薬《しゃくやく》、大棗《たいそう》、生姜《しょうきょう》　各4.0g。甘草《かんぞう》2.0g。蒼朮《そうじゅつ》4.0g。附子《ぶし》1.0g。
（桂枝加苓朮附湯…桂枝4.0g。生姜、大棗、芍薬各3.0g。甘草1.5g。茯苓、蒼朮各5.0g）。

⑴桂枝湯に朮《じゅつ》、附子《ぶし》（茯苓《ぶくりょう》）を加えたもの。もとは傷寒論の桂枝加附子湯《けいしかぶしとう》でこれに吉益東洞が、朮（茯苓《ぶくりょう》）を加えて作った処方です。
⑵桂枝加朮附湯と桂枝加苓朮附湯はほぼ同様の効果があります。

㊔　ク・小・サ・三・タ・ツ・東・松・峰（桂枝加苓朮附湯《けいしかりょうじつぶとう》）（吉益東洞《よしますとうどう》）

桂《けい》枝《し》加《か》芍《しゃく》薬《やく》大《だい》黄《おう》湯《とう》

症状

腹部が膨満していて（自覚的には感じない）、便秘気味で腹が痛む、しぶり腹といった人に用います。腹壁には割合に力があり、腹痛は持続的です（桂枝加芍薬湯の証で便秘がちの人）。

①自覚的には腹が張る感じはないが、見ると腹部膨満があり、押すと抵抗がある。
②腹痛があり持続的に痛みます。
③便秘（時に下痢）。
④しぶり腹。
⑤頭痛、発熱、肩こり。

腹 腹部膨満があって、腹壁はやや硬く抵抗があり、右腹直筋にひきつれがあります（実満腹）。

脈 **舌** 一定せず。

適応

急成腸炎、大腸カタル、常習便秘、宿便、しぶり腹、痔核、胃下垂の人が冷えて腹痛し便秘する場合、慢性腸炎、急性慢性虫垂炎。

処方 桂枝《けいし》、生姜《しょうきょう》、大棗《たいそう》　各4.0g。甘草《かんぞう》2.0g。芍薬《しゃくやく》6.0g。大黄1.0g。

桂枝加芍薬湯（58頁）に大黄を加えたもの。

㊎ ツ（傷寒論《しょうかんろん》）

桂《けい》枝《し》芍《しゃく》薬《やく》知《ち》母《も》湯《とう》

症状

手足や関節に慢性の痛みがあり、肉が落ちて関節だけ（特に膝関節）が、木のコブのように腫れて変形（鶴の膝のような形）しているもので、体力が衰え皮膚がカサカサして身体もやせているものに用い、関節リウマチ、神経痛などに応用します。

適応

関節リウマチ、神経痛、変形性膝関節リウマチ（鶴膝風）、関節炎。

①関節の腫脹変形。
②四肢筋肉の萎縮。
③下肢の運動及び知覚の麻痺。
④下肢の浮腫をきたすこともあります。
⑤皮膚枯燥。
⑥やせ。
⑦頭痛、息切れ、むかつき。

腹 **脈** **舌** 不定。

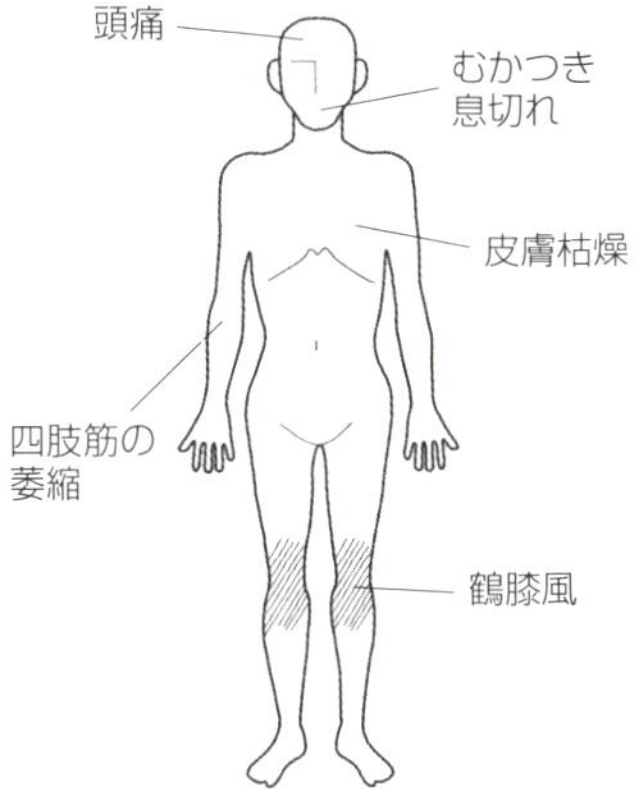

処方
桂枝《けいし》、知母《ちも》、防風《ぼうふう》、生姜《しょうきょう》、芍薬《しゃくやく》、麻黄《まおう》　各3.0g。
朮《じゅつ》4.0g。甘草《かんぞう》1.5g。（附子《ぶし》1.0g）。

(1)処方によっては附子の入っていないものもあるので、加工附子を加えて用います。
(2)知母《ちも》は、ユリ科のハナスゲの根茎で清涼、解熱、鎮静、利尿等の効果があります。

㊎ 三・ク（金匱要略《きんきようやく》）

桂《けい》枝《し》加《か》芍《しゃく》薬《やく》湯《とう》

症状

冷え性で、腹が張ってお腹が痛むものに用います。比較的虚弱な人で、腹部の膨満感、しぶり腹があり、下痢するもの、あるいは便秘、下痢の交互に出てくるものに用います。

①腹部膨満感。
②腹痛（間歇的な痛み）。
③下痢（しぶり腹）。
④頭痛、発熱、肩こり。
⑤痩せ型虚弱体質。

腹 右側の腹直筋がひきつれ、腹全体はビール腹のように張っていますが、押すと軟らかで抵抗がない状態（中空状の腹満…虚腹満）。

脈 浮いている脈。

舌 一定せず。

適応

腹部膨満感のある次の諸症。

しぶり腹、腹痛、腸炎、慢性虫垂炎、移動性盲腸、慢性腹膜炎、大腸炎、急性腸炎、慢性腸炎、直腸炎、痔、陰嚢ヘルニア。

処方 桂枝《けいし》、大棗《たいそう》、生姜《しょうきょう》 各4.0g。甘草《かんぞう》2.0g。芍薬《しゃくやく》6.0g。

⑴桂枝湯（63頁）の処方の芍薬を増量したものです。
⑵本方のように芍薬、甘草、大棗、の入った処方は、右側の腹直筋がひきつれた状態に効きます。

㊎ ク・小・サ・タ・ツ・東・ホ・峰（傷寒論《しょうかんろん》）

か行

桂《けい》枝《し》茯《ぶく》苓《りょう》丸《がん》料《りょう》加《か》薏《よく》苡《い》仁《にん》

症状

桂枝茯苓丸（60頁）に薏苡仁王（はとむぎ）を加えたもの。顔面はのぼせ、下肢は逆に冷たく（冷えのぼせ）便秘の傾向にあるものに用い、主として美容、美肌の目的に用いる。

①冷え。
②のぼせ感、赤ら顔、肩こり、頭痛、めまい。
③イライラ、不眠。
④月経痛、月経不順、不妊。
⑤便秘。
⑥子宮出血。

腹 **脈** **舌** 桂枝茯苓丸に準ず。

適応

比較的体力があり、ときに下腹部痛、肩こり、頭痛、めまい、のぼせて足冷えなどを訴えるものの次の諸症。

月経不順、血の道症、にきび、しみ、手足の荒れ。

処方 桂皮《けいひ》、茯苓《ぶくりょう》、牡丹皮《ぼたんぴ》、桃仁《とうにん》、芍薬《しゃくやく》　各2.0g。薏苡仁《よくいにん》5.0g。

しみ、そばかす、肌荒れ、日焼けに有効。

㊑ ツ・東

桂《けい》枝《し》茯《ぶく》苓《りょう》丸《がん》

症状

女性薬の代表的なもので、割合に体力のある人で、冷え性で、のぼせがあり、便秘がちで、肩こり、頭重、めまいがあるような場合に用い、婦人科疾患、皮下出血、打撲、血の道、などに用います。また、漢方の美肌剤で美容効果があり、薏苡仁《よくいにん》とよく併用します。

①冷え…足腰下腹部の冷え、腰痛、頻尿。
②のぼせ…赤ら顔、のぼせ感、肩こり、頭痛、めまい。
③いらいら、不眠、気が重い。
④月経痛、月経不順、不妊。
⑤便秘。
⑥腹痛、神経痛。
⑦子宮出血。
⑧動悸。

適応

(1)女性のための体質改善薬として長期に使用します。冷えのぼせ、便秘、月経困難、肩こりなどの症状が取れ、皮膚が白くなって垢抜けしたようになります。漢方美肌剤として有名です。長期に使うときは、小柴胡湯、人によって大柴胡湯、柴胡桂枝湯、安中散などと併用して胃腸障害を防ぎます。美肌の目的には薏苡仁（ハトムギ）を併用します。

(2)不眠、眼の充血、顔の赤みが強いときには黄連解毒湯《おうれんげどくとう》（30頁）と併用します。

処方　桂枝《けいし》、茯苓《ぶくりょう》、牡丹皮《ぼたんぴ》、桃仁《とうにん》、芍薬《しゃくやく》　各4.0g。

腹 腹壁には割合に力があって、おへその左下腹部にかけて深く押すと抵抗があり、また、圧痛もありますが、圧すと不快感があって嫌がり、左下腹部に細長いかたまりのようなものを触れることがあります。（ちょう痼《こ》）。

脈 沈んで緊張。

舌 不定。

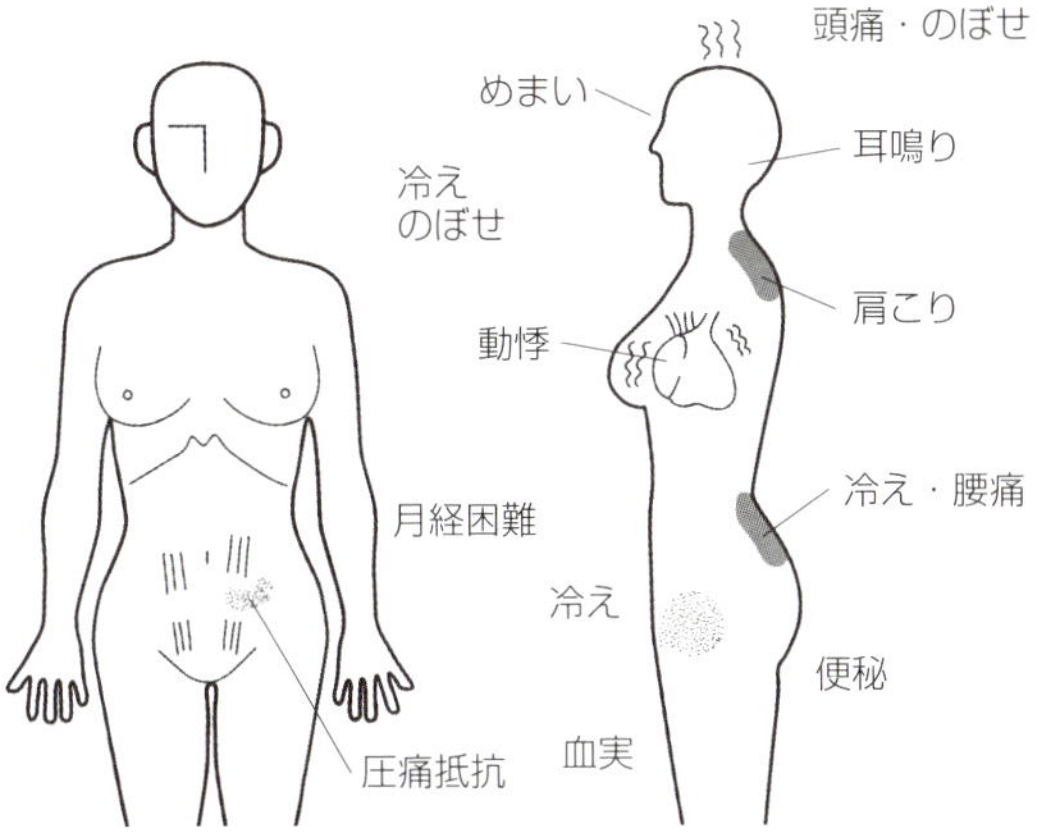

子宮ならびにその付属器の炎症。子宮内膜炎、月経不順、月経困難、帯下、更年期障害（頭痛、めまい、のぼせ、肩こり等）。冷え性、腹膜炎、打撲傷、痔疾患、睾丸炎、月経不順による諸種の障害。月経困難症、湿疹、蕁麻疹、にきび、しみ、外傷後の内出血、痔出血、ふる血、代償月経、卵管炎、子宮筋腫、流産癖、自律神経失調症、神経症、ヒステリー、手掌角化症、眼底出血、肝炎、高血圧、甲状腺腫、下肢静脈瘤、フリクテン性結膜炎、婦人血の道症。

⑴元来は丸薬で、前記の生薬を粉末にして煉蜜で練って丸薬にしたものですが、右の処方で煎じ薬として使う場合もあります。この場合は桂枝茯苓丸料といいます。
⑵健康保険で使えるエキス剤は、すべて桂枝茯苓丸料のエキスです。

㊓ ウ・ク・小・阪・三・シ・タ・ツ・東・虎・ホ・峰・GM（金匱要略《きんきようやく》）

桂《けい》枝《し》加《か》竜《りゅう》骨《こつ》牡《ぼ》蛎《れい》湯《とう》

症状

虚弱な体質の人で疲れやすく興奮し易く、不眠、のぼせ、精力減退、神経過敏といった人に用います。

①のぼせ易く、めまいがある。
②抜毛が多い。
③不眠。
④興奮し易い、物事に粘りがなく長続きしない。
⑤神経過敏。
⑥インポテンツ、夢精。

腹 全体に腹壁は軟弱ですが、下腹の腹直筋が緊張し、おへそのあたりで動悸があります。

脈 大きいが底に力がない脈（洪下）。

舌 不定。

適応

小児夜尿症、神経衰弱、性的神経衰弱、遺精、陰萎、心悸亢進、性的ノイローゼ、夜驚症、脱毛症、

眼精疲労、早漏、夢精、チック症、灸あたり、性ホルモン剤の乱用によるのぼせ症、ヒステリー。

処方 桂枝《けいし》、芍薬《しゃくやく》、大棗《たいそう》、生姜《しょうきょう》 各4.0g。甘草《かんぞう》2.0g。龍骨《りゅうこつ》、牡蛎《ぼれい》 各3.0g。

(1)桂枝湯（63頁）に、竜骨と牡蛎を加えた処方。

(2)漢方精神安定剤のひとつで、虚弱の人に用いるもの、胸元が張って苦しく、体力がある人ならば柴胡加竜骨牡蛎湯《さいこかりゅうこつぼれいとう》（78頁）。体力のない人ならば柴胡桂枝乾姜湯《さいこけいしかんきょうとう》（80頁）に変えた方がよい。

(健) ク・小・シ・タ・ツ・ホ（金匱要略《きんきようやく》）

か行

桂《けい》枝《し》湯《とう》

症状

体力のない人が、風邪を引いたような状態に用いるもので、頭痛、悪寒（風にあたると寒気がする：悪風）、発熱、のぼせ、身体が痛いなどの症状があって、温まるとすぐにじっとり汗をかくようなときに用います。また、慢性病でも疲れやすく、脈が浮いて、すぐ汗をかくような状態に用います。

①あたたまるとすぐ汗が出る（自汗）。
②のぼせ、頭痛、鼻づまり、からえずき。
③発熱、悪寒、風にあたると寒気がする（悪風）。
④身体が痛む（身体痛）。

腹 腹壁軟弱。
脈 浮いた脈で微弱。
舌 一定せず、薄く白い舌苔がつくことが多いようです。

適応

身体が衰えたときの風邪の初期、感冒、頭痛、神経痛、関節・筋肉リウマチ、神経衰弱、妊娠中の感冒、妊娠悪阻、寒冷による腹痛、微熱、円形脱毛症。

処方 桂枝《けいし》、大棗《たいそう》、芍薬《しゃくやく》、生姜《しょうきょう》　各4.0g。甘草《かんぞう》2.0g。

(1)平素虚弱で、すぐ汗をかくような人。妊婦、小児などの風邪に最適。
(2)漢方の最も基本的な処方で、これをもとにしていろいろな処方ができています。

健　小・タ・ツ・日・GM（傷寒論《しょうかんろん》）

桂《けい》枝《し》人《にん》参《じん》湯《とう》

症状

胃腸の弱い人に起こる頭痛、動悸、息切れなどに応用する処方で、身体の表面に熱症状があるのに胃腸が冷えて機能が衰え、吐いたり下したりするようなときに用います。

①下痢。
②頭痛、発熱、悪寒（表熱症）。
③胃部につかえ感がある。
④手足がだるい。
⑤自然発汗がある。
⑥下痢は水様便で粘液や血液は混じらない。
⑦腹痛はないが冷えている（裏寒）。

腹 心窩部につかえ感がある。
脈 弱い脈。
舌 不定。

適応

胃腸の弱い人の次の諸症。
頭痛、動悸、慢性胃腸炎、胃アトニー、
常習性（慢性）頭痛、急性胃腸炎、感冒性下痢症、神経性心悸亢進症、心臓病。

処方 桂枝《けいし》4.0g。甘草《かんぞう》、朮《じゅつ》、人参《にんじん》　各3.0g。乾姜《かんきょう》2.0g。

⑴人参湯（162頁）に桂枝を加えた処方です。
⑵平素人参湯を用いるような虚弱な人が、感冒にかかって発熱頭痛し、下痢をするような場合に用いるものですが、慢性頭痛によく用います。

㊎ ク・シ・ツ（傷寒論《しょうかんろん》）

か行

啓《けい》脾《ひ》湯《とう》

症状

四君子湯（95頁）に山薬、山査、陳皮、蓮肉、沢瀉を加えたもの。体力衰弱し、食欲不振、水様性下痢が続き、腹痛や嘔吐をおこしやすいものに用い、小児の消化不良や慢性胃腸炎などに応用する。

①水様性下痢。
②食欲不振。
③嘔吐。
④腹痛。
⑤神経質。
⑥体力衰弱。

腹 軟弱無力。
脈 軟弱。
舌 白苔、舌質は淡白。

適応

やせて顔色が悪く、食欲がなく下痢の傾向のあるものの次の諸症。

胃腸虚弱、慢性胃腸炎、消化不良、下痢。

処方

人参《にんじん》、蓮肉《れんにく》、山薬《さんやく》　各3.0g。白朮《びゃくじゅつ》、茯苓《ぶくりょう》　各4.0g。
陳皮《ちんぴ》、沢瀉《たくしゃ》、山査子《さんざし》　各2.0g。甘草《かんぞう》0.1g。

㊓　ツ・東（万病回春《まんびょうかいしゅん》）

桂《けい》麻《ま》各《かく》半《はん》湯《とう》

症状

桂枝湯（186頁）と麻黄湯（63頁）をそれぞれ半量ずつ合方したもの。比較的体力の弱い人で、頭痛、悪寒、発熱のある人の咳や皮膚のかゆみに用い、こじれた風邪、蕁麻疹、皮膚炎、風疹、麻疹などに応用します。

①微熱。
②悪寒。
③頭痛。
④軽い咳。
⑤発汗。
⑥蕁麻疹、皮膚炎（顔面、手足、赤い斑点があり、かゆみが強い）。
⑦顔面紅潮。

腹 不定。 **脈** 浮脈。 **舌** 薄い白苔。

適応

感冒、咳、かゆみ、蕁麻疹、湿疹、皮膚炎、風疹、麻疹。

処方 桂枝《けいし》3.5g。芍薬《しゃくやく》、生姜《しょうきょう》、甘草《かんぞう》、麻黄《おうま》、大棗《たいそう》　各2.0g。杏仁《きょうにん》2.5g。

発疹は顔面、手足などの露出部に出、腹部にはなく、大小便にも異常のないことが多い。

㊐健 東（桂枝麻黄色各半湯）（傷寒論《しょうかんろん》）

か行

香《こう》蘇《そ》散《さん》

症状

平素から胃腸が弱くて、胸やけや吐き気があって気分がすぐれない人の風邪で、胃腸が弱くて普通の風邪薬が飲めないような人で、頭痛、発熱、悪寒などの風邪症状のあるときに、早めに飲ませる処方です。また、魚の中毒にも応用できます。

①頭重、頭痛、発熱、悪寒。
②食欲不振。
③平素虚弱で胃腸が弱い。
④気分がすぐれない。
⑤神経質、神経不安。
⑥自然発汗がない。
⑦水おちのつかえ感。

腹 心窩部につかえ感があります。
脈 **舌** 不定。

適応

胃腸虚弱で神経質な人の風邪の初期。
感冒、頭痛、蕁麻疹、
神経衰弱、婦人更年期障害、
神経性月経困難症、魚肉中毒、
薬物服用後の胃のもたれ、
アレルギー性鼻炎、鼻づまり、
蓄膿症、胃腸型感冒。

処方 香附子《こうぶし》4.0g。蘇葉《そよう》、甘草《かんぞう》　各1.0g。陳皮《ちんぴ》2.5g。生姜《しょうきょう》3.0g。

㊎ ウ・小・ツ（和剤局方《わざいきょくほう》）

五虎湯《ごことう》

症状

咳が激しく、汗ばんで口がかわくといった状態の人に用いるもので、喘息や気管支炎に応用され、特に小児の喘息によいとされています。平素肥満して健康そうに見え、よく水を飲むような人の咳によく用います。

①激しい咳嗽。
②発汗。
③口渇。
④水をよく飲む。
⑤肥満。

腹 **脈** **舌** 不定。

適応

咳、気管支喘息、気管支炎。

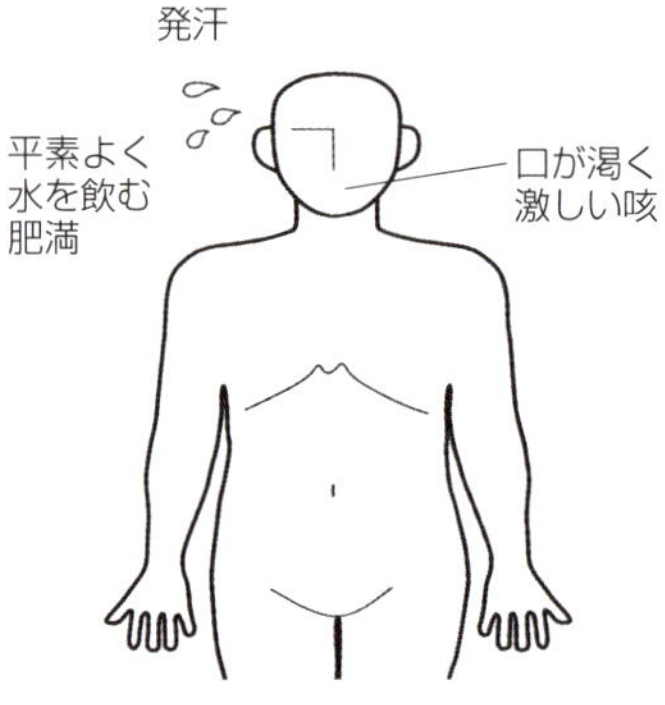

処方 麻黄《まおう》、杏仁《きょうじん》 各4.0g。甘草《かんぞう》2.0g。石膏《せっこう》10.0g。桑白皮《そうはくひ》1.0g。

(1)麻杏甘石湯《まきょうかんせきとう》（188頁）に、桑白皮（桑の根の皮で、消炎、利尿、鎮咳作用があります）を加えた処方で激しい咳に用います。
(2)咳に痰が伴うようなときは、二陳湯《にちんとう》（160頁）を加えて用います。

㊎ ク・シ・タ・ツ（万病回春《まんびょうかいしゅん》）

牛《ご》車《しゃ》腎《じん》気《き》丸《がん》

症状

小便が近く、腰が痛い、足が弱った、精力減退などの下半身の弱った状態があって、口がかわき、食欲があり、胃腸に異常のない人に用い、八味丸で効果不十分なときによい。

八味丸《はちみがん》の症状（168頁）で、特に

①腰の痛みが激しい。
②小便の出が悪い。
③浮腫（特に下肢の浮腫）がはなはだしい。
④インポテンツが強い。

腹 臍下不仁《さいかふじん》（八味丸に同じ）。
脈 不定。
舌 赤くツルツルして乾燥がち。

適応

疲れ易くて四肢が冷えやすく、尿量減少または多尿で、時に口渇のある次の諸症。

下肢痛、腰痛、しびれ、老人のかすみ目、かゆみ、排尿困難、頻尿、むくみ、
（その他八味丸に同じ）。

処方

地黄《じおう》、山茱萸《さんしゅゆ》、薯蕷《しょよ》（山薬《さんやく》）、沢瀉《たくしゃ》、茯苓《ぶくりょう》、牡丹皮《ぼたんぴ》　各3.0g。
桂枝《けいし》、附子《ぶし》　各1.0g。牛膝《ごしつ》3.0g。車前子《しゃぜんし》2.0g。

八味丸に牛膝、車前子、を加えてその作用を強力にしたもの。

(健)　ツ（済生方《さいせいほう》）

五《ご》積《しゃく》散《さん》

症状

あまり体力のない人で、冷えや湿気にやられて下半身が冷え、下腹や腰、下肢などが冷えて痛み、特に下腹がひきつれ下半身が冷えているのに上半身はかえってのぼせ、水おちにつかえがあるものに用い、腰痛、神経痛、関節痛、冷房病、胃腸炎に応用します。

①寒冷や湿気で起こる疼痛（腰痛、坐骨神経痛、下腹痛など下半身の痛み）。
②冷たいものを食べ過ぎたり、冷えて起こる腹痛や嘔吐、胃のもたれ、食欲不振。
③下腹が冷えて月経痛や月経不順をおこしたり、白帯下がある。
④頭痛、発熱、肩こり（上半身ののぼせ症状）。

適応

慢性に経過し症状の激しくない次の諸症。

胃腸炎、腰痛、神経痛、関節痛、月経痛、頭痛、冷え症、更年期障害、感冒、易労性で胃腸の弱い体質の主として次の諸症に用いる。胃炎、胃アトニー、胃下垂、坐骨神経痛、腰痛、リウマチ、婦人科系機能障害、胃、十二指腸潰瘍、胃痙攣、疝気（腸疝痛）、月経不順、白帯下、感冒、喘息、気管支炎、自律神経失調症、不眠症、心悸亢進、冷房病。

処方

茯苓《ぶくりょう》、白朮《びゃくじゅつ》、陳皮《ちんぴ》、半夏《はんげ》、当帰《とうき》　各2.0g。
乾姜《かんきょ》、芍薬《しゃくやく》、川芎《せんきゅう》、白芷《びゃくし》、枳穀《きこく》、桔梗《ききょう》、桂枝《けいし》、麻黄《まおう》、甘草《かんぞう》、大棗《たいそう》、厚朴《こうぼく》　各1.0g。

か行

⑤下半身の冷えに上半身ののぼせ症状が伴う（上熱下冷）。

腹 腹壁は軟弱で、心窩部に抵抗があり下腹が冷たい。

脈 沈んで遅い脈。

舌 湿潤無苔。

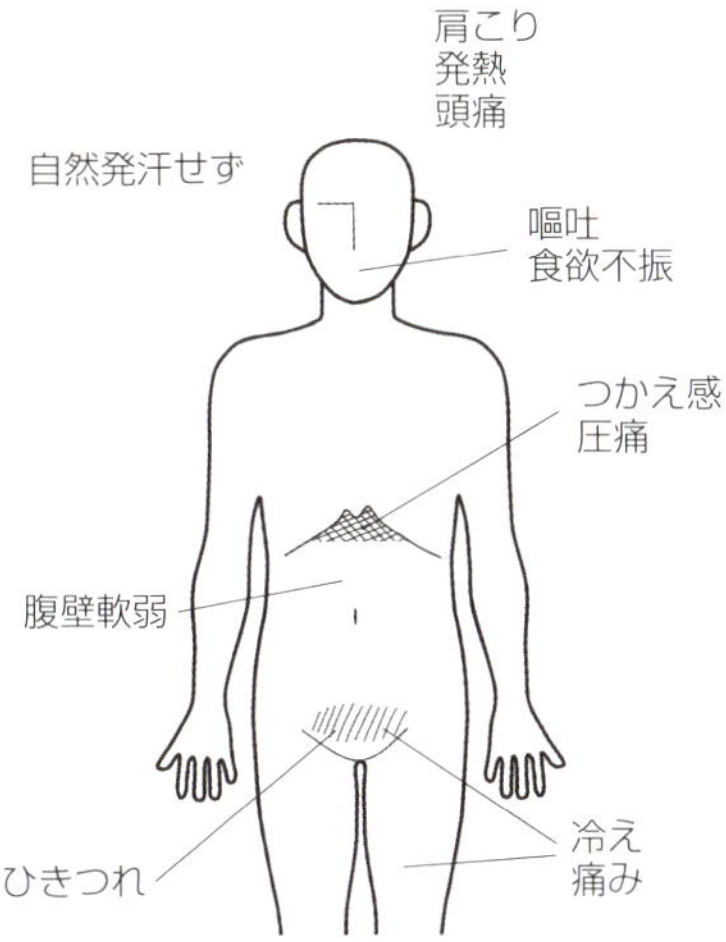

⑴腰痛、下肢の痛み、足の冷え、下腹痛などの下半身の冷え（下冷）に。頭痛、発熱、肩こりなどの上半身ののぼせ症状（上熱）があって、脈が沈んでいて、水おちにつかえ（心窩部の抵抗圧痛）があれば病名にかかわりなく使用できます。

⑵五積散というのは、体内に鬱積した、気、血、痰、寒、食という五つの病毒を治すという意味で付けられた名前です。つまり、寒冷や湿気（寒）、元気の衰えで生じた循環不全（気、血）、水分の代謝障害（痰）、胃腸障害（食）に用いられる薬です、

⑶漢方的には五積散のような薬を表裏剤《ひょうりざい》といいます。発熱、頭痛、肩こり（自然発汗がない）といった表面に出てくるような症状を表証といい、嘔吐、腹痛、食欲不振、下半身の冷えによる痛み、月経不順など、内にこもったような症状を裏証といいます。五積散は、表証も裏証も同時に治療するというので表裏剤というわけです。

複雑な処方で理解しにくいのですが、白朮、陳皮、厚朴、甘草は平胃酸（179頁）の処方で食物の停滞を治し、半夏、茯苓、陳皮、甘草は二陳湯で枳穀と共に胃内に溜まった水をとり、当帰、芍薬、川芎は四物湯から地黄を取り去った処方で、血行をよくして貧血を補います。桂枝、乾姜、麻黄、白芷、桔梗は寒冷を温め、風邪を発散して血行をよくします。

㊓　ウ・小・ツ（和剤局方《わざいきょくほう》）

五《ご》苓《れい》散《さん》

症状

口が渇き、尿の出る量が少なくて、嘔吐、下痢、浮腫（むくみ）、頭痛のいずれかの症状がある場合に用い、急性胃腸炎、腎臓病、頭痛、むちうちなどに応用します。

乳児の吐乳に見られるように、口の渇きが激しく、水をガブガブ飲むのですが、すぐに水を噴出するように吐き出すような場合によく効き、急性病で発熱、頭痛、腹痛、口渇のある場合にも用います。

①口渇。

②尿量減少（水分を摂取する割には尿量が少なく、体内で水分が消失してしまったような印象を受けます。これを消渇といいます）。

適応

口渇、利尿減少するものの次の諸症。

浮腫、ネフローゼ、二日酔い、急性胃腸カタル、下痢、悪心、嘔吐、めまい、胃内停水、頭痛、尿毒症、暑気あたり、糖尿病、小児・乳児の下痢、宿酔、黄疸、腎炎、膀胱カタル、日射病、胃下垂、乗り物酔い、腎盂炎、偏頭痛、三叉神経痛、陰嚢水腫、メニエール症候群、癲癇（水でんかん、流涎のあるもの）、胆石症、肝炎、涙嚢炎、結膜炎、羞明。

処方

沢瀉《たくしゃ》5.0g。猪苓《ちょれい》、茯苓《ぶくりょう》、朮《じゅつ》　各3.0g。桂枝《けいし》2.0g。

原典ではこれらの生薬を粉末にして一回量、1gを重湯、または、白湯で飲ませますが、エキス剤が一般的に用いられます。

③嘔吐、吐き気、口渇が激しく水をガブ飲みするがすぐ吐いてしまい、ケロリとしていることが多いようです（水逆《すいぎゃく》）。
④頭痛、偏頭痛、激しい頭痛でめまいを伴うことが多いようで、むちうちなどにみられるように、脳圧の亢進や、髄膜の限局性浮腫によって起こる頭痛と考えられています。
⑤水様性の下痢。
⑥浮腫。
⑦めまい。
⑧腹痛。
⑨発熱。
⑩蛋白尿。

腹 胃部に振水音があり（胃内停水《いないていすい》）、おへその下で動悸を触れ（臍下悸《さいかき》）、腹壁は力がなく軟弱です。

脈 脈は浮いて表在性。

舌 薄く白い舌苔。

⑴猪苓（サルノコシカケ）は組織液を血流中に移動して、尿として出す働きをします。沢瀉《たくしゃ》、茯苓も利尿剤で、協同して利尿効果を高めます。白朮は、胃腸の働きを助けて過剰水分の吸収を促進します。桂枝は発熱、悪寒、頭痛などの症状を治し、腎膀胱の機能を賦活します。
⑵五苓散は体内水分の偏在を調整する作用があります。偏頭痛も頭部の水分偏在と考えられるものに効くのです。
⑶口渇、尿量の減少に水分偏在の症状があり胃内停水、脈が浮いていれば病名にかかわらず使用できます。
⑷点滴静注、大量皮下注射、人工腎臓による透析などは、いわゆる水毒の状態になりやすく、水分偏在の調節に五苓散を使用して有効なことがあります。

㊕ ウ・ク・小・サ・三・タ・ツ・東・虎・ホ・峰・その他（傷寒論《しょうかんろん》）（金匱要略《きんきようやく》）

呉《ご》茱《しゅ》萸《ゆ》湯《とう》

症状

寒がりで手足が冷え、発作性の頭痛があって、吐き気がし、水おちが膨満、首のうしろがこるような人に用い、頭痛や偏頭痛などに応用します。

①発作性の頭痛（偏頭痛）、嘔吐。
②手足の冷え。
③寒さをいやがる。
④胃部を押さえると吐き気がする。
⑤首のうしろがこわばる。
⑥膨満感。　⑦下痢。
⑧耳鳴り、めまい。
⑨顔面紅潮。　⑩不安焦燥感。
⑪冷や汗。

腹 水おちが膨満して、胃部振水音がある。
脈 沈んで細く小さい徐脈。
舌 白苔湿潤。

適応

習慣性偏頭痛、習慣性頭痛、嘔吐、脚気衝心、しゃっくり、偏頭痛、発作性頭痛、嘔吐症、胃炎、胃拡張、胃下垂、胃酸過多症、回虫症（嘔吐、流涎）、子癇、日射病、尿毒症、嘔吐癖。

処方 呉茱萸《ごしゅゆ》3.0g。人参《にんじん》2.0g。大棗《たいそう》、生姜《しょうきょう》　各4.0g。

主役は呉茱萸で、ミカン科の植物ゴシュユの果実、人参と一緒に消化管（裏）を温めて胃腸機能を亢進させ、生姜と共に吐き気を止めます。裏を温めてのぼせ（上逆）をさげて頭痛を二次的に治すと考えられます。

㊎ 小・ツ・虎（傷寒論《しょうかんろん》）（金匱要略《きんきようやく》）

五《ご》淋《りん》散《さん》

症状

小便の出るときに痛んで出渋ったり、尿がにごったり、膿や血液がまじるような場合に用い、膀胱炎、尿道炎、尿管結石などに応用します。猪苓湯《ちょれいとう》（146頁）の効かないものに用います。

①排尿痛。
②排尿困難。
③尿混濁。
④膿尿。
⑤血尿。
⑥頻尿（尿量が少ない）。
⑦残尿感。

腹 **脈** **舌** 不定。

適応

頻尿、排尿痛、残尿感、膀胱炎、尿道炎、尿管結石、膀胱結石、腎臓結石、淋病、虫垂炎、衰弱による排尿障害。

処方

芍薬《しゃくやく》、梔子《しし》　各2.0g。茯苓《ぶくりょう》6.0g。当帰《とうき》、甘草《かんぞう》、黄芩《おうごん》　各3.0g。
（地黄《じおう》、沢瀉《たくしゃ》、木通《もくつう》、滑石《かっせき》、車前子《しゃぜんし》　各3.0gを加えることもあります）。

⑴甘草と芍薬は鎮痛鎮痙作用があり、茯苓（沢瀉、木通、滑石、車前子）は利尿作用があり、黄芩、梔子（木通、車前子、滑石）は消炎作用がある。当帰の鎮痛、血行促進補血作用と相まって、泌尿器の炎症を治す働きをします。
⑵同じく尿路疾患によく用いる猪苓湯が効かないときによく用います。

㊎　ツ・東（和剤局方《わざいきょくほう》）

柴《さい》陥《かん》湯《とう》

症状

昔から乾性肋膜炎に必ず効くといわれた名薬で、胸が痛く、咳が強く、痰がきれにくくて咳をするたびに胸が痛み、水おちから両脇にかけて、硬く圧すと痛むような場合に用います。

①胸痛。
②痰が切れにくい。
③咳嗽が強い。
④胃部季肋部に抵抗圧痛。
⑤食欲不振。　⑥発熱。
⑦悪感。　⑧呼吸促迫。
⑨尿量少。

腹 胃部、季肋部に抵抗圧痛(胸脇苦満)。

脈 弦を張ったような脈、細かいが力がある脈(弦脈、細脈)。

舌 やや乾燥した薄白苔。

適応

咳、咳による胸痛、気管支炎、肋膜炎の胸痛、気管支喘息、肺炎、肋膜炎、膿胸、胃酸過多症、胆石症、肋間神経痛。

処方 柴胡《さいこ》、半夏《はんげ》　各5.0g。黄芩《おうごん》、生姜《しょうきょう》、大棗《たいそう》、括蔞仁《かろにん》　各3.0g。甘草《かんぞう》、黄連《おうれん》　各1.5g。人参《にんじん》2.0g。

⑴小柴胡湯《しょうさいことう》(108頁)と小陥胸湯《しょうかんきょうとう》(括蔞仁3.0g。黄連1.5g。半夏6.0g)を合方したものです。
⑵小陥胸湯は、心窩部につかえ感があり、胸苦しく咳をすると胸痛し、痰の切れにくいものに使います。胃痛、胃酸過多症、胆石、肋膜炎、肋間神経痛に応用します。

㊎ 小・ツ・虎（本朝経験方《ほんちょうけいけんほう》）

柴《さい》朴《ぼく》湯《とう》

症状

喘息の発作予防や、風邪でこじれた咳などによく用いるもので、やせ型で胃腸があまり丈夫でない場合が多いようです。

①食欲減退傾向。
②精神不安。
③咽頭部の異物感。
④吐き気。
⑤やせ型。
⑥胃腸があまり丈夫でない。

腹 季肋部が張って軽い抵抗圧痛があり（胸脇苦満）、上腹部が膨満しています。
脈 細かいが力がある。
舌 うすい白苔。

適応

気分がふさいで、咽頭、食道部に異物感があり、ときに動悸、めまい、吐き気などを伴うつぎの諸症。

小児喘息、気管支喘息、気管支炎、不安神経症、咳、百日咳、神経衰弱、ノイローゼ、喘息発作などによる呼吸困難。

処方
柴胡《さいこ》7.0g。半夏《はんげ》、茯苓《ぶくりょう》　各5.0g。生姜《しょうきょう》4.0g。
黄芩《おうごん》、大棗《たいそう》、人参《にんじん》、厚朴《こうぼく》　各3.0g。甘草《かんぞう》、紫蘇葉《しそよう》 各2.0g。

柴朴湯は、小柴胡湯《しょうさいことう》（108頁）と半夏厚朴湯《はんげこうぼくとう》（170頁）を合わせたものですから、エキス剤で使うときは、両者のエキス剤を混ぜて使用してもかまいません。

㊎ ク・ツ・峰（本朝経験方《ほんちょうけいけんほう》）

柴《さい》胡《こ》加《か》竜《りゅう》骨《こつ》牡《ぼ》蛎《れい》湯《とう》

症状

漢方の精神安定剤といえるもので、比較的体力のある人で驚きやすく、怒りっぽくて落ち着きがなく、不眠を訴え、腹部に動悸を触れ便秘がちの人に用います。不眠症、いわゆる神経衰弱、高血圧、血の道症、てんかん、バセドー病などに応用します。

①驚き易い、精神不安。
②不眠、動悸。
③めまい、頭痛（のぼせ症）。
④便秘。
⑤尿量減少。
⑥倦怠感があり、身体が重い。
⑦比較的体力がある。
⑧うわごと。
⑨インポテンツ。
⑩狂症（てんかん発作など）。

適応

(1)がっちりした体格だが、案外気が小さいといったタイプの人によく用います。
(2)驚きやすく動悸、不眠があって、腹部、特におへその上に動悸をふれ、便秘、尿量の減少があればまず使えます。

高血圧症、動脈硬化症、慢性腎臓炎、神経衰弱症、神経性心悸亢進症、てんかん、ヒステリー、小児夜啼症、陰萎、動脈硬化、高血圧、腎臓病、不眠症、心臓衰弱、更年期神経症、神経症。

処方

柴胡《さいこ》5.0g。半夏《はんげ》3.0g。
茯苓《ぶくりょう》、桂枝《けいし》、黄芩《おうごん》、大棗《たいそう》、人参《にんじん》、竜骨《りゅうこつ》、牡蛎《ぼれい》、乾姜《かんきょう》　各2.5g。
大黄《だいおう》1.0g。

腹 おへその上に動悸が触れ、心窩部につまった感じがあり、水おちから両側に抵抗圧痛がある（胸脇苦満）が特徴です。

脈 一般には脈は力が強いが一定しません。

舌 薄く白い舌苔があります。

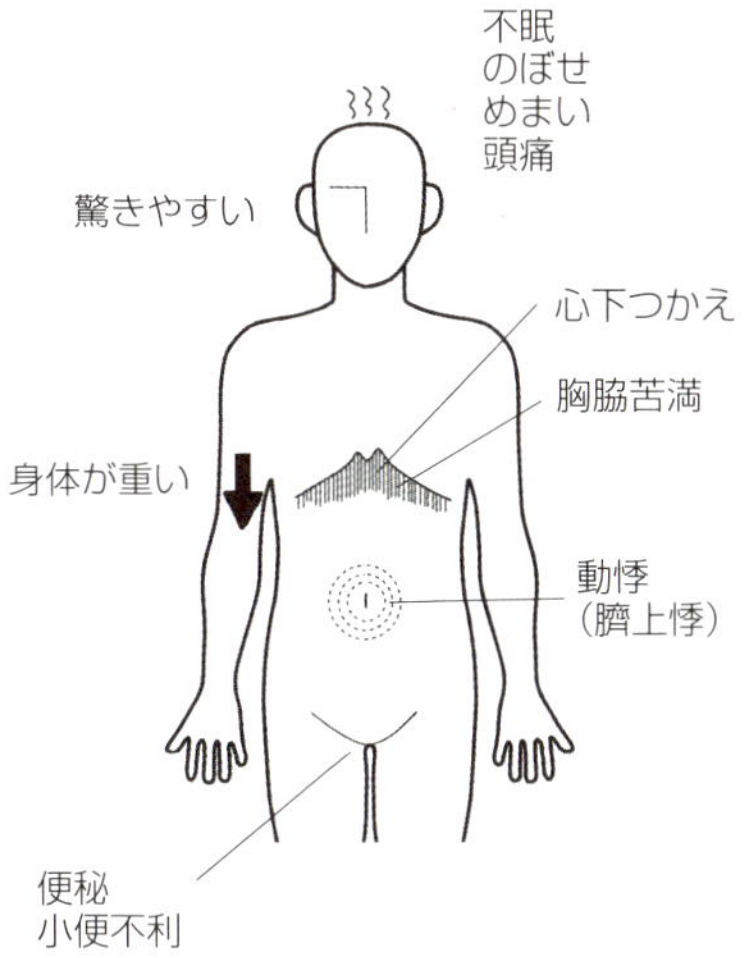

⑴神経過敏、のぼせ、不眠、精力減退などの神経症状があるが、体力が虚弱で、腹壁に力がなく、おへその下に動悸を触れ、下腹部の腹直筋が緊張している場合は桂枝加竜骨牡蛎湯《けいしかりゅうこつぼれいとう》（62頁）を用います。

⑵神経質で、不眠、動悸があり腹部に動悸を触れますが、虚弱な体質で疲れた感じが強く首から上に汗をかきやすく、盗汗があるような場合には柴胡桂枝乾姜湯《さいこけいしかんきょうとう》（80頁）を用います。

⑶肝気が高ぶり、神経過敏で興奮しやすく、イライラして不眠を訴え、おへそのわきに著明な動悸があって腹直筋（特に左）が拘攣するものでは抑肝散《よくかんさん》（194頁）を使います。

⑷神経症状が甚だしく、狂躁状態を示し、よくあくびをするような場合には、甘麦大棗湯《かんばくだいそうとう》（45頁）が用いられます。

⑸主薬は柴胡、竜骨、茯苓で柴胡は黄芩と共に胸脇部をひらく作用があり、竜骨は牡蛎と協同して鎮静的に作用します。茯苓は利尿作用があり半夏と共に作用して胃内の水をとり、心悸亢進を治し、桂枝はのぼせを治す効果があります。

㊗ ク・小・シ・タ・ツ・虎・ホ・その他（傷寒論《しょうかんろん》）

柴《さい》胡《こ》桂《けい》枝《し》乾《かん》姜《きょう》湯《とう》

症状

体力がなく、いかにも疲れたような感じがあって疲れやすく動悸息切れがし、微熱、寝汗があり、首から上に汗をかきやすく、口が渇いて食欲がなく、おへその辺りで動悸がする。神経過敏で不眠を訴え尿量が少ないといったものに用い、種々の疾患に応用されます。

①虚弱倦怠が著しい。
②動悸、息切れ。
③不眠。
④神経質。
⑤ねあせ、微熱、首から上に汗をかきやすい。
⑥尿量が少ない。
⑦食欲不振。
⑧軽度の口渇。

適応

(1)全身倦怠感、動悸、不眠、盗汗、首から上に汗をかく(頭汗)があり、腹部に動悸がして虚弱なものに効果があります。
(2)感冒がこじれて微熱、疲労感があるようなもの、肺結核や肋膜炎などで体力を消耗したり、精神不安のあるものに用いて、体力の補強、鎮静の効果があります。

更年期障害、血の道症、神経症、不眠症、感冒、心臓衰弱、胸部疾患、肝臓病などの消耗性疾患の体力増強、貧血症、神経衰弱、肝炎、胆嚢炎、気管支炎、肺結核、胃アトニー、気管支拡張症、肺炎、肋膜炎、腎炎、腎盂炎、自律神経失調症、心悸亢進。

処方
柴胡《さいこ》6.0g。桂枝《けいし》、括蔞根《かろこん》、黄芩《おうごん》、牡蛎《ぼれい》　各3.0g。
乾姜《かんきょう》、甘草《かんぞう》　各2.0g。

⑨吐き気はない。
⑩腹部に動悸がある。
⑪軟便（軟便でいて便秘することがある）。
⑫咳嗽。

腹 腹壁は弛緩していて無力ですが、おへその上に動悸を触れ、水おち（心窩部）に軽い膨満感があって、抵抗があります（軽い胸脇苦満）。

脈 一般には微弱ですが、浮いていることもあります。

舌 一定しませんが、黄苔はほとんどありません。

⑴神経症状、不眠などがあって柴胡桂枝乾姜湯を用いるような症状がある場合に体力衰弱の度合いにより、

柴胡加竜骨牡蛎湯《さいこかりゅうこつぼれいとう》（78頁）　　**実**
↓
柴胡桂枝乾姜湯《さいこけいしかんきょうとう》
↓
補中益気湯《ほちゅうえっきとう》（184頁）　　**虚**

の順序で用います。体力があって便秘するようなものは柴胡加竜骨牡蛎湯が合いますし、より体力が衰え、食欲不振、倦怠感、下痢などのある場合は補中益気湯を用います。
⑵これら 3 つともその処方の中には柴胡が入っていて、いずれも柴胡剤といえます。

㊎ ク・小・シ・ツ・虎・ホ（傷寒論《しょうかんろん》）（金匱要略《きんきようやく》）

柴《さい》胡《こ》桂《けい》枝《し》湯《とう》

症状

感冒がこじれて長引いたようなもの、胸苦しく胃が痛むもの、食欲不振で、盗汗をかいたり、汗をかきやすいもの、頭痛、関節痛、頸やうなじのこわばるものに用い、感冒、胃痛、胆石、肝障害、膵臓炎、てんかん、チック、関節痛などに応用します。

①頭痛。
②食欲不振。
③吐き気。
④心窩部のつかえ感。
⑤自然発汗、盗汗。
⑥微熱悪寒。
⑦胃痛。
⑧手足関節痛。
⑨頸項部のこわばり。

適応

発熱して汗が出る、悪寒、身体の痛み、頭痛吐き気のあるものの次の諸症。

感冒、流感、肺炎、肺結核などの熱性疾患、胃潰瘍、十二指腸潰瘍、胆のう炎、胆石、肝機能障害、膵臓炎などの心下部緊張疼痛、自然発汗があって微熱、悪寒し、胸やわき腹に圧迫感があり、頭痛、関節痛があるもの。あるいは胃痛、胸痛、悪心、腹痛が激しく、食欲減退などを伴うもの。肋膜炎、神経痛、胃酸過多症、肝炎、血の道症、肋間神経痛、神経症、てんかん、潰瘍性大腸炎、腺病質、腎炎、不安神経症、チック症、不眠症、中耳炎、ヒステリー、マラリア、皮膚疥掻痒症。

処方

柴胡《さいこ》5.0g。半夏《はんげ》4.0g。桂枝《けいし》2.5g。
黄芩《おうごん》、人参《にんじん》、芍薬《しゃくやく》、生姜《しょうきょう》、大棗《たいそう》各2.0g。甘草《かんぞう》1.5g。

腹 心窩部につかえ感があり、抵抗圧痛があります。心窩部からおへそにかけて腹直筋が緊張（右側の方が強く緊張）している（心下支結《しんげしけつ》）。

脈 浮いて弦を張ったような脈。

舌 薄く白い舌苔がかぶっている。

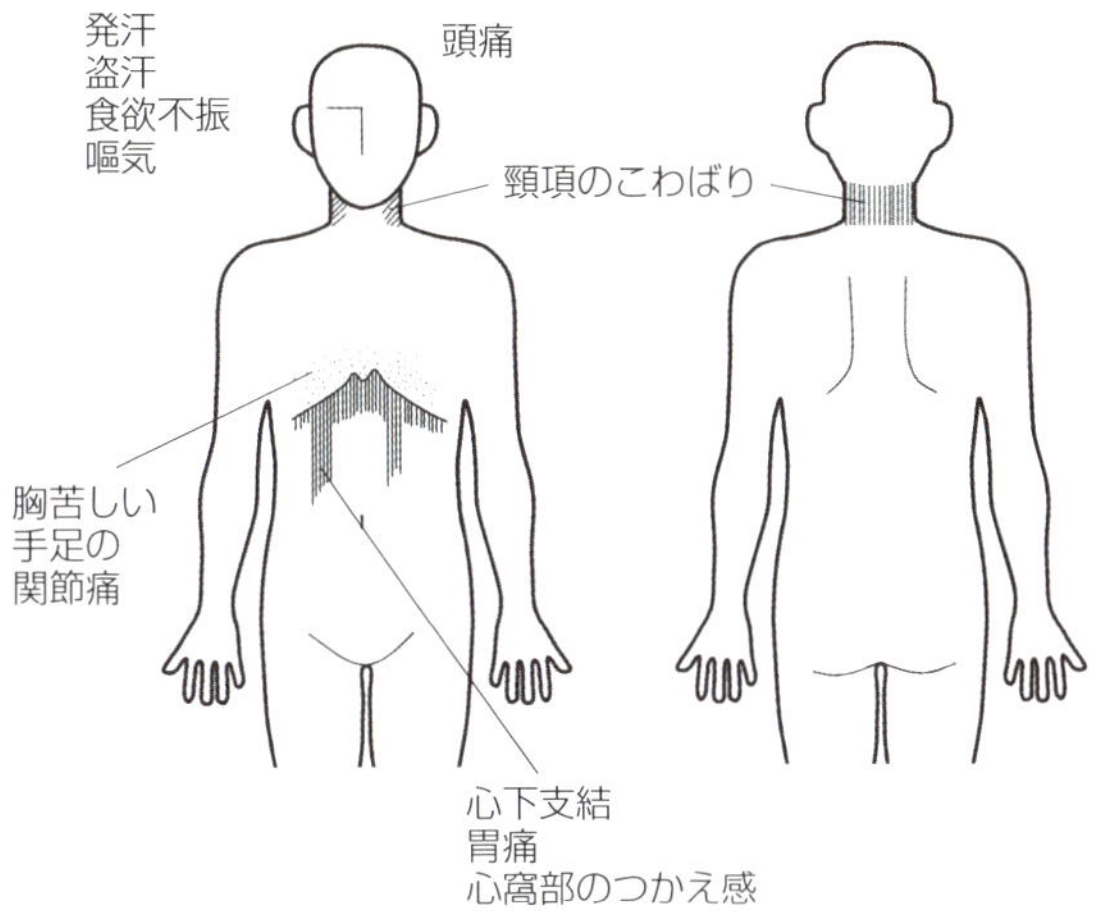

⑴心窩部のつかえ感、食欲不振、発熱、悪寒、関節痛、自然発汗等の感冒症状があって心下支結の腹証があれば、どんな疾患でも病名にこだわらずに使えます。

⑵感冒がこじれて、普通の発汗解熱剤でかえって具合が悪く、消耗してしまうような時に使って効果があります。

⑶柴胡桂枝湯は、小柴胡湯《しょうさいことう》（108頁）と桂枝湯《けいしとう》（63頁）を合方したもので、小柴胡湯の証で、頭痛、発熱、悪寒、自然発汗などの症状があるものに用います。

⑷柴胡桂枝湯の効果は大きく分けると次のように分類できます。

A.風邪を誤って治療したり、長引いたりして胸部に病邪が及んでいるもの（呼吸器）。

B.胸部、腹部に痛みを訴えるもの（消化器、呼吸器）。

C.神経系疾患（てんかん、チック症、ノイローゼ）。運動器疾患（関節痛）。

㊎ ク・三・小・阪・シ・タ・ツ・虎・ホ（傷寒論《しょうかんろん》）（金匱要略《きんきようやく》）

柴胡清肝湯《さいこせいかんとう》

症状

皮膚が浅黒くて、腹直筋が緊張し、触るとくすぐったがる場合に用いるもので、小児腺病質の体質改善に用います。扁桃腺肥大、リンパ腺炎、慢性胃腸病、湿疹、貧血などに応用します。

①皮膚が浅黒くて、くすんだ感じがある。時には皮膚が青白いこともあります。
②やせ型。
③疳が強い。
④神経質。
⑤食物に好き嫌いが多い。
⑥性格が気まま。
⑦腺病質で発育がおそい。
⑧くすぐったがり。

腹 お腹の皮膚が浅黒い。おへその両脇の腹直筋が張っていて、触るとくすぐったがり、時に

適応

皮膚が浅黒くて、腹直筋が緊張し、くすぐったがる子供ならば、どんな疾患に用いてもよい。体質改善の薬で他の処方と併用すると良い。柴胡清肝湯が有効な子供が、そのまま大人になったような場合に荊芥連翹湯（51頁）を用いるようになります。かんの強い傾向にある小児の次の諸症。

神経症、慢性扁桃腺炎、湿疹、虚弱者、小児腺病質者、およびこれに伴う次の諸症。慢性胃腸病、貧血、頸部リンパ腺炎、肺門リンパ腺炎、扁桃腺肥大、神経症、湿疹、神経質、不眠、夜泣き、偏食、るいれき、アデノイド、皮膚病、咽頭炎、微熱、疳症、麻疹後の不調和、肋膜炎、喘息。

処方

柴胡《さいこ》2.0g。当帰《とうき》、芍薬《しゃくやく》、川芎《せんきゅう》、地黄《じおう》（四物湯）、黄連《おうれん》、黄芩《おうごん》、黄柏《おうはく》、梔子《しし》（黄連解毒湯）、連翹《れんぎょう》、桔梗《ききょう》、牛蒡子《ごぼうし》、括呂根《かろこん》、薄荷《はっか》、甘草《かんぞう》　各1.5g。

はまったく触らせなかったり、手を払いのけたりすることもあります。

脈 **舌** 不定。

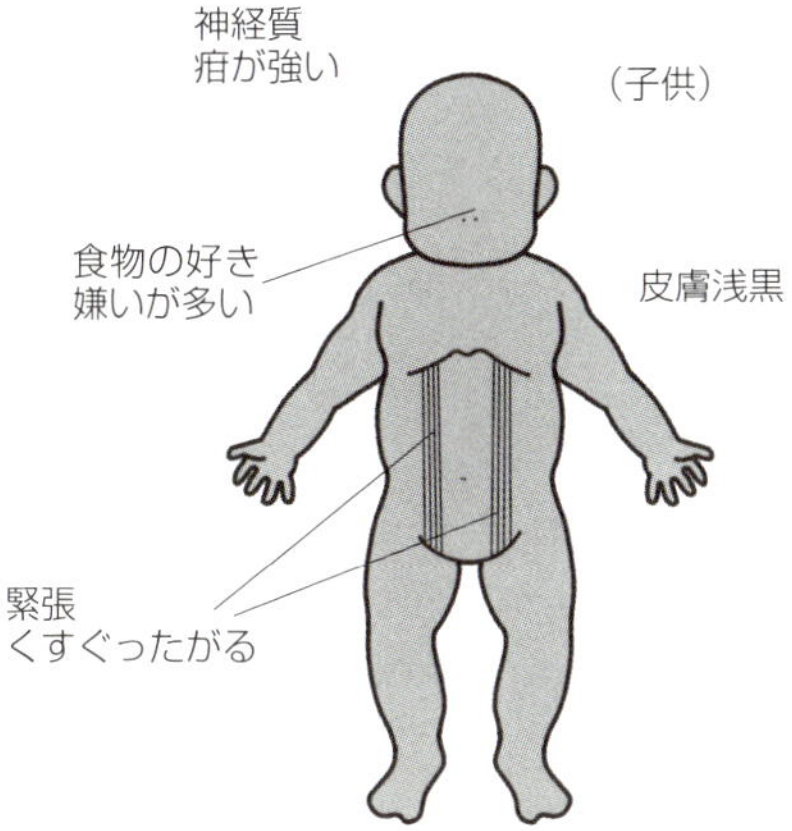

⑴四物湯《しもつとう》（98頁）に黄連解毒湯《おうれんげどくとう》（30頁）をあわせたものが温清飲《うんせいいん》（25頁）ですが、柴胡清肝湯はこの温清飲に、柴胡をはじめ、連翹、桔梗、牛蒡子、括呂根、薄荷、甘草を加えたものです。温清飲は皮膚が枯燥して、熱感があり、のぼせがあるような時に用いる薬ですが、これに解毒、消炎作用のある生薬を加えて、炎症充血をおさえて、慢性炎症のために微熱がでたり虚弱になったりしている子供の体質改善をはかる作用があります。
⑵小建中湯《しょうけんちゅうとう》（106頁）も腹直筋がおへその両側で緊張しているとき（裏急）に用いますが、もっと虚弱でお腹の力は弱く腹筋も薄いので区別することができます。
⑶柴胡清肝湯は主として胸部から上（上焦《じょうしょう》と言います）の炎症を治すものですが、もし炎症がへそから下（下焦《げとう》）にある場合には、竜胆瀉肝湯《りゅうたんしゃかんとう》が用いられます。

㊎ 小・ツ・ホ（一貫堂方《いっかんどうほう》）

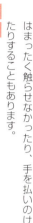

柴《さい》苓《れい》湯《とう》

症状

吐き気や食欲不振があって、のどがかわき、尿量が少なくて浮腫などがあるものに用い、腎炎や肝硬変、下痢などに応用します。

①食欲不振。
②吐き気。
③微熱。
④口が苦い。
⑤尿量が減少。

腹 心窩部季肋骨に抵抗圧痛があり、胃部をたたくと水がたまっている音がします。

脈 浮いて力がある。

舌 白く薄い舌苔。

適応

吐き気、食欲不振、のどのかわき、排尿が少ないなどの次の諸症。

水瀉性下痢、急性胃腸炎、暑気あたり、むくみ、急性腎炎、慢性腎炎、肝硬変、ネフローゼ、クインケ浮腫。

処方 柴胡《さいこ》5.0g。半夏《はんげ》、沢瀉《たくしゃ》、生姜《しょうきょう》　各4.0g。黄芩《おうごん》、大棗《たいそう》、人参《にんじん》　各2.5g。猪苓《ちょれい》、茯苓《ぶくりょう》、朮《じゅつ》　各2.5g。甘草《かんぞう》、桂枝《けいし》　各2.0g。

小柴胡湯《しょうさいことう》（108頁）に五苓散《ごれいさん》（72頁）を合わせて出来た処方で、小柴胡湯の症状があって、口がかわき、尿量の減少が加われば、柴苓湯が使えます。

㊎ ク・シ・ツ・峰（得効方《とくこうほう》）

酸《さん》棗《そう》仁《にん》湯《とう》

症状

体力が衰え、胸苦しく、心身が疲れ弱っているのに却って眠れないものに用い、老人の虚弱者不眠、耆眠、多夢、神経症などに応用。

①不眠。
②体力衰弱。
③胸苦しい。
④つまらないことが気にかかってクヨクヨする。

腹 軟弱無力。
脈 弦細数。
舌 舌質紅。

適応

心身が疲れ弱って眠れないもの。

虚労（体力消耗）からくる耆眠、神経衰弱、不安神経症、心臓神経症、自律神経失調症、めまい、盗汗。

処方 酸棗仁《さんそうにん》10.0g。茯苓《ぶくりょう》5.0g。知母《ちも》、川芎《せんきゅう》　各3.0g。甘草《かんぞう》1.0g。

(1)下痢または下痢の傾向のある人には慎重に。
(2)「虚労、虚煩眠るを得ざるもの」（金匱）。

㊎　タ・ツ・松（金匱要略《きんきようやく》）

三《さん》黄《おう》瀉《しゃ》心《しん》湯《とう》

症状

割合に体力のある人で、のぼせ気味で気分が落ち着かず、赤ら顔で、便秘がち、水おちにつかえ感があり、脈の力強い場合に用います。高血圧、脳溢血、精神不安、鼻出血、口内炎、便秘、肩こり、吐血などに応用します。

①顔面紅潮、赤ら顔。
②精神不安（怒りっぽく、興奮しやすい。激しいときは、狂躁状態になることがある）。
③脈は力強くうつ。
④便秘。
⑤心窩部につかえ感がある。
⑥吐血、鼻出血。
⑦のぼせ症。
⑧高血圧。

適応

高血圧、動脈硬化症、脳溢血、精神不安、高血圧随伴症状（不眠、めまい）、出血（吐血、鼻血、痔）、便秘。肩こり、常習便秘、下血、高血圧による不眠症、鼻出血、痔出血、更年期障害、血の道症、胃潰瘍、神経症、眼底出血、子宮出血、代償性月経、赤鼻、結膜炎、紅彩炎、胃炎、皮膚病、てんかん、火傷。

処方 大黄《だいおう》、黄芩《おうごん》、黄連《おうれん》　各1.0g。

⑨頭が重い、耳鳴り。
⑩不眠、めまいがある。
⑪酒好きな人が多い。
⑫足が冷える。

腹 心窩部につかえ感はありますが、押してみてもそれほど硬くありません。大柴胡湯（134頁）にみられるような胸筋苦満はありません。

脈 脈には力がある。

舌 乾燥して白い舌苔または黄色の舌苔があります。

⑴頓服としてもよく用いられたものですが、その場合は三種の生薬を1gあたり、熱湯100㎖を加えて三分間煮沸しておりをとってから、一回に飲ませたものです。一日分として分服も可。

⑵エキス剤では頓服としても使えますし、通常の使い方もできます。

⑶三黄瀉心湯というのは「黄」の字のつく三種類の生薬で構成されていて、心熱をさますということからついた名前です。

⑷鼻血などの出血があるときは、冷やして飲みます。エキス剤でも、お湯にとかして冷めてから飲ませます。

⑸不眠の訴えが強く、便秘の傾向のない場合には、むしろ黄連解毒湯（30頁）を使ったほうが効きます。

⑹三黄瀉心湯を構成する大黄、黄芩、黄連はいずれも苦いものばかりで色も黄色です。いずれも消炎効果があります。大黄は下剤としても使いますが、他の二つと協力して炎症や充血を治め、心窩部のつまった感じをとる働きがあります。

⑺三黄瀉心湯の生薬を粉末にして、丸薬にしたものは三黄丸として古くから用いられています。

⑻三黄瀉心湯は大柴胡湯（134頁）と併用して高血圧や肥満などでのぼせ、便秘のある人によく用います。

㊗健 ク・小・阪・タ・ツ・虎・ホ（金匱要略《きんきようりゃく》）

三《さん》物《もつ》黄《おう》芩《ごん》湯《とう》

症状

いろいろな原因で手足がほてって気持ちが悪く、蒲団の外に手足を出したりするような場合に広く用い、神経症、不眠、湿疹、水虫、口内炎、進行性手掌角化症、自律神経失調症などに応用します。

①手足のほてり（手足煩熱）。
②頭痛。
③口渇。または口乾。

腹 **脈** **舌** 不定。

適応

手足がほてって頭痛があることを目標にして使います。手足がほてって気持ちが悪くて寝られない。手足を蒲団の外に出して冷たいものに触れたがるような場合に用います。

手足のほてり、
手掌足心煩熱のある産褥熱、血の道症、不眠症、皮膚病、湿疹、水虫、口内炎、進行性手掌角化症、自律神経失調症、膿芳疱症、凍傷（しもやけ）、頭痛。

処方　黄芩《おうごん》、苦参《くじん》　各3.0g。地黄《じおう》6.0g。

昔は産褥熱、産後の発熱、水虫などによく用いましたが、最近では産褥熱はほとんど見られなくなりました。

㊌　ツ　（金匱要略《きんきようりゃく》）

滋《じ》陰《いん》降《こう》火《か》湯《とう》

症状

喉に潤いがなくなって痰が出なくなって咳き込むものや、夜寝てから痰が粘ついて激しく咳き込んだりする者に用い、急性・慢性の気管支炎、肺結核、乾性肋膜炎に応用します。

①空咳。
②口渇。
③呼吸困難。
④微熱。
⑤寝汗（盗汗）。
⑥皮膚枯燥。
⑦胸部に乾性ラッセルをきく。
⑧皮膚が浅黒い。
⑨便秘。

腹 **脈** **舌** 不定。

適応

のどの潤いがなく痰が出なくて咳き込むもの。

乾性肋（胸）膜炎、急性・慢性気管支炎、咳嗽、嗄声、腺病質、糖尿病、房事過渡、夢精。

処方

当帰《とうき》、芍薬《しゃくやく》、地黄《じおう》、天門冬《てんもんとう》、麦門冬《ばくもんとう》、陳皮《ちんぴ》　各2.5g。朮《じゅつ》3.0g。
知母《ちも》、黄柏《おうばく》、甘草《かんぞう》　各1.5g（大棗《なつめ》、生姜《しょうきょう》）。

⑴麦門冬湯《ばくもんどうとう》（166頁）の症状に似ていて、これに貧血の薬を加えたもので微熱、空咳、粘痰、口渇、呼吸困難、皮膚の枯燥したものを目標にして用います。
⑵本方を一服飲んで下痢をするようなら、不適ですからすぐ止めるようにしてください。

㊭　サ・ツ（万病回春《まんびょうかいしゅん》）

滋《じ》陰《いん》至《し》宝《ほう》湯《とう》

症状

体力が衰えて衰弱気味の人の慢性の咳嗽（せき）や痰に用いるもので、気管支拡張症や肺結核などに応用します。

①咳。
②痰。
③食欲不振。
④盗汗。
⑤微熱。
⑥口渇。
⑦月経不順。

腹 腹壁軟弱。
脈 **舌** 不定。

適応

虚弱なものの慢性の咳、痰、慢性消耗性呼吸器疾患で微熱、咳、痰、盗汗のあるもの、肺結核、慢性気管支炎、気管支拡張症。

処方 当帰《とうき》、芍薬《しゃくやく》、朮《じゅつ》、茯苓《ぶくりょう》、陳皮《ちんぴ》、知母《ちも》、香附子《こうぶし》、地骨皮《じこつぴ》、麦門冬《ばくもんとう》　各3.0g。
柴胡《さいこ》、貝母《ばいも》、薄荷葉《はっかよう》、甘草《かんぞう》　各1.0g。

原典の万病回春の滋陰至宝湯の処方は、当帰、芍薬、陳皮各2.5g。朮3.0g。知母1.5g。甘草1.5g。（以上共通）。知黄、天門冬各2.5g。黄柏1.5g。生姜1.0g。で、衰弱傾向の人の慢性の咳、婦人の消耗性疾患で、四肢身体がやせ、月経不順となっているものに効き、月経不順を治し、体力を補い、消化を良くし、心肺を養って身体の痛みを取るとされています。

㊎　ツ（万病回春《まんびょうかいしゅん》の変方）

さ行

紫《し》雲《うん》膏《こう》

症状

日本の代表的漢方軟膏で、局所の栄養が悪く乾燥気味で、発赤、腫脹、滲出液、分泌物が少なく化膿していないものに用います。皮膚はむしろ青白くかゆみが少ないものに効きます。分泌物が多く、水泡ができ、痛み、かゆみの強いものは神仙太乙膏のほうが効きます。

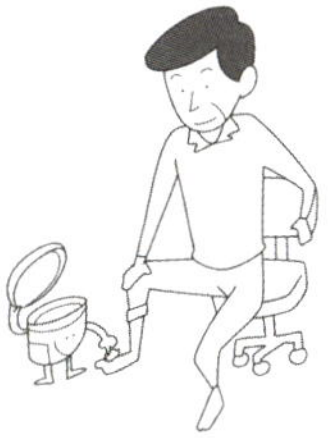

適応

ひび、あかぎれ、しもやけ、いぼ、たこ、水虫、やけど（火傷）、痔疾、とこずれ。下腿潰瘍、皮膚びらん、肌荒れ、青年性扁平疣贅、尋常性疣贅、白癬、かぶれ、わきが、円形脱毛症、しらくも、鮫肌。

処方　胡麻油1000㎖。当帰《とうき》、紫根《しこん》　各100g。黄蝋380g。豚脂25g。

⑴化膿していない。
⑵分泌物が少ない。
⑶深い切り傷でない等を目標にして使います。防腐、肉芽形成の作用があります。直接塗るか、ガーゼ、紙などにのばして貼ります。

㊎　ツ（潤肌軟《じゅんきこう》）（華岡青洲家方《はなおかせいしゅうけほう》）（外科正宗《げかせいしゅう》）

四《し》逆《ぎゃく》散《さん》

症状

体力が割合にあって水おちから両側にかけて圧迫感があり、足や手が冷えて、気が重く、腹痛がある場合に用い、胃炎、腹痛、胆石、神経症、気管支炎などに応用します。大柴胡湯（１３４頁）と、小柴胡湯（１０８頁）の中間の状態に用います。

①心窩部の圧迫感。
②四肢が冷たい。
③腹痛。
④動悸。
⑤抑鬱性の神経症状。
⑥咳嗽。

腹 季肋部・心窩部の抵抗圧痛、上腹部腹直筋の著明な攣急《れんきゅう》（四逆散の二本棒）。

脈 沈脈はまたは弦脈。**舌** うすい白苔。

適応

胸腹部に重苦しさがあるような場合の次の諸症。

胆のう炎、胆石症、胃炎、胃酸過多、胃潰瘍、鼻カタル、気管支炎、神経質、ヒステリー、胃痛、腹痛、肝炎、蓄膿症、血の道症、喘息、肋膜炎、腎炎、肝不全、狭心症、てんかん、高血圧、癇癪持ち。

処方 柴胡《さいこ》5.0g。枳実《きじつ》2.0g。芍薬《しゃくやく》4.0g。甘草《かんぞう》1.5g。

大柴胡湯と小柴胡湯の中間にあるような状態に用います。便秘、嘔吐などの症状がなく、急迫性の心窩部痛が強いことを目標に使います。

㊎ ウ・ツ（傷寒論《しょうかんろん》）

四《し》君《くん》子《し》湯《とう》

症状

胃腸の機能が、はなはだしく衰えて、食欲がなくやせて顔色が悪く、貧血気味で疲れやすい。

すこし食べても胃が張り、元気のないものに用い、胃腸虚弱、慢性胃炎、胃下垂などに応用します。

①食欲不振。
②消化吸収力の減退。
③元気がない。
④顔が青白く、唇も貧血状。
⑤食後に胃がもたれ、少し食べても胃が張る。
⑥食後眠気をもよおす。
⑦手足がだるく疲れやすい。
⑧嘔吐したり悪心があったりする。
⑨下部出血。

腹 腹壁は軟弱無力で胃部振水音がある。

脈 細く弱い。**舌** 湿って赤味がある。

適応

やせて顔色が悪くて食欲がなく、疲れやすいものの次の諸症。

胃腸虚弱、慢性胃炎、
胃のもたれ、嘔吐、下痢、
胃下垂、胃アトニー、
四肢の無力症、痔疾、脱肛、
半身不随、遺尿症、夜尿症。

処方 人参《にんじん》、朮《じゅつ》、茯苓《ぶくりょう》　各4.0g。甘草《かんぞう》1.0g。（生姜《しょうきょう》、大棗《たいそう》　各1.0g）。

胃腸虚弱で貧血気味、元気の衰えたものに用いる基本の処方。

㊎ タ・ツ・東（和剤局方《わざいきょくほう》）

梔《し》子《し》柏《はく》皮《ひ》湯《とう》

症状

肝臓部に軽い圧迫感があって軽い黄疸があるもの、あるいは皮膚にかゆみや炎症、充血があるものに用い、黄疸、蕁麻疹、二日酔いなどに応用します。

①軽度の黄疸。
②肝臓部の軽い圧迫感。
③皮膚の掻痒、充血。
④悪心、嘔吐、口渇、利尿減少などの症状がない。
⑤胸脇苦満の腹症がない。

腹 肝臓部に圧迫感がありますが、腹部の膨満とか心窩部季肋部の抵抗圧痛（胸脇苦満）は認められません。

脈 **舌** 不定。

適応

肝臓部に圧迫感があるもの。

黄疸、皮膚掻痒症、宿酔（二日酔い）、カタル性黄疸、蕁麻疹、肝炎。

処方 山梔子《さんしし》3.0g。黄柏《おうばく》2.0g。甘草《かんぞう》1.0g。

茵蔯蒿湯《いんちんこうとう》（22頁）の適応症に似ていますが、それほど激しい症状はなく、黄疸も軽度で、口渇、胸内苦悶、頭部発汗、便秘などの症状のない場合に用います。

㊗健 小（傷寒論《しょうかんろん》）

さ行

七《しち》物《もつ》降《こう》下《か》湯《とう》

症状

体力虚弱で疲れやすく肌荒れ気味の人で、のぼせ、肩こり、耳鳴り、頭重などの高血圧の症状があり、血圧は最低血圧が高く腎障害のあるものに用い、高血圧症、動脈硬化症、乾性腎炎に応用します。

①高血圧、最低血圧が高い。
②疲れやすい。
③肩こり。
④耳鳴り。
⑤頭重、頭痛。
⑥のぼせ。
⑦下肢のしびれ。
⑧眼底出血、鼻血。
⑨盗汗。

腹 **脈** **舌** 不定。

適応

身体虚弱の傾向にあるものの次の諸症。体力が衰えていても胃腸の働きの良い人に用いるもので、食欲不振、下痢などをおこす人には使えません。

高血圧に伴う随伴症状（のぼせ、肩こり、耳鳴り、頭重）、本態性高血圧、腎性高血圧、慢性腎炎、動脈硬化症。

処方 当帰《とうき》、川芎《せんきゅう》、芍薬《しゃくやく》、地黄《じおう》、黄耆《おうぎ》　各3.0g。釣藤《ちょうとう》4.0g。黄柏《おうはく》2.0g。
（これに杜仲《とちゅう》3.0gを加えると八物降下湯になります）。

四物湯に黄耆、釣藤、黄柏を加えたもので、虚証の高血圧に用います。

㊎ タ・ツ・東（大塚敬節《おおつかけいせつ》）

四《し》物《もつ》湯《とう》

症状

婦人病の聖薬と言われてきたもので、手足の冷え、皮膚がカサカサして色つやが悪く、いわゆる血の道に用いるものですが、男子にも用い胃腸障害のない場合に使用します。月経異常、不妊症、冷え症などの他、乾燥性の皮膚病、しもやけなどにも応用します。

①体力がやや衰えている。
②皮膚が枯燥していて血色が悪い。
③手足が冷える。
④月経不順。
⑤貧血。
⑥下半身の出血。

腹 診断の決め手となる大切な条件で、腹部全体に軟弱でへその上に動悸があります。

適応

皮膚が枯燥し、色つやの悪い体質で、胃腸障害のない人の次の諸症。

著しく体力が衰えた人には使えません。胃腸が丈夫なことが大切な条件です。

産後あるいは流産後の疲労回復、月経不順、冷え性、しもやけ、しみ、血の道症、高血圧症、貧血症、更年期障害、月経過多、産前産後の諸種の障害、
乾燥性の皮膚病、
下肢運動麻痺、カリエス、
産後の舌爛れ、産後の脚弱、腎炎、
子宮出血、進行性手掌角化症。

処方 当帰《とうき》、川芎《せんきゅう》、芍薬《しゃくやく》、地黄《じおう》　各4.0g。

さ行

脈 沈んで弱い。
舌 不定。

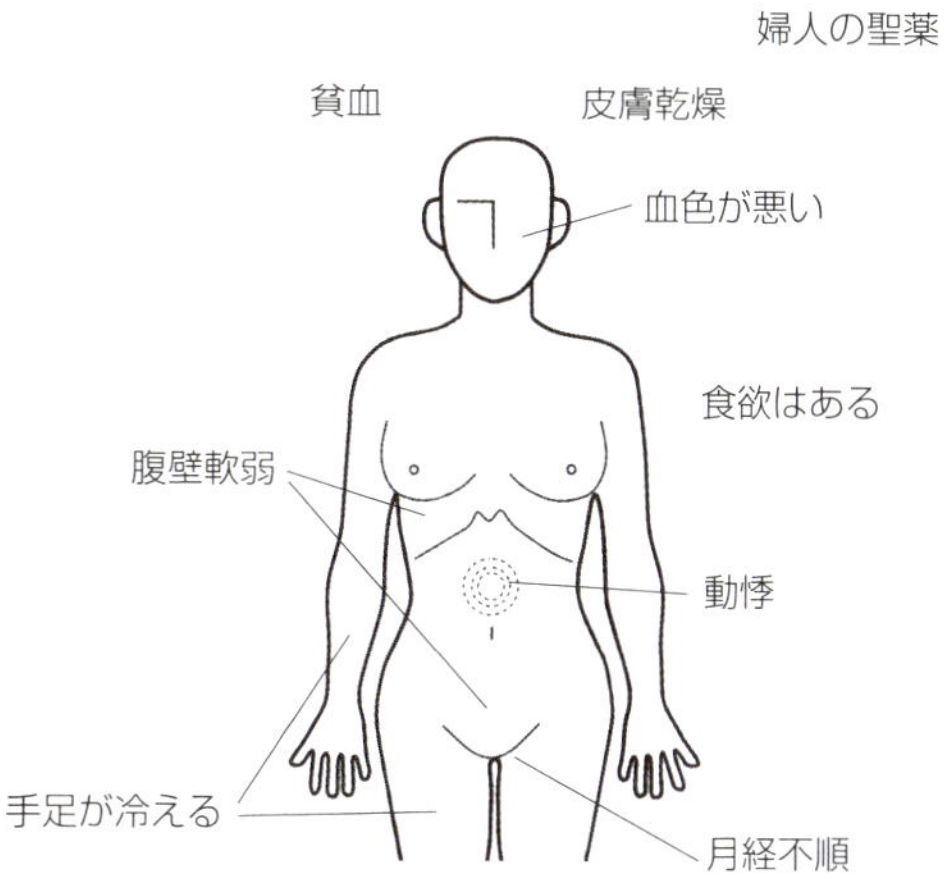

⑴婦人病の聖薬といわれ、血行を良くし貧血を補い、「血の道」という女性の自律神経失調、神経症状を鎮静する効果がある。

⑵処方を構成する当帰と地黄は造血、鎮静、滋潤の効果があり、芍薬、川芎は鬱血をとって血行を良くし、肝臓の鬱血をとって血熱をさます効果があります。

⑶当帰芍薬散（156頁）も女性のための薬です。四物湯は皮膚がカサカサして枯燥するタイプに用いますが、当帰芍薬散は、どちらかというと、むくみっぽい水毒傾向の人に用いるといった違いがあります。

⑷四物湯は単独でも用いますが、他の処方と合わせて合方として用いることが多いものです。その主なものをあげてみます。

イ、温清飲《うんせいいん》（25頁）：四物湯に黄連解毒湯（30頁）（皮膚の色つやが悪くのぼせるもの）

ロ、八珍湯《はっちんとう》：四物湯に四君子湯（95頁）（胃腸虚弱で元気がなく貧血して皮膚枯燥するもの）

ハ、連珠飲《れんじゅいん》：四物湯に苓桂朮甘湯《りょうけいじつかんとう》（197頁）（貧血気味で、動悸、めまいのあるもの）

ニ、十全大補湯《じゅうぜんだいほとう》（110頁）：四物湯に四君子湯にさらに桂枝、黄耆をくわえたもの。
（気力、体力共に衰え、貧血、皮膚枯燥して胃腸が弱り、やせて脈も腹の力も弱ったもの。ガンなどの重症疾患に用いる）

ホ、猪苓湯合四物湯《ちょれいとうごうしもつとう》（147頁）：四物湯に猪苓湯（146頁）
（排尿痛などの猪苓湯の症状があってこじれたものに用いる）

㊒ ク・小・ツ・虎・ホ（和剤局方《わざいきょくほう》）

炙《しゃ》甘《かん》草《ぞう》湯《とう》

症状

動悸や息切れがあって体力が衰え、脈が結滞する（不整脈）ものに用いるもので脈を整えるので復脈湯《ふくみゃくとう》ともいいますが、結滞のない時にも使えます。心臓神経症、弁膜症などに応用します。

①心悸亢進。　②呼吸促迫。
③脈の結滞、不整脈。
④皮膚枯燥。
⑤手足がほてる（手足煩熱）。
⑥便秘。　⑦腹部の動悸。
⑧疲れやすい。　⑨めまい。
⑩浮腫。　⑪口渇。　⑫自然発汗。

腹 腹部に動悸を触れ、下腹部が軟弱無力（臍下不仁）。
脈 結滞、不整脈。
舌 不定。

適応

体力が衰えて疲れやすいものの動悸、心臓神経症、心臓弁膜症、血痰を伴った咳嗽、バセドー病の呼吸困難、
バセドー病、咽頭結核、肺結核、神経性心悸亢進症、交感神経緊張症、高血圧、不整脈、産褥熱、胃潰瘍。

処方
炙甘草《しゃかんぞう》、生姜《しょうきょう》、桂枝《けいし》、麻子仁《ましにん》、大棗《たいそう》、人参《にんじん》　各3.0g。
生地黄《きおうじ》、麦門冬《ばくもんとう》　各6.0g。阿膠《あきょう》2.0g。

㊗健 小・ツ（傷寒論《しょうかんろん》）（金匱要略《きんきようやく》）

芍《しゃく》薬《やく》甘《かん》草《ぞう》湯《とう》

症状

漢方の鎮痙鎮痛剤で、急激に起こった筋肉の痙攣と、痙攣による痛みを鎮める効果があり、頓服として用います。四肢の疼痛、痙攣、胃痙攣、腹痛などに応用します。

①筋肉の痙攣とその痛み。
②四肢特に下肢の筋肉の攣急。
③腹痛。
④排尿痛。
⑤足が温かい。
⑥復直筋が攣急している。

腹 両側の復直筋（特に右側）が拘攣。
脈 沈んで弱い脈。
舌 不定。

適応

急激に起こる筋肉の痙攣を伴う疼痛。
胆石症あるいは腎臓、膀胱結石の痙攣痛。
四肢、筋肉、関節痛。
薬物服用後の副作用の腹痛。
胃痙攣、急迫性の胃痛、腓腸筋痙攣、
坐骨神経痛、腰痛、ギックリ腰、五十肩、筋肉リウマチ、
アキレス腱疼痛、月経痛、排尿痛、
乳児の腹痛による夜泣き、腸疝痛、
膵臓炎、ねちがえ、舌強直《ぜつごうちょく》、
痙攣性咳嗽《けいれんせいがいそう》、痔痛、歯痛、腸閉塞、
下肢運動麻痺、歩行困難、放屁癖。

処方 芍薬《しゃくやく》、甘草《かんぞう》　各6.0g。

歩行困難を治すというので去杖湯《きょじょうとう》の別名があります。

㊎ ク・小・シ・ツ・東・日（傷寒論《しょうかんろん》）

芍《しゃく》薬《やく》甘《かん》草《ぞう》附《ぶ》子《し》湯《とう》

症状

芍薬甘草湯に附子を加えたもので、冷え性で関節や筋肉が痛み、麻痺感があって屈伸が困難なものに用います。また、筋肉の攣急や腹痛があって、体力がなく冷えの強いものに用います。

①筋肉の痙攣、疼痛。
②腹痛。
③関節痛。
④麻痺感。
⑤冷え症。

腹 復直筋の攣急。
脈 微弱で沈んだ脈。
舌 不定。

適応

慢性神経痛、慢性関節炎、関節リウマチ、筋肉リウマチ、五十肩、肩こり。

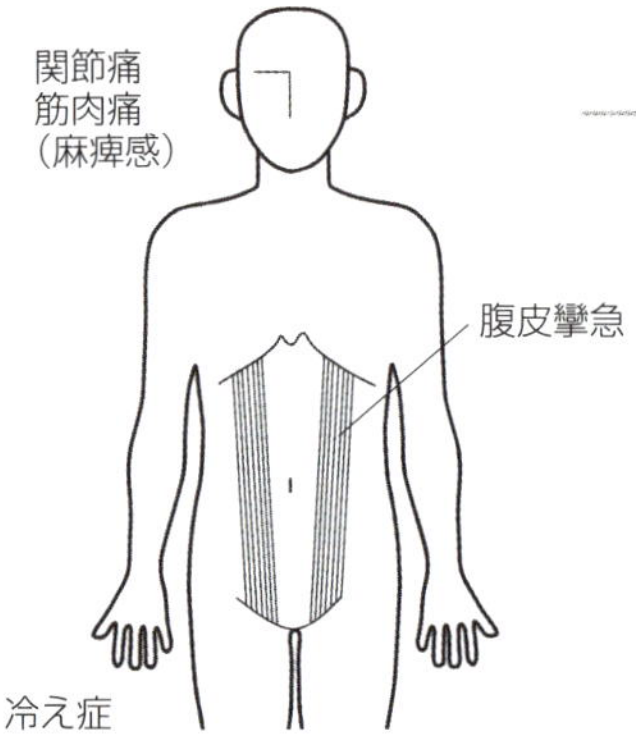

処方 芍薬《しゃくやく》、甘草《かんぞう》　各3.0g。附子《ぶし》0.5～1.0g。

⑴頓服としてより、適用することが多く、一日量が芍薬甘草湯より少ない。エキス剤を用いるときは芍薬甘草湯（101頁）のエキスに加工ブシ（34頁）を加えて用いればよい。
⑵傷寒論では「発汗して、病解せず反って悪寒する者は、虚故也、本方之を主どる」とあって、ただゾクゾクと寒がる者に用いて効果があります。

㊎ 三（傷寒論《しょうかんろん》）

潤《じゅん》腸《ちょう》湯《とう》

症状

比較的体力のない人、老人、虚弱者などの便秘に用いるもので、コロコロしたウサギの糞のような乾燥した便を出し、皮膚が枯燥し、お腹が軟弱で、糞塊を触れるような人に使います。

①弛緩性の常習便秘。
②比較的体力がない。
③腹壁弛緩。
④糞塊を触知する。
⑤皮膚枯燥。

腹 腹壁軟弱、糞塊の触知。
脈 **舌** 不定。

適応

便秘。常習便秘、高血圧、動脈硬化症、慢性腎炎に合併した便秘。老人、虚弱者の便秘。

体力のない人の便秘

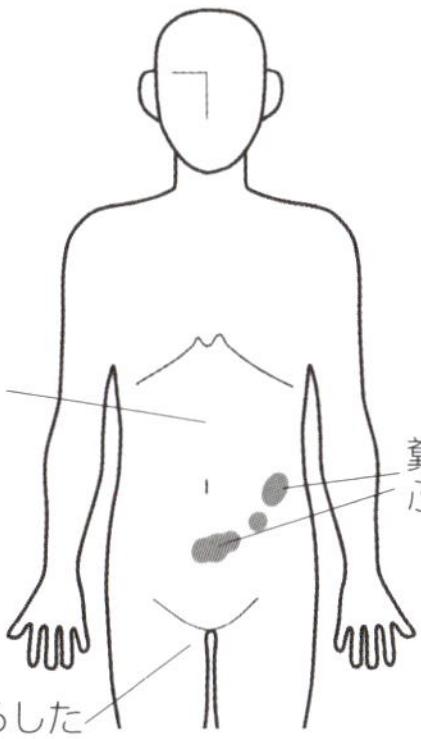

処方
当帰《とうき》、熟地黄《じくちおう》、乾地黄《かんじおう》　各3.0g。
亜麻仁《あまにん》（麻子仁《ましにん》）、桃仁《とうにん》、杏仁《きょうにん》、枳穀《きこく》、厚朴《こうぼく》、黄芩《おうごん》、大黄《だいおう》　各2.0g。甘草《かんぞう》1.5g。

麻子仁丸《ましにんがん》（190頁）と同様に老人、虚弱者の便秘に使いますが、それより皮膚枯燥の強いときに用います。腸を潤し粘滑する下剤という意味で潤腸湯の名前が付けられたものです。

㊓　ツ・虎（万病回春《まんびょうかいしゅん》）

十《じゅう》味《み》敗《はい》毒《どく》湯《とう》

症状

おでき、湿疹、蕁麻疹のような皮膚病に頻用する処方で、患部が乾燥隆起して分泌が少なく、発赤、腫瘍、痛みのあるものに用います。またアレルギー体質や、化膿しやすい体質の改善薬、解毒剤としても使います。

①皮膚病で患部が乾燥隆起して分泌物の少ないもの。
②化膿性皮膚病、急性皮膚病では発赤、腫脹、疼痛等の炎症症状がある。
③痒みがある。
④疲労しやすい、食欲不振など小柴胡湯（108頁）の症状がある。

腹 水おちの両側に軽い抵抗圧痛があり（胸脇苦満）、左側の腹直筋が張っておへそのわきに圧痛や動悸を伴うことがある。

適応

化膿性皮膚疾患、急性皮膚疾患の初期、蕁麻疹、急性湿疹、水虫、腫物、湿疹、にきび、フルンクロージスの体質改善、乳房炎、とびひ、
乳腺炎、面疱、癰、癤、麦粒腫（ものもらい）、おたふくかぜ（耳下腺炎）、中耳炎、外耳炎、頸部リンパ腺炎、皮膚病の内攻による腎炎、神経症、肩こり症。

処方

柴胡《さいこ》、桔梗《ききょう》、防風《ぼうふう》、川芎《せんきゅう》、桜皮《おうひ》、茯苓《ぶくりょう》　各2.5g。
独活《どくかつ》、荊芥《けいがい》、甘草《かんぞう》　各1.5g。乾生姜《かんしょうきょう》1.0g。（連翹《れんぎょう》2.0～3.0g）

脈　緩和な脈、熱のあるときは頻脈。

舌　一般的には白い舌苔。

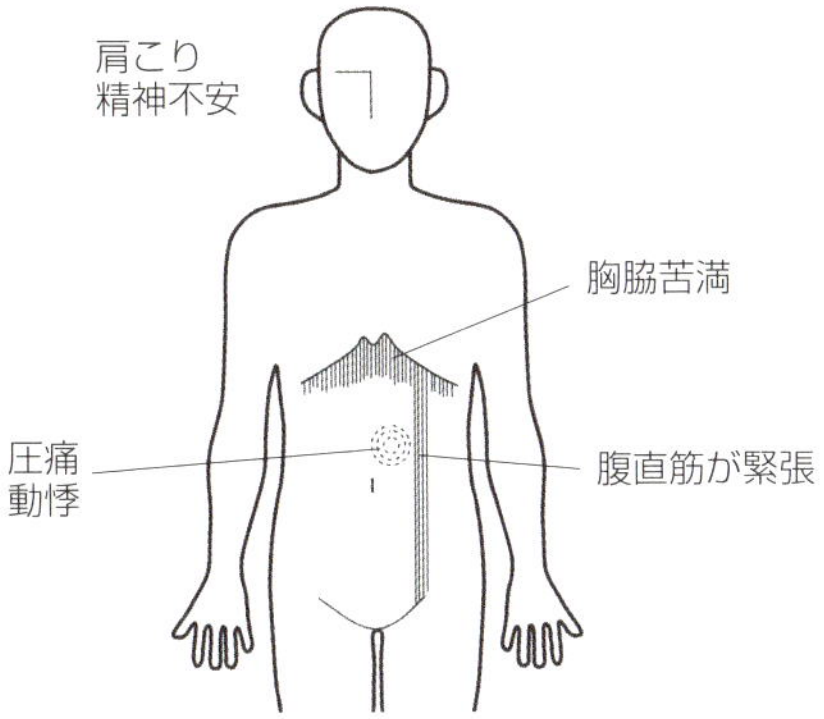

(1)小柴胡湯が使える体質で、蕁麻疹、アレルギー性の皮膚病、化膿症を繰り返す人に体質改善薬として使います。

(2)外用薬として紫雲膏《しうんこう》（93頁）、神仙太乙膏《しんせんたいつこう》（119頁）などを用います。

(3)ピリン剤をはじめ薬物過敏症の人に脱感作に用い、またアレルギー反応の予防に役立ちます。

(4)十味敗毒湯は皮膚病に広く用いる処方ですが、柴胡がはいっていて柴胡剤の一種です。

(5)痒みは強く分泌物があり、夏に悪化する傾向のあるものには、消風散《しょうふうさん》（113頁）。

(6)紅斑、丘疹、びらん、痂皮《かひ》、落屑《らくせつ》など種々の時期の発疹が混在し、患部が汚く見える発疹には越婢加朮湯《えつぴかじゅつとう》（26頁）を用います。

(7)乾性で赤味を帯び、熱感と痒みが強く白い落屑がポロポロ落ちるようなものには、温清飲《うんせいいん》（25頁）を用います。

(8)炎症、充血が著しく顔が赤く精神不安のあるものには、黄連解毒湯《おうれんげどくとう》(30頁)。

(9)赤く硬く広く腫れて痒みの強いもので、熱、寒気があれば葛根湯(38頁)。

(10)発疹がなくて、痒みだけで全身がだるく、手足が冷え、立ちくらみのするような場合には真武湯《しんぶとう》（122頁）。

●十味敗毒湯は、解毒作用を盛んにして化膿症、アレルギー性皮膚炎、蕁麻疹などを起こしやすい体質を改善する薬です。

㊗ ク・小・サ・三・シ・タ・建・ツ・東・虎・峰（華岡青洲家方《はなおかせいしゅうけほう》）

小《しょう》建《けん》中《ちゅう》湯《とう》

症状

虚弱体質で疲れやすく、貧血、冷え性で胃腸虚弱で腹痛、動悸しやすく手足がほてって小便の近い人に用い、小児の虚弱体質の改善、夜尿症、ヘルニア、腹痛などに応用します。

①虚弱体質で疲れやすい（虚労）。
②貧血。
③盗汗。
④微熱。
⑤食欲不振。
⑥手足がだるい。
⑦神経過敏。
⑧冷え性で寒がり。
⑨腹が冷えて小便が近い（頻尿）。
⑩動悸しやすい。
⑪眠りが浅い。
⑫腹痛（冷え腹）。

適応

虚弱体質で疲労しやすく、血色がすぐれず、腹痛、動悸、手足のほてり、冷え、頻尿および多尿のいずれかを伴う次の諸症。

小児虚弱体質、疲労倦怠、神経質、慢性胃腸炎、小児夜尿症、貧血症、頻尿、小児夜泣き症、夜泣き、虚弱体質、小児常習性頭痛、ヘルニア、扁桃腺肥大、頸部リンパ腺炎、小児喘息、自家中毒、胃腸病、小児の便秘あるいは下痢、吃音、虚弱者、老人の便秘（痙攣性便秘）、胃下垂、高血圧、低血圧、心臓弁膜症、肺結核、カリエス、夏負け、黄疸、胆石、急性肝炎、眼底出血、脱肛、慢性腸炎。

処方

桂枝《けいし》、生姜《しょうきょう》、大棗《たいそう》　各4.0g。
芍薬《しゃくやく》6.0g。甘草《かんぞう》2.0g。膠飴《こうい》（こめ飴）20.0g。

⑬下痢。
⑭鼻血。
⑮手足がほてる（手足煩熱）。
⑯便秘（うさぎの糞のようにコロコロした便が出る。虚証の便秘）。
⑰口渇。

腹 腹壁はうすく軟弱ですが、両側の腹直筋が異常に緊張して突っ張って表面に浮かんで見えます（裏急）。また、腹壁が全体に軟弱弛緩して突っ張りのないこともあります。

脈 大きいが沈んで弱い脈のことが多い。

舌 一般的には舌苔がなく淡白色。

⑴禁忌…嘔吐や急性炎症症状（熱など）のある場合には、小建中湯は使ってはいけません。

⑵虚弱体質で疲れやすく、腹壁が軟弱で腹直筋が張って浮かんでみえる（裏急）場合には脈の状態にこだわらず使えます。

⑶虚弱児の体質改善薬としてよく用いる処方で、特に胃腸の弱い子に向きます。喘息や夜尿症によいようです。

⑷老人や虚弱者の便秘によく用います。

⑸小建中湯は消化器の働きを助けて、全身の新陳代謝を改善し、体力増強、疲労回復に役立つものです。

⑹桂枝湯（63頁）の中に入っている芍薬の量を増やし（4.0〜6.0gにしている）。それに膠飴（もち米を麦芽で糖化して作った飴）をくわえたものが小建中湯です。膠飴と桂枝で胃腸の冷えをとり、のぼせ、不眠、動悸を治し、芍薬と甘草で腹直筋の拘攣疼痛《こうれんとうつう》を緩解し、甘草、芍薬、膠飴は精気の虚脱を防いで貧血を治す効果があります。

㊎ 小・阪・タ・建・ツ（傷寒論《しょうかんろん》）（金匱要略《きんきようやく》）

小《しょう》柴《さい》胡《こ》湯《とう》

症状

風邪が長引いたり慢性疾患があって、身体に変調をおこし全身がだるい、食欲不振、口が苦い（口苦）、吐き気、めまいを起こすような状態に用います。また、発熱と悪寒が交互にあらわれるような状態（往来寒熱）があり、水おちから左右（特に右）の季肋部にかけて重苦しく抵抗のあるような状態（胸脇苦満）があれば使います。昔はよく肺結核にもちいたものですが、最近では慢性肝炎の基本的な処方としてよく用いられ、その他広く使います。また、他の漢方薬と併用することが多いようです。

①食欲不振。
②口が苦く、粘った感じがする。

適応

吐き気。食欲不振。胃炎。胃腸虚弱。疲労感および風邪の後期の症状。

諸種の急性熱性病、肺炎、気管支炎、感冒、胸膜炎、
肺結核などの結核性諸疾患の補助療法、
リンパ腺炎、慢性胃腸障害、肝機能障害、
産後回復不全、気管支喘息、肋膜炎、
胃腸症、胸部疾患、
肝臓病などの消耗性疾患の体力増強、
腎臓病、貧血症、腺病質、
腺病質の体質改善、扁桃炎、耳下腺炎、麻疹、つわり、
中耳炎、乳腺炎、睾丸炎、副睾丸炎、
胆石症、胆嚢炎、産褥熱、慢性肝炎、
肝硬変、腹膜炎、気管支拡張症、
慢性気管支炎、蓄膿症、マラリア、
てんかん、自律神経失調症、
風邪を引きやすい児の体質改善、虚弱児。

処方

柴胡《さいこ》7.0g。半夏《はんげ》5.0g。生姜《しょうきょう》4.0g。
黄芩《おうごん》、大棗《たいそう》、人参《にんじん》 各3.0g。甘草《かんぞう》2.0g。

③胃部がつかえ硬い。
④往来寒熱。
⑤吐き気。
⑥嘔吐。
⑦口が渇くが水を欲しがらない。
⑧めまい（午後に多く感じ偏頭痛を伴う）。
⑨頸や項部のこり。

腹 心窩部から左右の季肋部に重苦しさがあり、抵抗、圧痛がある（胸脇苦満）。胸脇苦満があるときは柴胡剤体質といって大柴胡湯（134頁）や小柴胡湯を用いる決め手とします。

脈 弦を張ったような緊張した脈で沈んでいることが多く、細いが力がある（弦、細、沈）。

舌 やや乾燥していて、薄い白い舌苔がある。

⑴小柴胡湯は単独でも用いますが、五苓散《ごれいさん》（72頁）柴苓湯《さいれいとう》（86頁）半夏厚朴湯《はんげこうぼくとう》（170頁）柴朴湯《さいぼくとう》（77頁）小青竜湯《しょうせいりゅうとう》（114頁）当帰芍薬散《とうきしゃくやくさん》（156頁）桂枝茯苓丸《けいしぶくりょうがん》（60頁）などとよく併用します。

⑵小柴胡湯を中心に、大柴胡湯、柴胡桂枝湯など一連の処方は漢方薬の中でも基本的なもので、体力の状態（虚実陰陽）により使い分けします。虚実の順位に従って分類すると次のようになります。

①大柴胡湯（134頁）
②四逆散（94頁）
③小柴胡湯
④柴胡桂枝湯（82頁）
⑤柴胡桂枝乾姜湯（80頁）
⑥補中益気湯（184頁）
⑦人参養栄湯（164頁）
⑧十全大補湯（110頁）

①〜⑥までは柴胡剤です。

㊙健 ク・小・三・シ・タ・建・ツ・東・虎・ホ・峰（傷寒論《しょうかんろん》）（金匱要略《きんきようやく》）

十《じゅう》全《ぜん》大《だい》補《ほ》湯《とう》

症状

全身の衰弱がひどく、貧血し胃腸も弱り、やせて、皮膚枯燥し、脈も腹も軟弱なものに用います。大病、慢性病、手術後・産後で衰弱したとき、ガン、白血病などに応用します。

①慢性病などで全身（気血ともに）が衰弱。
②貧血。
③食欲不振。
④盗汗、自然発汗。
⑤手足が冷える。
⑥下痢。

腹 腹壁軟弱で力がなく、温かい手でさわると気持ちがよい。
脈 微弱で力がない。
舌 無苔。

適応

病後の体力低下、疲労倦怠、食欲不振、盗汗、手足の冷え、消耗性疾患あるいは手術による衰弱、産後衰弱、全身衰弱時の次の諸症。

低血圧、貧血症、精神衰弱、疲労倦怠、胃腸虚弱、胃下垂、白血病、ガン、悪液質、脱肛、子宮出血、痔ろう、腎結核、カリエス。

処方 人参《にんじん》、黄耆《おうぎ》　各2.5g。朮《じゅつ》、当帰《とうき》、茯苓《ぶくりょう》、熟地黄《じくじおう》　各3.5g。
川芎《せんきゅう》、芍薬《しゃくやく》、桂枝《けいし》　各3.0g。甘草1.0g。

四君子湯十四物湯（八珍湯）に桂枝、黄耆を加えた処方で、全身が衰弱した人に広く用います。

㊎ ウ・ク・小・三・シ・タ・ツ・東・ホ・峰（和剤局方《わざいきょくほう》）

小《しょう》柴《さい》胡《こ》湯《とう》加《か》桔《き》梗《きょう》石《せっ》膏《こう》

症状

小柴胡湯に桔梗、石膏を加味したもので、口が苦い、食欲不振、悪心、発熱と悪寒が交互する（往来寒熱）。心窩部から季肋部にかけて重苦しく抵抗圧痛がある。頸《くび》から項《うなじ》のあたりがこわばる。舌に白い舌苔がでるなどの症状があって、耳鼻、咽喉、咽頭部、気管支などに、痰や膿を伴う炎症症状が加わった状態に用います。

①口苦、食欲不振、往来寒熱、悪心、嘔吐、白苔、胸脇苦満などの小柴胡湯証がある。
②口渇。
③皮膚粘膜の炎症（耳鼻、咽頭、気管等）が強く痰、膿を伴う。

腹 胸脇苦満。**脈** 弦脈、細く沈んだ脈。
舌 白い舌苔。

適応

咽喉がはれて痛む次の諸症。
扁桃炎、扁桃周囲炎、耳下腺炎、頸部リンパ腺炎、蓄膿症、
風邪で膿痰の出る場合。

処方 柴胡《さいこ》7.0g。半夏《はんげ》5.0g。生姜《しょうきょう》4.0g。黄芩《おうごん》、大棗《たいそう》、人参《にんじん》　各3.0g。
甘草《かんぞう》2.0g。桔梗《ききょう》3.0g。石膏10.0g。

実用的には小柴胡湯エキスに桔梗石膏エキスを加えて用いる。

(健)　ツ

小《しょう》半《はん》夏《げ》加《か》茯《ぶく》苓《りょう》湯《とう》

症状

つわりの特効薬として有名。気持ちが悪く（悪心）吐くもので、胃に水がたまり、水おちにつかえ感があって、時にめまいや動悸があり、軽い口渇があるものに用い、つわりをはじめ諸種の嘔吐に用います。

①悪心、嘔吐。
②心窩部のつかえ感。
③口渇（軽度）。
④めまい、動悸、心悸亢進。
⑤尿量減少。
⑥食欲不振。
⑦倦怠感。

腹 腹壁軟弱で、胃部心水音（胃内停水）。
脈 沈んで微弱。
舌 黄苔はないが不定。

適応

妊娠嘔吐（つわり）、その他の諸病の嘔吐（急性胃腸炎、湿性肋膜炎、水腫性脚気、蓄膿症）。
嘔吐、悪心、胃部に水分停滞感があって嘔吐するもの。

処方 半夏《はんげ》、生姜《しょうきょう》 各6.0g。茯苓《ぶくりょう》5.0g。

小半夏湯（半夏、生姜各7.0g）に茯苓を加えたものが小半夏加茯苓湯で、これにさらに厚朴《こうぼく》、蘇葉《そよう》（しその葉）を加えると半夏厚朴湯《はんげこうぼくとう》（170頁）になります。口渇が強くて多量の水を吐くようなときは五苓散《ごれいさん》（72頁）を用います。

㊎ ク・小・タ・ツ・日（金匱要略《きんきようやく》）

消《しょう》風《ふう》散《さん》

症状

治りにくい頑固な皮膚病で、分泌物があってかさぶたを形成し、汚らしく見え、地肌に赤味があって痒みが強く、夏や温暖時に悪化しやすいものに用い、湿疹や蕁麻疹などに応用します。

①痒みのある激しい慢性、亜急性の皮膚病（顔面手足に多い）。
②地肌に赤味が強く発赤腫脹する。
③滲出液があって湿潤し、かさぶたができ、汚らしく見える。
④夏期に悪化しやすい。
⑤口渇、便秘。

腹 **脈** **舌** 一定せず。

適応

分泌物が多く、かゆみの強い慢性の皮膚病（湿疹、蕁麻疹、水虫、あせも、皮膚掻痒症）。アトピー性皮膚炎。

処方

当帰《とうき》、地黄《じおう》、石膏《せっこう》（硫酸カルシウム）各3.0g。
防風《ぼうふう》、蒼朮《そうじゅつ》、牛蒡子《ごぼうし》、木通《もくつう》　各2.0g。
蝉退《せんたい》（蝉ぬけがら）、苦参《くじん》、荊芥《けいがい》　各1.0g。知母《ちも》、胡麻《ごま》　各1.0g。

消風散は夏期に悪化して、掻くと分泌物の出るものに用い、温清飲（25頁）は冬に悪化して、乾燥性で掻くと、赤い線ができてフケ様のものが落ちてくる場合に用います。

㊎ ウ・小・タ・ツ・ホ（外科正宗《げかせいしゅう》）

小《しょう》青《せい》竜《りゅう》湯《とう》

症状

鼻水、喘息、流涙、うすい水様の痰を伴う咳があって、頭痛、悪寒がし、水おちに抵抗があるというようなときに用い、気管支炎、アレルギー鼻炎、くしゃみ、湿疹、腎炎などに応用します。

①鼻水。
②流涙。
③よだれ、唾液分泌過多。
④うすい水様性の痰を伴う咳（胸部湿性ラッセル）。
⑤浮腫（むくみ）、関節水腫、湿疹。
⑥尿量の減少。（以上は上半身の水分停滞症状）。
⑦悪寒。
⑧発熱。
⑨頭痛、以上は表証。

適応

気管支炎、気管支喘息、鼻水、うすい水様の痰を伴う咳、鼻炎、感冒、腎臓病、腎炎、ネフローゼ、鼻汁の多い鼻炎、急性の浮腫、喘息性気管支炎、百日咳、肺炎、湿性胸膜炎、急性腎炎、結膜炎、関節炎、アレルギー性鼻炎、湿疹、蕁麻疹、胃酸過多症、唾液分泌過多症、涙嚢炎、水泡、くしゃみ頻発。

処方 麻黄《まおう》、芍薬《しゃくやく》、乾姜《かんきょう》、甘草《かんぞう》、桂枝《けいし》、細辛《さいしん》、五味子《ごみし》　各3.0g。半夏《はんげ》6.0g。

⑩からえずき。
⑪心窩部のつかえ感
（⑦～⑪はのぼせ症状）。

腹 腹壁はやわらかいが、心窩部に抵抗圧痛があって、時に胃部振水音をきく。

脈 浮いて緊張、熱のあるときは頻速脈、熱のないときは遅脈。

舌 舌苔なく湿って円滑。

⑴平素から胃内に水が溜っているような人（胃内停水・心下の水毒）が風邪をひいて、咳嗽《がいそう》や喘息、からえすぎ（乾嘔、ゲーゲーやるが何も出ない）、くしゃみ、鼻水などの症状を呈するようなときに用います。咳は湿性の咳で、ゼイゼイ、ヒューヒューして薄い泡沫様の痰を出します。

⑵喘息やアレルギー性鼻炎の人の体質改善には小青竜湯に、小柴胡湯や大柴胡湯などの柴胡剤を併用して長期に使用します。

⑶小青竜湯の証で症状が激しく煩躁《はんそう》したり、浮腫や咳嗽の強いものには、小青竜湯に石膏5.0gを加えた小青龍湯加石膏を用います。

⑷小青竜湯の証よりも咳こみ、喘鳴、息切れなどの症状が激しく口渇もあるときは、麻杏甘石湯《まきょうかんせきとう》（188頁）を加えた小青竜湯合麻杏甘石湯を用い、気管支喘息、小児喘息、咳、麻疹《はしか》の気管支肺炎などに応用します。実際には両者のエキス剤を併用すれば間に合います。

⑸小青竜湯は胃腸障害をおこすことがありますので、胃腸の弱い人には向きません。

⑹麻黄と桂枝は発汗作用があって頭痛、発熱、悪寒などの表証を治すと共に麻黄は咳止めになります。細辛、乾姜、半夏は身体の内部を温めて、胃内の水分を除いて吐き気や咳を止めます。
五味子も鎮咳去痰の効果があり、以上総合してその効果をあらわします。

㊎ ク・小・阪・三・シ・タ・ツ・虎・ホ・峰・その他（傷寒論《しょうかんろん》）（金匱要略《きんきようやく》）

升《しょう》麻《ま》葛《かっ》根《こん》湯《とう》

症状

麻疹《はしか》の初期に発疹させ、内攻を防ぐのによく用いたものですが、また、熱病で激しい頭痛や発熱があって脳症状をおこしているもの、悪寒、身体の痛み、鼻が乾いて眠れないといったものに用います。

①頭痛、発熱。
②悪寒、体痛。
③眼の痛み、充血。
④鼻が乾く、鼻出血。
⑤発疹。
⑥不眠。

腹 不定。
脈 浮いている。
舌 不定。

適応

感冒の初期、皮膚炎、麻疹、猩紅熱、水痘、発疹を伴う熱性病の初期、流行性感冒、鼻出血、扁桃腺炎、丹毒。

処方 葛根《かっこん》5.0g。升麻《しょうま》、乾生姜《かんしょうきょう》 各1.0g。芍薬《しゃくやく》3.0g。甘草《かんぞう》1.5g。

㊓ ツ（万病回春《まんびょうかいしゅん》）

四《し》苓《れい》湯《とう》

症状

口渇があり水を飲むが、すぐ吐いてしまい、尿の出が悪く、吐き気、嘔吐、腹痛、むくみのいずれかを伴う場合に用い、暑気あたり、急性胃炎、むくみにも応用します。五苓散（72頁）から桂枝を除いた処方で、五苓散証で頭痛、のぼせ、発熱などの表証のないものに用います。

①口渇。
②吐き気。
③嘔吐。
④浮腫。
⑤腹痛。
⑥下痢（水様性）。

腹 **脈** **舌** 五苓散に準ず。

適応

喉が渇いて、水を飲んでも尿量が少なく、吐き気、嘔吐、腹痛、むくみなどのいずれかを伴う次の諸症。

暑気あたり、急性胃腸炎。

処方 沢瀉《たくしゃ》、茯苓《ぶくりょう》、朮《じゅつ》、猪苓《ちょれい》　各4.0g。

㊗建・タでは上記生薬末を各0.75g用い四苓散と同じ

(健) タ（温疫論《うんえきろん》）

辛《しん》夷《い》清《せい》肺《はい》湯《とう》

症状

濃い鼻汁が出る熱性の蓄膿症や慢性鼻炎に用いられるもので、濃厚な鼻汁が出て、鼻が詰まり、熱を持って頭痛がするような場合に用います。

①濃い鼻汁。
②鼻閉。
③頭痛。

腹 **脈** **舌** 不定。

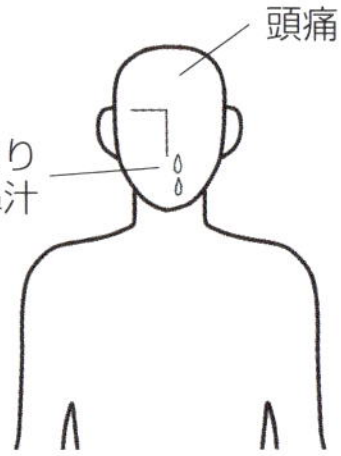

適応

鼻閉、蓄膿症、慢性鼻炎、肥厚性鼻炎、鼻茸《はなたけ》、上顎洞化脳症。

処方 辛夷《しんい》、枇杷葉《びわよう》　各2.0g。知母《ちも》、百合《ひゃくごう》、黄芩《おうごん》、山梔子《さんしし》　各3.0g。
麦門冬《ばくもんとう》、石膏《せっこう》　各5.0g。升麻《しょうま》1.0g。

葛根湯加川芎辛夷（37頁）も同様に蓄膿に用いますが、これは割合に初期で軽く、頭痛、肩こりを伴うものに用い、本方はこじれて治りにくいものに用います。

㊎ ク・小・サ・タ・ツ（外科正宗《げかせいしゅう》）

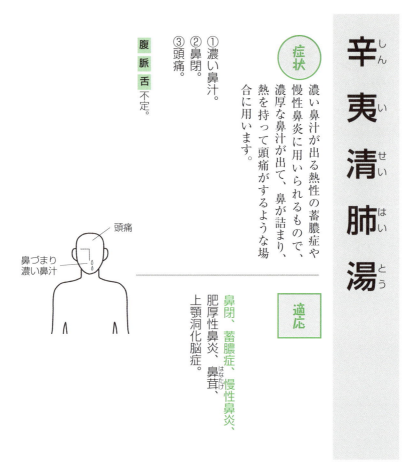

さ行

神《しん》仙《せん》太《たい》乙《つ》膏《こう》

症状

広く万能的に使え効果があるところから、神仙の名がついたもので、家庭常備薬として便利なものです。消炎、鎮痛、解毒、肉芽形成作用があって、外傷、やけど、虫刺されをはじめ、広く皮膚疾患に応用します。患部に直接塗るか、ガーゼなどにのばして貼ります。制菌作用があるので、擦り傷、軽い切り傷にも使えます。

適応

やけど（第一、二、三度を通じて使えます）
外傷（切り傷、擦り傷）、
虫刺され（かゆみが止まります）、
打撲、打ち身、捻挫（布にのばして貼る）、
瘭疽《ひょうそ》（布にのばして貼っておく）、
湿疹、口内炎、歯槽膿漏（口の中にも塗れる）、
結膜炎、鼻炎、口角炎、下腿腫瘍、褥瘡とこすれ。

処方

胡麻油《ごまあぶら》480ml。蜜蝋《みつろう》480ml。
当帰《とうき》、桂皮《けいひ》、唐大黄《からだいおう》、芍薬《しゃくやく》、玄参《げんじん》、熟地黄《じくじおう》、白芷《びゃくし》　各10g。

（大平恵民《たいへいけいみん》）（和剤局方《わざいきょくほう》）

参《じん》蘇《そ》飲《いん》

症状

平素胃腸が弱く胃下垂ぎみの人の風邪で、胃部のつかえや吐き気、水を吐くといった胃症状があって、頭が痛い、発熱、咳、痰、鼻水といった風邪症状が加わったようなとき、風邪が長引いたときに用います。

①頭痛。
②発熱。
③咳、痰。
④鼻水。
⑤胃部のつかえ。
⑥吐き気。
⑦水を吐く。

腹 胃部振水音（胃内停水）。
脈 **舌** 不定。

適応

感冒、咳、気管支炎、つわり、肺炎、神経症、神経性不食症、気鬱症《きうつしょう》、悪心《おかん》、酒毒。

処方
半夏《はんげ》、茯苓《ぶくりょう》　各3.0g。桔梗《ききょう》、陳皮《ちんぴ》、葛根《かっこん》、前胡《ぜんこ》　各2.0g。
大棗《たいそう》、生姜《しょうきょう》　各1.5g。紫蘇葉《しそよう》、枳穀《きこく》、人参《にんじん》、木香《もっこう》、甘草《かんぞう》　各1.0g

小柴胡湯《しょうさいことう》に半夏厚朴湯《はんげこうぼくとう》を合わせたような処方で、胃腸の弱い人の風邪に用います。

(健)　ツ・虎（和剤局方《わざいきょくほう》）

神《しん》秘《ぴ》湯《とう》

症状

喘息特に小児喘息によく用いられるもので、呼吸困難が強く、痰が少なくて気鬱《きうつ》、不安症状の強いものに用い、喘息、肺気腫などに応用します。

①呼吸困難。
②咳嗽。
③喀痰が少ない。
④不安が強く、喘息発作恐怖症。
⑤胃腸が丈夫。
⑥鼻水、水様喀痰がない。

腹 腹壁は軟弱で力が弱い。
脈 **舌** 不定。

適応

 やや慢性に経過し、咳嗽発作と共に、呼吸困難を訴えるもの。
小児喘息、気管支炎、気管支喘息、小児喘息、喘息性気管支炎、肺気腫。

処方

麻黄《まおう》5.0g。杏仁《きょうにん》4.0g。厚朴《こうぼく》3.0g。陳皮《ちんぴ》2.5g。
甘草《かんぞう》、柴胡《さいこ》　各2.0g。蘇葉《そよう》1.5g。

麻杏甘石湯《まきょうかんせきとう》から石膏を除いたもの（麻黄、杏仁、甘草）に鎮咳去痰鎮静作用のある陳皮、厚朴、紫蘇葉を加え、胸部の炎症をおさめ強壮作用のある柴胡を加えて使えるように作られた処方です。

㊓　ク・小・建・タ・ツ・東・峰（外台秘要方《げだいひようほう》）（浅田家方《あさだけほう》）

さ行

真《しん》武《ぶ》湯《とう》

症状

体力が衰えて生気がなく、動悸やめまいがして身体がふらふらする。冷え性で手足が冷えやすく、腹痛、下痢をおこしやすい。また、身体や手足が重くて起きていられず、寝てばかりいるといった状態（陰虚証）に用い、メニエール症候群をはじめ、老人虚弱者の風邪、肺炎、下痢、自家中毒症など広く応用します。

①体力が衰え見るからに生気がない。
②疲労感、脱力感。
③手足の冷え、痛み。
④めまい、心悸亢進。
⑤腹痛、下痢（水様性の下痢でしぶり腹にならない。
⑥発熱はあるが冷やすことを嫌がる（真寒仮熱）。

適応

新陳代謝の沈衰しているものの次の諸症。

胃腸疾患、胃腸虚弱症、慢性胃炎、消化不良、胃アトニー症、胃下垂症、ネフローゼ、腹膜炎、脳膜炎、脳溢血、脊髄疾患による運動ならびに知覚麻痺、神経衰弱、高血圧症、心臓弁膜症、心不全で心悸亢進、半身不随、リウマチ、老人掻痒症、慢性下痢、低血圧症、慢性腎炎、風邪、慢性腸カタル、アテトーゼ、眼球振盪症、メニエール症候群、老人や虚弱者、虚弱時の感冒、肺炎、萎縮腎、小児自家中毒。

処方

茯苓《ぶくりょう》5.0g。芍薬《しゃくやく》、生姜《しょうきょう》、朮《じゅつ》　各3.0g。附子《ぶし》1.0g。

⑦浮腫、尿量減少、尿は透明でうすい。
⑧食欲は割合にある。

腹 腹壁は軟弱ですが、膨満感があり、グル音を聞くことがあり、胃内停水（胃部振水音）があります。

脈 微弱で触れにくい、沈または浮。

舌 一定せず、薄い白苔があり、淡白色のことが多いようです。

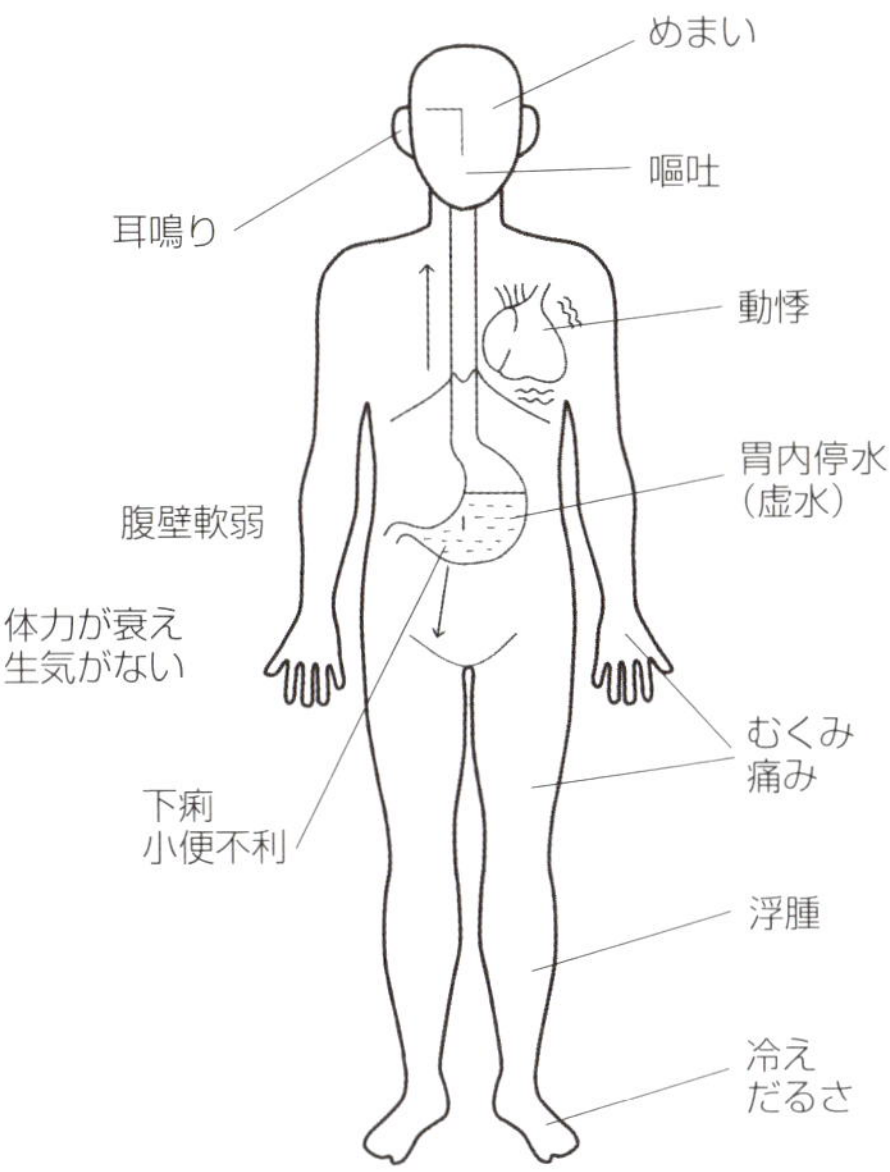

⑴冷えと衰弱で胃に水分が停滞（水毒）し、その水毒が上昇して、めまい、動悸、耳鳴り、嘔吐をおこし、また水毒の下降により下痢、浮腫、下肢の倦怠感や疼痛を出現させると考えられる場合に真武湯が用いられます。疲労倦怠感、手足の冷えがあり、脈が微弱で胃部振水音があれば使えます。

⑵熱があっても、冷えが主な原因で却って熱を出すようなものは、冷やすことを嫌って身体を温めると気持ちがよく、温かい食物を欲しがります。こういう状態を真寒仮熱《しんかんかねつ》といって真武湯の適応症状です。

⑶真武湯は冷えて衰弱した身体を温める薬で附子が入っていますので、体力が充実しているような人、高熱または炎症症状があるような場合には使えません。また、妊娠している場合には避けたほうが無難で、大量投与は禁物です。附子の中毒で口唇、舌の麻痺、しびれ感がでることがありますが、その場合は直ちに中止してください。しかし、最近は加工附子を用いていますので、あまり心配は要りません。

㊎ ク・小・三・タ・ツ（傷寒論《しょうかんろん》）

清《せい》暑《しょ》益《えっ》気《き》湯《とう》

症状

夏やせ、夏まけの薬で、胃腸の弱い人が暑さに負けて食欲がなく、ひどくだるがり（倦怠感）、疲れて汗をかいたり、下痢したりするような場合に用います。

夏でなくても、食後だるくて、眠くなるような人によく、老人や胃腸の弱い人が持薬として用いても効果があります。

①夏やせ、夏負け。 ②暑さ負け。
③食欲不振。 ④全身倦怠感。
⑤発汗（自汗）。 ⑥下痢、軟便。
⑦食後の倦怠感、嗜眠。
⑧足の裏がほてる。
⑨平素胃腸虚弱。 ⑩尿量減少。

腹 腹壁は軟弱で臍部に動悸が触れます。
脈 微弱、散大。
舌 湿潤、白い泡沫。

適応

暑気あたり、暑さによる食欲不振、下痢、全身倦怠、夏やせ（注夏病）。

処方 人参《にんじん》、白朮《びゃくじゅつ》、麦門冬《ばくもんとう》 各3.5g。五味子《ごみし》、陳皮《ちんぴ》、甘草《かんぞう》、黄柏《おうばく》 各2.0g。当帰《とうき》、黄耆《おうぎ》 各3.0g。

補中益気湯（184頁）の変方で暑気を清め、気を益す作用があることから、清暑益気湯と名付けられました。

㊎ ツ・サ（医学六要《いがくろくよう》）

さ行

清《せい》上《じょう》防《ぼう》風《ふう》湯《とう》

症状

漢方の代表的にきび治療薬。上半身、特に顔や頭に鬱滞《うったい》した熱を発散させる薬で、特に若い人の充血性のにきび（面疱）、頭や顔の湿疹、おでき、眼の充血、赤鼻などに応用します。

①頭部顔面の炎症、充血、化膿、発疹。
②比較的体力がある。
③上半身の発疹、赤味を帯び熱状のあるもの。

腹 割合に腹壁に力がある。
脈舌 不定。

適応

にきび。
顔面および頭部の癤《せつ》（フルンケル）、疔（カルブンケル）
その他の化膿症、湿疹、結膜炎、赤鼻、歯根膜炎、中耳炎、眼の充血、はたけ（顔面白癬）。

処方
川芎《せんきゅう》、黄芩《おうごん》、連翹《れんぎょう》、防風《ぼうふう》、白芷《びゃくし》、桔梗《ききょう》、梔子《しし》　各2.5g。
荊芥《けいがい》、黄連《おうれん》、枳殻《きこく》、甘草《かんぞう》、薄荷《はっか》　各1.0g。

にきびには清上防風湯の他に、荊芥連翹湯《けいがいれんぎょうとう》（51頁）、当帰芍薬散《とうきしゃくやくさん》（156頁）、桂枝茯苓丸《けいしぶくりょうがん》、（60頁）薏苡仁《よくいにん》（192頁）などが用いられます。

㊎ サ・タ・ツ（万病回春《まんびょうかいしゅん》）

清《せい》心《しん》蓮《れん》子《し》飲《いん》

症状

慢性化した泌尿器科疾患によく用いる薬で、胃腸が弱くて疲れるとすぐに尿が濁ったり、排尿時の痛みや残尿感が出たりするもの。排尿力が弱く尿が後に残るもの。女性で、米のとぎ汁様の帯下のあるもの。遺精や性的神経衰弱のものに用います。

①尿の混濁。②排尿病。③残尿、残尿感。④排尿力の減退。⑤帯下（米のとぎ汁様）。⑥遺精、夢精。⑦インポテンツ。⑧口内炎。⑨胃腸衰弱。

腹 全体に腹壁は軟弱無力、下腹部も無力。
脈 力がない。
舌 不定。

適応

全身倦怠感があり、口や舌が渇き、尿が出渋るものの諸症。

残尿感、頻尿、排尿痛、膀胱炎、慢性腎盂炎、腎結核、慢性淋疾、慢性膀胱炎、帯下、性的神経衰弱、インポテンツ、糖尿病、口内炎、夢精、遺精、前立腺肥大。

処方

蓮肉《れんにく》、麦門冬《ばくもんとう》、茯苓《ぶくりょう》　各4.0g。人参《にんじん》、車前子《しゃぜんし》、黄芩《おうごん》　各3.0g。
黄耆《おうぎ》、地骨皮《じこつぴ》　各2.0g。甘草《かんぞう》1.5g。

清心蓮子飲は四君子湯《しくんしとう》（95頁）を基礎にした処方で、八味丸の使えない胃腸虚弱の人に使えます。

㊎ ツ・東（和剤局方《わざいきょくほう》）

清《せい》肺《はい》湯《とう》

症状

咳きこみがひどく、大量の痰が出るが、痰がねばっこくて、なかなか切れず、痰が出切るまで咳が続く。長引くと咽喉が痛んだり、声が枯れたり、喉がムズムズしたりするといった状態の人に用い、慢性気管支炎、肺炎、喘息、気管支拡張などに応用します。

①大量の粘稠《ねんちょう》な痰。
②激しい咳嗽。
③呼吸器の慢性炎症。
④咽喉痛。
⑤枯声。

腹 **脈** **舌** 一定せず。

適応

痰の多く出る咳、慢性気管支炎、肺炎、気管支炎、肺結核、慢性咽頭炎、気管支拡張症、気管支喘息、心臓性喘息。

処方

茯苓《ぶくりょう》、当帰《とうき》、麦門冬《ばくもんとう》　各3.0g。
黄芩《おうごん》、桔梗《ききょう》、陳皮《ちんぴ》、桑白皮《そうはくひ》、貝母《ばいも》、杏仁《きょうにん》、梔子《しし》、天門冬《てんもんとう》、大棗《たいそう》　各2.0g。
竹茹《ちくじょ》2.0g。五味子《ごみし》、乾姜《かんきょう》、甘草《かんぞう》　各1.0g。

㊓　ツ（万病回春《まんびょうかいしゅん》）

川《せん》芎《きゅう》茶《ちゃ》調《ちょう》散《さん》

症状

体力の如何に関わらず、広く頭痛に用い、古くから特に女性の常習性頭痛の薬として有名。頭痛のほか、風邪、血の道症にも応用。

①突発性の頭痛（風寒）。
②悪寒、発熱。
③鼻づまり。
④めまい。

腹 不定。
脈 浮。
舌 薄い白苔。

適応

風邪、血の道症、頭痛、インフルエンザ、鼻炎、副鼻腔炎、偏頭痛、血管性頭痛、神経性頭痛。

処方 白芷《びゃくし》、羌活《きょうかつ》、荊芥《けいがい》、防風《ぼうふう》、薄荷《はっか》　各2.0g。甘草《かんぞう》、細茶《さいちゃ》（茶葉）　各1.5g。香附子《こうぶし》、川芎《せんきゅう》　各3.0g。

緑茶の入った漢方薬です。お茶にはカフェインが含まれ、覚醒、利尿作用があります。

㊠ タ・ツ・ト（和剤局方《わざいきょくほう》）

疎《そ》経《けい》活《かつ》血《けつ》湯《とう》

症状

関節痛、神経痛、筋肉痛、腰痛などの運動器疾患によく用いる薬で、特に腰から下の痛みで夜間に激しくなるものに効き、青膨れした女性でふる血（瘀血）のあるもの、平素よくお酒を飲む人の激しい痛みに効きます。

①関節痛、筋肉痛、神経痛。
②疼痛は夜間に増強し、腰から下に多い。
③半身（特に左）に激しい痛みがくる。
④腰痛、四肢痛。

腹 **脈** **舌** 一定せず。

適応

関節痛、筋肉痛、神経痛、腰痛、坐骨神経痛、痛風、筋肉リウマチ、脳卒中後遺症、半身不随、脚気、支肢麻痺、漿液性膝関節炎、産後の血栓性静脈炎の疼痛。

処方

芍薬《しゃくやく》2.5g。当帰《とうき》、川芎《せんきゅう》、地黄《じおう》、蒼朮《そうじゅつ》、桃仁《とうじん》、茯苓《ぶくりょう》　各2.0g。
牛膝《ごしつ》、威霊仙《いれいせん》、防已《ぼうい》、羌活《きょうかつ》、防風《ぼうふう》、竜胆《りゅうたん》、白芷《びゃくし》、陳皮《ちんぴ》　各1.5g。
甘草《かんぞう》、乾姜《かんきょう》　各1.0g。

㊗健 タ・ツ・虎（万病回春《まんびょうかいしゅん》）

大《だい》黄《おう》エキス散《さん》

症状

生薬大黄の水製エキスで、主として下剤として便秘に用いますが、他の漢方薬に配合して用いることもできます。便秘に用いるときは、使用量に個人差がありますので、適量を見出して使うことが大切です。

適応

便秘症。黄疸。胃腸炎。消化不良。

処方 大黄エキス散一回量１～2ｇ（成人）

⑴大黄には瀉下作用のほかに抗菌、胆汁分泌促進、利尿、血中コレステロール低下、抗壊血病作用が認められています。漢方では、消炎、解毒、瀉下、駆瘀血剤、健胃剤です。
⑵虚弱体質のもの、衰弱して腹部に力のないものは、使用してはいけません。
⑶妊娠では、大量に使うと流産の恐れがありますので、使うときは慎重に！
⑷民間療法では子供の頭瘡に大黄の粉末をつける。やけどのときに、大黄の粉末を油でねってつけます。やけどに効果のある神仙太乙膏（119頁）には大黄が入っています。

小

大《だい》黄《おう》甘《かん》草《ぞう》湯《とう》

症状

便秘特に常習便秘に広く使える薬で、便秘だけで他に症状がない場合によく効きます。便秘して食べると嘔吐するもの、胃腸の弱い人の便秘にも効きます。

①便秘。
②食べ終わるとすぐに吐く。

腹 腹壁はやや張っていて、あまり硬くない。
脈 沈んでわずかに緊。
舌 やや乾燥、ときに白苔があります。

適応

便秘、常習便秘、胃カタル、胃潰瘍、胃酸過多症、胃アトニー、胃拡張、腹痛。

処方 大黄《だいおう》4.0g。甘草《かんぞう》2.0g。

煎じ薬、エキス剤として使うことも多いのですが、大甘丸として丸薬になっており、量を加減しながら使うことも行われています。

㊊ タ・ツ（金匱要略《きんきようやく》）

大《だい》黄《おう》牡《ぼ》丹《たん》皮《ぴ》湯《とう》

症状

「切らずに治す盲腸薬」として有名な薬ですが、比較的体力があって、下腹部に炎症化膿があり、腫脹、疼痛、発熱などがあって便秘するもの、あるいは下腹部に腫瘤があって圧すと痛むものに用います。

①下腹部に化膿性の腫瘍、または凝結があり、押さえると激しく痛む。
②便秘。
③比較的体力がある。
④小便がすっきり出ない。
⑤発熱、自然発汗、血便を伴うことがある。

腹 腹壁に力があり、へその右側に圧痛。
脈 遅く緊張するか、沈んで実脈。
舌 乾燥し、ときに黄色い舌苔があります。

適応

比較的体力があり、下腹部痛があって便秘しがちなものの次の諸症。

月経不順、月経困難、便秘、痔疾、常習便秘、動脈硬化、更年期障害、湿疹、蕁麻疹、にきび、腫物、膀胱カタル、虫垂炎、肛門周囲炎、結腸炎、直腸炎、腫瘍性大腸炎、子宮および付属器の炎症、骨盤腹膜炎、副睾丸炎、前立腺炎、バルトリン腺炎。

処方 大黄《だいおう》2.0g。牡丹皮《ぼたんぴ》、桃仁《とうにん》、芒硝《ぼうしょう》（硫酸ナトリウム） 各4.0g。瓜子《かし》6.0g。

㊗ 小・ツ（金匱要略《きんきようやく》）

大《だい》建《けん》中《ちゅう》湯《とう》

症状

発作性の激しい腹痛と、腸の蠕《ぜん》動《どう》亢進《こうしん》のあるものに用いるのですが、腸の動くのを自覚し、お腹が冷えて痛み、だるくて疲れやすく、食欲がなく、嘔吐したり、便秘したりすることがあるもので、腸の動きが腹壁の上からよくわかるような場合に用います。

①発作性の激しい腹痛。　②腹部の冷え。
③吐き気、嘔吐（発作性）
④便秘または下痢。　⑤疲労感。
⑥手足の冷え。
⑦腹鳴、グル音。

腹 腹壁がモクモクと動くのが見え、腹壁が軟弱で、時にガスが溜り膨満する。胃下垂がある。
脈 微弱で沈。
舌 不定。

適応

腹が冷え痛み、膨満感のあるもの、胃下垂、胃アトニー、弛緩性下痢、弛緩性便秘、慢性腹膜炎、腹痛、
腸疝痛、慢性腸狭窄、腸内ガスによる腹痛、回虫症、胃拡張症、遊走腎、腹膜癒着後遺症、流産癖、腎結石、胆石症、喘息。

処方 山椒《さんしょう》2.0g。乾姜《かんきょう》4.0g。人参《にんじん》3.0g。膠飴《こうい》20.0g。

㊓ 小・ツ（金匱要略《きんきようやく》）

た行

大《だい》柴《さい》胡《こ》湯《とう》

症状

体格のしっかりした人で、水おちから両側にかけて抵抗圧痛があり、胃部につかえ感があって便秘がち、肩こりしやすい人、口が苦く吐き気があり、舌に黄色い苔がある場合に用い、高血圧、肥満、脳卒中、便秘、肝障害、肝炎、胆石、喘息などに応用します。

①頑固な肩こりがあり頭重、頭痛、のぼせを伴いやすい。
②便秘。
③体格がよく、血色もよくて声も太い。
④胃腸が丈夫でお酒が好きな人が多い。
⑤頭の毛が薄い。
⑥胸脇苦満。
⑦黄色舌苔。
⑧嘔吐、口渇、不眠、耳鳴り、インポテ

適応

がっしりした体格で比較的体力があり、便秘がちで上腹が張って苦しく耳鳴り、肩こりなどを伴うものの次の諸症。

胆石症、胆のう炎、黄疸、肝機能障害、高血圧症、脳溢血、蕁麻疹、胃酸過多症、急性胃腸カタル、悪心、嘔吐、食欲不振、痔疾、糖尿病、ノイローゼ、不眠症、胃腸病、常習便秘、気管支喘息、動脈硬化、半身不随、神経衰弱、陰萎、肥満、胃炎、高血圧に伴う肩こり、頭痛、肩こり、肥胖症、肋間神経痛、慢性肝炎、肝硬変症、膵臓炎、心不全、心筋梗塞、狭心症、心臓弁膜症、肺気腫、感冒、

処方 柴胡《さいこ》6.0g。半夏《はんげ》、生姜《しょうきょう》　各4.0g。黄芩《おうごん》、芍薬《しゃくやく》、大棗《たいそう》　各3.0g。
枳実《きじつ》2.0g。大黄《だいおう》1.0〜2.0g。

ンツを訴えることがある。

⑨イライラして胸苦しい感じがあり怒りっぽい。

腹 心窩部から季肋部にかけて強く張っていて、圧すと息詰まるような抵抗と圧痛があります。

（胸脇苦満と心下痞硬）

脈 沈んでいるが力強い脈。

舌 乾燥して黄色い舌苔があります。

気管支拡張症、肺結核、肋膜炎、胃・十二指腸潰瘍、大腸炎、腎炎、腎結石、萎縮腎、てんかん、自律神経失調症、耳鳴り、難聴、中耳炎、結膜炎、紅彩炎、角膜炎、歯痛、円形脱毛症、ふけ症、ヘルペス、不妊症。

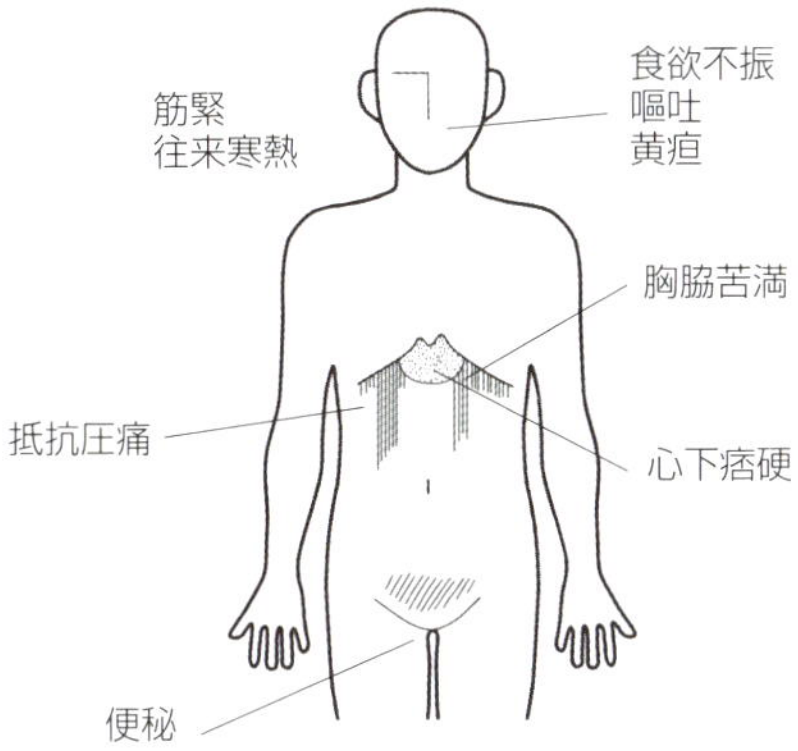

⑴小柴胡湯（108頁）から人参と甘草を除いて、芍薬、枳実、大黄を加えたのが大柴胡湯で、小柴胡湯より実証で体力があり便秘する人に用います。

⑵柴胡と黄芩は解熱消炎作用があって胸脇苦満を治します。枳実は、気の滞りを除いて消化を助け、芍薬と協力して腹痛を除き、半夏、生姜は吐き気を止め、大黄は便秘を治す働きがあって、全体で大柴胡湯の働きをします。

⑶大柴胡湯、小柴胡湯などを柴胡剤といいますが、それらを含めた一連の漢方薬については小柴胡湯のところを見てください。

⑷小児には大柴胡湯を使うことはないので小柴胡湯にします。

㊗ク・小・三・シ・タ・ツ・東・虎・ホ・その他（傷寒論《しょうかんろん》）（金匱要略《きんきようやく》）

大《だい》柴《さい》胡《こ》湯《とう》去《きょ》大《だい》黄《おう》

症状

大柴胡湯を使いたいが、便秘していないのでどうか、といった場合に使う処方。肥満あるいは筋骨たくましく体力が充実して胸脇苦満、肩こり、黄色舌苔などがあって便秘しない人に用います。

①大柴胡湯（134頁）に同じで便秘、発熱がない。

腹 **脈** **舌** 大柴胡湯に同じ。

適応

水おちが硬く張って、胸や脇腹あるいは肝臓部などに痛みや圧迫感があるもの。耳鳴り。肩こり。疲労感。食欲減退などを伴うこともあり、便秘しないもの。

胃腸病、気管支喘息、黄疸、胆石症、胆嚢炎、高血圧、動脈硬化、半身不随、不眠症、神経衰弱、陰萎、肋膜炎、痔疾。肝炎、胃腸カタル、肋間神経痛。

処方 柴胡《さいこ》6.0g。半夏《はんげ》、生姜《しょうきょう》　各4.0g。黄芩《おうごん》、芍薬《しゃくやく》、大棗《たいそう》　各3.0g。枳実《きじつ》2.0g。

傷寒論の処方には大黄は入っていない。

㊎ 小・三（傷寒論《しょうかんろん》）

大《だい》防《ぼう》風《ふう》湯《とう》

症状

下肢の運動麻痺と痛みを治す薬で、慢性に経過して体力が衰え貧血症となって熱もなく、下肢が細くなって歩行不能になったり、関節が強直したもの（鶴膝風）に用い、慢性関節リウマチ、膝関節炎、背髄癆、半身不随などに応用します。

①関節の疼痛、腫脹（熱感発赤はない）、麻痺、強直。
②歩行困難。
③体力低下。

腹 **脈** **舌** 一定せず。

適応

下肢の慢性関節リウマチ、慢性関節炎、痛風、膝関節炎の強直、膝関節症、半身不随、背髄炎、背髄癆、産後脚気、産後の下肢運動麻痺。

処方

当帰《とうき》、芍薬《しゃくやく》、熟地黄《じくじおう》、黄耆《おうぎ》、防風《ぼうふう》、杜中《とちゅう》、白朮《びゃくじつ》、川芎《せんきゅう》　各3.0g。
人参《にんじん》、羗活《きょうかつ》、午膝《ごしつ》、甘草《かんぞう》、大棗《たいそう》　各1.5g。
乾姜《かんきょう》1.0g。附子0.5～1.0g。

桂枝芍薬知母湯（57頁）に似て、鶴膝風に使う薬で、それよりももっと体力の衰弱しているものに使います。

㊎　三・タ・ツ（和剤局方《わざいきょくほう》）

大《だい》承《じょう》気《き》湯《とう》

症状

かなり強い下剤で、お腹が張って硬く、便秘する場合に用い、他の下剤の効かない頑固な便秘にも良いようです。急性熱病で、熱が高くて、もだえ苦しみ脳症を起しているようなときに、腹が張り便秘していればつかえます。陽性の熱病の救急薬といえる薬です。

①便秘。
②腹満、へそを中心に堅満して圧痛がある。
③熱が高いが悪寒はない。
④舌が乾燥。
⑤眼がうつろな感じがする。
⑥油汗がでる。
⑦手掌足裏に汗をかく。
⑧不眠、煩燥、うわごと。

適応

腹部が硬くつかえて、便秘するもの。あるいは肥満体質で便秘するもの。

常習便秘、急性便秘、高血圧、神経症、食あたり、破傷風、脚気衝心、小児ひきつけ、狂症、食中毒、喘息、尿閉、痔疾、月経閉止、頭痛、歯痛、偏頭痛、肩こり、腰脚麻痺症、急性熱病の経過中頓服として腸チフス、急性肺炎、流感、赤痢、疫痢、麻疹、脳炎。

処方 大黄《だいおう》2.0g。枳実《きじつ》、芒硝《ぼうしょう》（硫酸ナトリウム）各3.0g。厚朴《こうぼく》5.0g。

⑨食事不能。
⑩尿がよく出る。
⑪膝脚、関節が痛む。

腹 おへそを中心に硬く張っていて圧すと痛みを感じ、季肋部には抵抗圧痛（胸脇苦満）は認められません。

脈 沈んでいるが力がある脈、頻脈。

舌 舌は乾燥して、ひどい時は黒い舌苔。普通は黄色い舌苔があるが舌苔のないこともある。

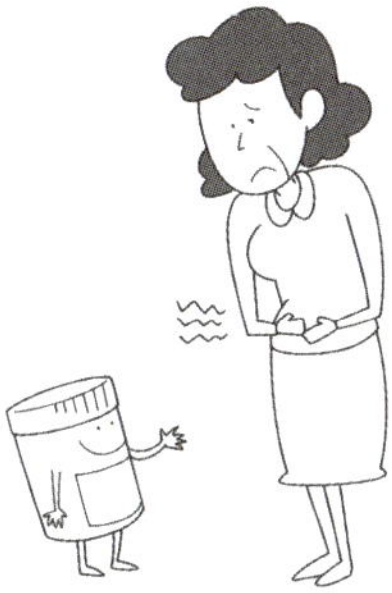

(1)現代医学の救急療法が発達していて、急性熱病は漢方薬で治療する機会がないので便秘のために薬として用いられることが多いようです。
(2)漢方で危篤状態を救う薬に二種類あります。ショック状態におちいり生命力が衰えて死亡寸前といった状態には、四逆湯《しぎゃくとう》（甘草3.0g。乾姜2.0g。附子1.0g。よりなる）を用います。これは、陰証の救急薬といえます。これに対して、陽証の救急薬というべきものが大承気湯で、熱でもだえ苦しむ状態を救うものですが、使い方を間違えると却って患者の生命を危うくします。この場合に腹部の軟弱なもの、舌が湿潤しているものには絶対に使ってはいけません。

㊗ 小・ツ（傷寒論《しょうかんろん》）（金匱要略《きんきようやく》）

竹《ちく》茹《じょ》温《うん》胆《たん》湯《とう》

症状

流感、肺炎などが治りかかっても熱がなかなか下がらず、熱が下がっても咳や痰がひどくて、気分がさっぱりせず、夢を見たり神経過敏になって、安眠できないものに用い肺炎、流感、神経症などに応用します。

①喀痰。
②咳嗽。
③心悸亢進。
④精神不安。
⑤不眠。

腹 軽い胸脇苦満。
脈 **舌** 一定せず。

適応

インフルエンザ、風邪、肺炎などの回復期に熱が長引いたり、また平熱になっても気分がさっぱりせず、咳や痰が多くて安眠できないもの、

気管支炎、肺炎、不眠症。

処方 柴胡《さいこ》、半夏《はんげ》、茯苓《ぶくりょう》 各3.0g。香附子《こうぶし》、桔梗《ききょう》、陳皮《ちんぴ》、竹茹《ちくじょ》 各2.0g。人参《にんじん》、黄連《おうれん》、甘草《かんぞう》、枳実《きじつ》、大棗《たいそう》、生姜《しょうぎょう》 各1.0g。

日頃は風邪をひいても葛根湯や柴胡桂枝湯で簡単に治る人でも、疲労して体力が衰弱しているときに、風邪をひくと治りにくく胸部の熱がとれず、胸脇苦満が出てきて、咳嗽、喀痰、動悸、精神不安、不眠などの症状が出てきた場合に用います。

㊎ ツ（万病回春《まんびょうかいしゅん》）

治《ち》頭《ず》瘡《そう》一《いっ》方《ぽう》（大芎黄湯《だいきゅうおうとう》）

症状

昔、胎毒とか、くさという小児の頭の湿疹に用いたもので、頭部、顔面の湿疹で分泌物が多く発赤、びらん、かさぶたのあるものに用います。大人にも効きます。腋窩（わきのした）、陰部の湿疹にも使います。

適応

湿疹、くさ、乳幼児の湿疹、アトピー性皮膚炎、フルンクロージス。

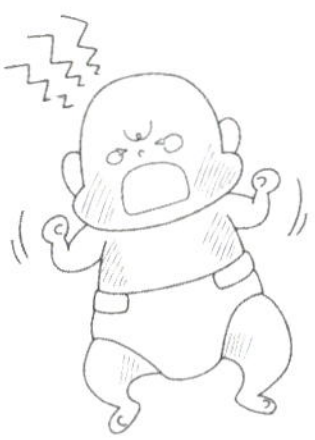

処方

連翹《れんぎょう》、蒼朮《そうじゅつ》、川芎《せんきゅう》　各3.0g。防風《ぼうふう》、忍冬《にんとう》　各2.0g。
荊芥《けいがい》、甘草《かんぞう》、紅花《こうか》　各1.0g。大黄《だいおう》0.5～1.0g（大黄はなくてもよい）。

小児用量は、二歳未満１／４。二～四歳１／３。四～七歳１／２。
七～十五歳１／３。（大人量を１として）。

㊓　ツ（日本経験方《にほんけいけんほう》）

治《ち》打《だ》撲《ぼく》一《いっ》方《ぽう》

症状

打撲による腫れ、痛みに内服する治療薬（打撲筋骨疼痛）。

適応

打撲による腫れおよび痛み。

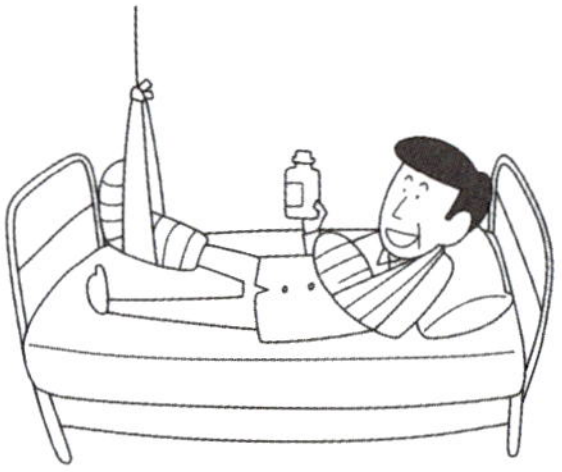

処方 川芎《せんきゅう》3.0g。僕椒3.0g。川骨3.0g。桂枝《けいし》3.0g。甘草《かんぞう》1.5g。丁香《ちょうこう》1.0g。大黄《だいおう》1.0g。

㊝ ツ（香川修庵《かがわしゅうあん》）

調《ちょう》胃《い》承《じょう》気《き》湯《とう》

症状

一種の緩下剤で、病後の便秘、老人の便秘などで口や舌が渇いて腹が張り気味のものに用い、熱病で便秘のときにも頓服とします。

①便秘。②舌が乾燥。③軽い腹満。④脈緊で悪寒がない。⑤発熱。⑥うわ言。⑦心煩。⑧胸痛。⑨口渇。

腹 腹部は軽度膨満して弾力がある。
脈 沈んでいるが緊張して実脈。
舌 乾燥。

適応

便秘、小児の食あたり、虫歯の痛み、歯根痛、咽喉腫痛、しゃっくり、急性熱病に伴う便秘（または下痢）。

処方 大黄《だいおう》2.0g。芒硝《ぼうしょう》、甘草《かんぞう》　各1.0g。

㊫ ツ（傷寒論《しょうかんろん》）

釣藤散《ちょうとうさん》

症状

慢性頭痛によく用い、中年以後であまり体力がなく、癇が強くのぼせて頭痛、肩こり、めまい、耳鳴りがあるものに用い、動脈硬化、高血圧などに応用します。

①頭痛（左のこめかみから目尻にかけて痛む。午前中に多い）。
②神経質。
③めまい。
④のぼせ。
⑤耳鳴り。
⑥眼球充血。
⑦肩こり。
⑧高血圧（最低血圧が高い）。
⑨胃腸が丈夫。

腹 **脈** **舌** 一定せず。

適応

慢性に続く頭痛で、中年以降または高血圧の傾向あるもの、神経症、めまい、肩こり、更年期障害、高血圧、動脈硬化、メニエール症候群。

処方 釣藤鈎《ちょうとうこう》、陳皮《ちんぴ》、半夏《はんげ》、麦門冬《ばくもんとう》、茯苓《ぶくりょう》　各3.0g。
人参《にんじん》、防風《ぼうふう》、菊花《きくか》　各2.0g。甘草《かんぞう》、乾姜《かんきょう》1.0g。石膏《せっこう》5.0g。

胃腸の弱い人は食欲不振、吐き気を起こすことがあります。

㊗健 ク・ツ・松（本事方《ほんじほう》）

腸《ちょう》癰《よう》湯《とう》

症状

盲腸炎、虫垂炎の軽いものによく用いる薬で、盲腸部にしこりがあったり、痛んだりするもので腹が全体に膨満しているものに用います。

①回盲部《かいもうぶ》のしこり。
②回盲部の疼痛（急性、慢性）。
③腹部膨満。
④月経痛。

腹 腹部は全体に膨満し、回盲部に腫瘤または疼痛がある。

脈 **舌** 不定。

適応

盲腸部に急性または慢性の痛みがあるもの、あるいは月経痛のあるもの。

処方 薏苡仁《よくいにん》9.0g。瓜子《かし》6.0g。牡丹皮《ぼたんぴ》4.0g。桃仁《とうにん》5.0g。

⑴本方を飲んで痛みがとれないときは、芍薬甘草湯《しゃくやくかんぞうとう》（101頁）を併用すると良い。
⑵痛みやしこりが左舌腹部に限局して激しく、体力が十分あって腹部膨満のないときは、大黄牡丹皮湯《だいおうぼたんぴとう》（132頁）が効きます。

㊎ 小（千金方《せんきんほう》）

猪《ちょ》苓《れい》湯《とう》

症状

膀胱炎や尿道炎によく用いる薬で、排尿痛、血尿、排尿時の不快感、尿渋り、残尿感があって胸苦しく口が渇くものに用います。

①排尿困難、排尿痛、血尿、残尿感、頻尿。
②軽い口渇。
③胸苦しさ、不眠、精神不安。
④下痢、嘔吐、浮腫。
⑤咳嗽。
⑥尿量減少。

腹 下腹部の膨満感、圧痛（下腹緊満）。
脈 浮いて緊張（緊脈）。
舌 湿潤無苔、唇乾。

適応

尿量減少。小便難。口渇を訴えるものの次の諸症。

尿道炎、腎臓炎、腎結石、淋炎、排尿痛、血尿、腰以下の浮腫、残尿感、下痢、腎炎、ネフローゼ、膀胱カタル、腎臓膀胱結石による排尿困難、尿路結石、特発性腎出血、腎盂炎、腎臓結核、不眠症、ひきつけ。

処方 猪苓《ちょれい》、茯苓《ぶくりょう》、滑石《かっせき》、沢瀉《たくしゃ》、阿膠《あきょう》　各3.0g。

尿路感染には抗生剤、サルファ剤と併用するほうが早く良くなります。

㊎ ク・小・阪・三・シ・タ・ツ・東・虎・日・その他（傷寒論《しょうかんろん》）

猪《ちょ》苓《れい》湯《とう》合《ごう》四《し》物《もつ》湯《とう》

症状

猪苓湯に四物湯を合わせたもので、猪苓湯が使える病気（146頁）で、こじれて長引いたものに用います。

適応

皮膚が枯燥し、色つやの悪い体質で胃腸障害のない人の次の諸症。排尿困難、排尿痛、残尿感、頻尿、（その他猪苓湯に同じ）。

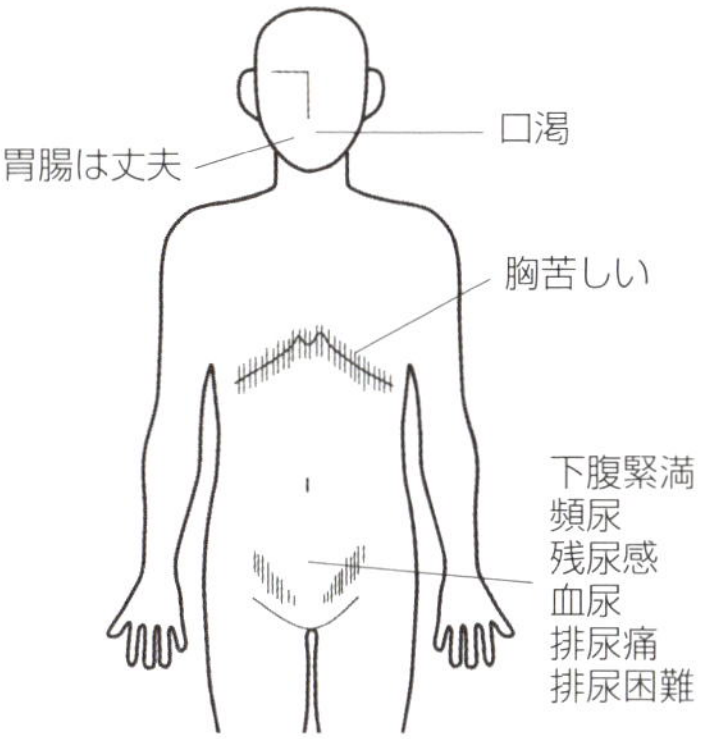

処方

当帰《とうき》、芍薬《しゃくやく》、川芎《せんきゅう》、地黄《じおう》　各3.0g（以上四物湯）。
猪苓《ちょれい》、茯苓《ぶくりょう》、滑石《かっせき》、沢瀉《たくしゃ》、阿膠《あきょう》　各3.0g。（以上猪苓湯）。

⑴エキス剤では、四物湯（98頁）と猪苓湯（146頁）のエキス剤をまぜて使えば間に合います。

⑵腎結核、膀胱結核、によく用いたものですが、最近では滅多にありません。治りにくい尿道炎や膀胱炎などに応用します。

㊎ ツ

通《つう》導《どう》散《さん》

症状

昔はひどい打ち身で皮下出血が広範囲にあるものに用いましたが、婦人科疾患（血の道）、内科疾患によく使われ、興奮気味で、心窩部が突き上げられるように感じて胸苦しく、便秘して、下腹部に圧痛があるものに用います。

適応

比較的体力があり、下腹部に圧痛があって便秘しがちなものの次の諸症。

月経不順、月経痛、更年期障害、腰痛、打ち身（打撲）、高血圧の随伴症状（頭痛、めまい、肩こり）、墜落、追突による打撲傷、鞭打ち症、脳溢血、片麻痺、喘息、常習便秘、バセドー氏病、虫垂炎、発狂、歯痛、痔疾、淋疾、神経性疾患。

処方

大黄《だいおう》、枳穀《きこく》、当帰《とうき》　各3.0g。芒硝《ぼうしょう》4.0g。
厚朴《こうぼく》、陳皮《ちんぴ》、木通《もくつう》、紅花《こうか》、蘇木《そぼく》、甘草《かんぞう》　各2.0g。

桃核承気湯《とうかくじょうきとう》（150頁）と同様の薬で、昔は体罰で百叩きした後のひどい皮下出血や、墜落などに用い、黒便を下して出血を早く吸収させる効果があるといわれています。

㊓　ウ・小・ツ（万病回春《まんびょうかいしゅん》）

当《とう》帰《き》飲《いん》子《し》

症状

体格がなく冷え性の人の皮膚病で、炎症や分泌物が少なく皮膚がカサカサして痒みを主とするもので、冬になると悪化するようなものに用い、老人の皮膚掻痒症や蕁麻疹などに応用します。

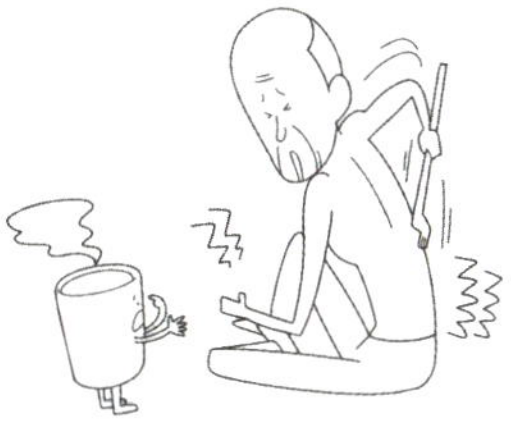

適応

冷え性のものの次の諸症。

慢性湿疹（分泌物の少ないもの）かゆみ、皮膚掻痒症、痒疹、老人の皮膚掻痒症、尋常性乾癬、皮膚炎、蕁麻疹。

処方

当帰《とうき》5.0g。芍薬《しゃくやく》、川芎《せんきゅう》　各3.0g。地黄《じおう》4.0g。疾梨子《しつりし》、防風《ぼうふう》　各3.0g。何首烏《かしゅう》2.0g。荊芥《けいがい》、黄蓍《おうぎ》　各1.5g。甘草《かんぞう》1.0g

四物湯（当帰、芍薬、川芎、地黄）（98頁）におできの薬、荊芥（シソ科ケイガイの花穂）、かゆみを治す疾梨子（ハマビシの果実）、皮膚の栄養強壮剤、何首烏（ツルドクダミの根）、黄蓍（オウギの根）を配合したものが当帰飲子です。

㊓　ツ（済生方《さいせいほう》）

桃《とう》核《かく》承《じょう》気《き》湯《とう》

症状

体格がよく筋肉質、便秘がちで頭痛とのぼせがあり、腰や下肢が冷えて月経異常があるもので、左の下腹部に特有の圧痛があるものに用い、婦人科疾患、常習便秘、高血圧、神経疾患、皮膚病などに応用します。

冷えのぼせの
①頭痛、肩こり、めまい、耳鳴り、動悸、不眠、興奮、健忘、充血。
②腰、下肢の冷え痛み。
③浮腫。
④月経痛、月経不順などの冷え症状。
⑤便秘。
⑥各種の出血（吐血、鼻出血、眼底出血、下血、血尿、子宮出血、皮下出血）充血。

適応

比較的体力があり、のぼせて便秘しがちなものの次の諸症。

月経不順、月経痛症、月経時や産後の精神不安、腰痛、便秘、高血圧の随伴症状（頭痛、めまい、肩こり）、常習便秘、高血圧、動脈硬化、痔核、月経不順による諸種の障害、更年期障害、にきび、しみ、湿疹、こしけ、坐骨神経痛、

子宮（附属器）も充血炎症、ヒステリー、躁病、眼底出血、膀胱炎、打撲、皮下出血、むちうち、捻挫、会陰部打撲による尿閉、鼻出血、歯痛、不妊症。

処方

桃仁《とうにん》5.0g。桂枝《けいし》4.0g。大黄《だいおう》3.0g。芒硝《ぼうしょう》（硫酸ナトリウム）2.0g。甘草《かんぞう》1.5g。

腹 左腸骨窩《ひだりちょうこつか》に硬い索状物を触れて、圧すとひどく痛がる（小腹急結《しょうふくけいけつ》）腹壁は全体に緊張している。

脈 緊張して力があり、浮または沈。

舌 舌は全体に暗紫色（瘀血《おけつ》）で、舌苔は不定。

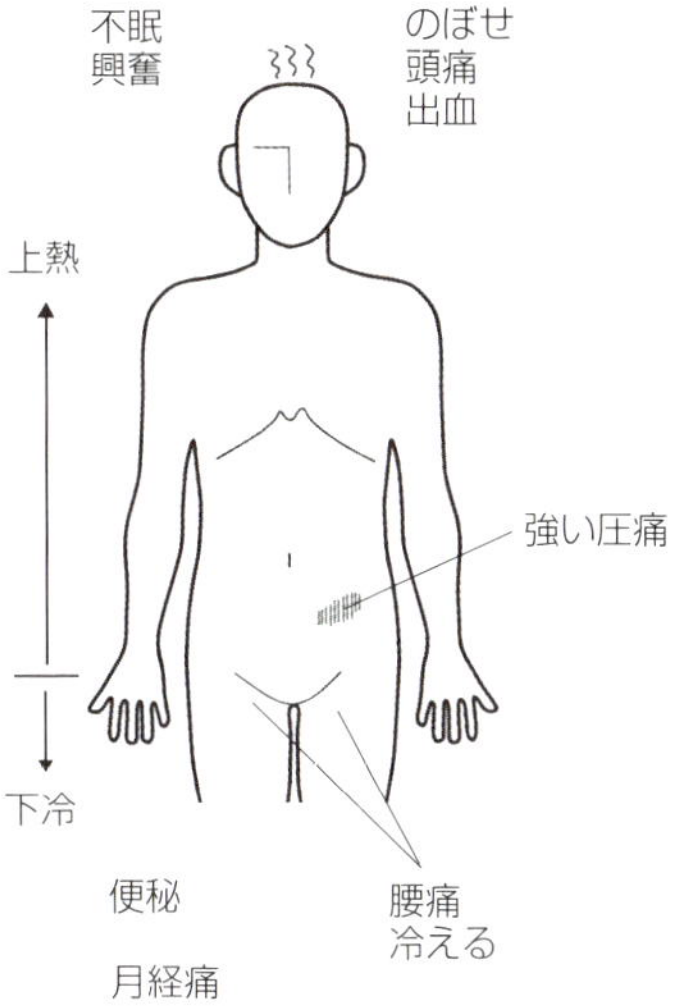

(1)小腹急結の腹証が決め手で、これに冷えのぼせの症状があれば、どんな病名でも使えます。

(2)漢方で言うふる血（瘀血）をとる薬で、堅肥りで顔色が赤黒く、唇や歯茎が紫色で鬱血気味で、顔や肩、背中、腰などに血管が浮いてみえる（細絡《さいらく》）場合に使えます。このような体質を瘀血体質といいます。

(3)冷えのぼせ、便秘があって同じように瘀血体質でも、全体として桃核承気湯よりは軽くて、おへその左わきに圧痛がある場合には桂枝茯苓丸《けいしぶくりょうがん》（60頁）を用います。

(4)本剤と逆に下半身に炎症充血の症状があって、反対側の右下腹部に硬結圧痛がある場合には、大黄牡丹皮湯《だいおうぼたんぴとう》（132頁）やその類似方である腸癰湯《ちょうようとう》（145頁）を用います。

(5)桃核承気湯と同様の薬に通導散《つうどうさん》（148頁）があり、同じように使えます。

(6)漢方で言う瘀血を現代医学的にどう解釈するかは難しい問題ですが、打撲や捻挫などの内出血や鬱血状態とか、全身的に出血傾向、月経困難、不妊症、口渇（口が渇いて水を飲みたがらない）、手足の煩熱、のぼせ、皮下静脈の怒張（青筋）、紫斑、出血斑、肌荒れ、チアノーゼ、原因不明の発熱などを経験的に、ふる血、瘀血、とよんでいます。

㊗ ウ・ク・小・シ・建・ツ・東・ホ・峰（傷寒論《しょうかんろん》）

当帰四逆加呉茱萸生姜湯《とうきしぎゃくかごしゅゆしょうきょうとう》

症状

手足がひどく冷え、下腹が痛んだり（冷えで）凍傷（しもやけ）ができやすく脈の細いものに用います。

①手足の冷え、凍傷。
②腹痛（下腹痛、疝気）。嘔吐、下痢。
③頭痛、悪寒。
④胸痛（肋間神経痛）。
⑤腰痛（坐骨神経痛）、便秘。

腹 腹壁軟弱（表面抵抗）、特に胃部振水音（胃内停水）。
脈 沈んで細い。
舌 やや乾燥、不定。

適応

手足の冷えを感じ、下肢が冷えると下肢または下腹部が痛くなりやすいものの次の諸症。

しもやけ、頭痛、下腹部痛、腰痛、慢性頭痛、坐骨神経痛、婦人下腹痛、肋間神経痛、脱疽、レイノー病、慢性虫垂炎、冷えによる不妊症、しもやけの予防。

処方 当帰《とうき》、桂枝《けいし》、芍薬《しゃくやく》、木通《もくつう》　各3.0g。細辛《さいしん》、甘草《かんぞう》、呉茱萸《ごしゅゆ》　各2.0g。大棗《たいそう》5.0g。生姜《しょうきょう》4.0g。

ビタミンEなど併用するとよい。

㊎ ク・小・阪・シ・タ・ツ・ホ・峰（傷寒論《しょうかんろん》）

当《とう》帰《き》湯《とう》

症状

血色も悪く冷え性で、あまり体力のない人で水おちがひどく痛み、胸から背中に突き抜けるように痛む場合に用い、肋間神経痛、仮性狭心症に応用します。

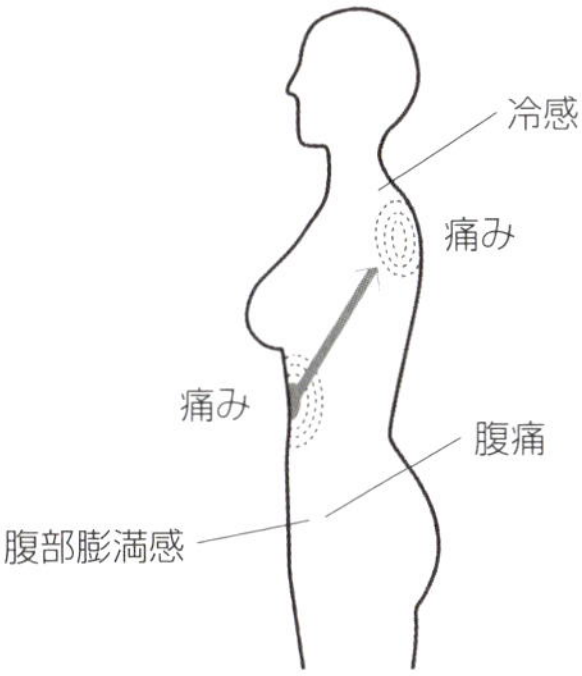

適応

背中に寒冷を覚え、腹部膨満感や腹痛あるもの、
肋間神経痛、狭心症、
仮性狭心症、
胃・十二指腸潰瘍、
動脈硬化による腹痛。

処方　当帰《とうき》、半夏《はんげ》　各5.0g。芍薬《しゃくやく》、厚朴《こうぼく》、桂枝《けいし》、人参《にんじん》　各3.0g。
乾姜《かんきょう》1.5g（生姜ではだめ）。黄耆《おうぎ》、山椒《さんしょう》　各1.5g。甘草《かんぞう》1.0g。

㊝　ツ（千金方《せんきんほう》）

当《とう》帰《き》芍《しゃく》薬《やく》加《か》附《ぶ》子《し》湯《とう》

症状

当帰芍薬散（156頁）に附子を加えたもので、当帰芍薬散を使いたいような状態で冷えが強いものに用います。具体的には、血色が悪く貧血症で、足腰が冷えやすくて小便が近く、頭重や頭痛があり、ときにめまい、肩こり、耳鳴り、動悸などのあるもの。

適応

婦人の冷え性、月経痛、神経痛、慢性腎炎、更年期障害、妊娠中の障害（浮腫、習慣性流産の予防、痔疾、腹痛）産後の肥立ち不良。

処方 当帰芍薬散エキス5.0ｇに、加工ブシ2.0gをまぜたもの。

㊗健 三

当《とう》帰《き》建《けん》中《ちゅう》湯《とう》

症状

小建中湯（106頁）に当帰を加えた〔膠飴（米あめ）を去る〕もので、疲れやすく、血色がすぐれず、下腹部、腰部に痛みのあるものに用い、腰痛、月経痛、慢性腹膜炎に応用。

①虚弱体質で疲れやすい。
②頻尿。
③痩せ型で寒がり。
④下腹部痛。
⑤皮膚につやがなく顔色がさえない。
⑥腹痛は温めると軽くなる。
⑦おりもの（帯下）。月経痛。

腹 腹壁がうすく腹直筋が突っ張っている。
脈 軟やや強。
舌 舌質は淡紅、薄い白苔。

適応

疲労しやすく、血色のすぐれないものの次の諸症。

月経痛、下腹部痛、痔、脱肛の痛み、坐骨神経症、潰瘍、慢性虫垂炎。

処方 当帰《とうき》、桂枝《けいし》、生姜《しょうきょう》、大棗《たいそう》　各4.0g。芍薬《しゃくやく》5.0g。甘草《かんぞう》2.0g。

㊎ シ・ツ・東（金匱要略《きんきようやく》）

当《とう》帰《き》芍《しゃく》薬《やく》散《さん》

症状

女性のための代表的な薬で（虚証）、足腰が冷えて疲れやすく、貧血気味でお小水が近く（頻尿）月経痛や月経不順があるとか、めまい、耳鳴り、動悸、肩こり、頭重などのある人に用い、月経不順、流産癖、血の道症、腎臓病、不妊症、低血圧、習慣性膀胱炎などに応用し、また安産の薬、安胎薬として妊娠時によく用います。

①貧血、冷え性、動悸、立ちくらみ、頭重、倦怠感があり、頻尿、下半身の冷え。
②やせ型色白、筋肉は弛緩気味。
③下腹部痛（温めたり、さすったりすると軽くなる、虚痛）。
④月経不順（おくれ気味）。

適応

筋肉が一体に軟弱で疲労しやすく、腰脚の冷えやすいものの次の諸症。

貧血、倦怠感、更年期障害（頭重、頭痛、めまい、肩こり等）、月経不順、月経困難、不妊症、動悸、慢性腎炎、妊娠中の諸病（浮腫、習慣性流産、痔、腹痛）、脚気、半身不随、心臓弁膜症、心臓衰弱、腎臓病、産前産後あるいは流産による貧血症、痔核、脱肛、つわり、月経痛、更年期神経痛、にきび、しみ、血圧異常、耳鳴り、ヒステリー、浮腫、妊娠腎、帯下、冷え性、腰痛、坐骨神経痛、各種婦人科疾患の補助療法、産前産後あるいは流産による障害時の疲労倦怠、回復促進、

足腰の冷え症、しもやけ、子宮内膜炎、流産予防、妊娠中毒症の予防、自律神経失調症、妊娠腎、萎縮腎、肝斑、湿疹、バセドー氏病、不整脈、高血圧、低血圧、血の道症。

処方

当帰《とうき》、川芎《せんきゅう》　各3.0g。芍薬《しゃくやく》、茯苓《ぶくりょう》、朮《じゅつ》、沢瀉《たくしゃ》　各4.0g。

⑤月経痛（月経中から後に痛む）。
⑥全身倦怠感、内気、無気力、動作緩慢、眼、声に力がない。
⑦精神不安、不眠、イライラ。
⑧肩こり、耳鳴り、腰痛。
⑨浮腫。
⑩流産癖、白帯下。

腹 腹壁は軟弱、皮膚は水っぽくたるんでいる。おへその左側から下腹部に軽い圧痛、抵抗があり、指で深く圧すと痛みが心窩部、腰部に放散する（臍傍拘攣《さいぼうこうれん》）。胃部振水音（胃内停水）がある。

脈 沈んで微弱。

舌 舌苔なく湿潤。

⑴当帰、川芎（血行促進）、芍薬（鎮痛鎮痙緩和作用）、茯苓、朮、沢瀉（利水作用により体内水分の偏在是正）の総合作用で、貧血、水毒傾向のある虚証（体力衰弱）の女性の薬としてその効力を発揮します。
⑵虚証で貧血がり、皮膚枯燥の傾向のある人には四物湯《しもつとう》（98頁、婦人病の聖薬）を使い、水っぽい人（水毒）には当帰芍薬散を使う。
⑶冷えのぼせ、便秘がちで赤ら顔、体力があって左下腹部に圧痛のある実証の人には、桂枝茯苓丸《けいしぶくりょうがん》（60頁）、桃核承気湯《とうかくじょうきとう》（150頁）を用います。
⑷本剤を服用して胃の悪くなる場合は、お酒で飲むか、六君子湯（198頁）安中散（20頁）半夏瀉心湯（172頁）を併用するとよい。

㊎ ウ・ク・小・三・シ・タ・ツ・東・虎・ホ・その他（金匱要略《きんきようやく》）

どくだみエキス散

症状

民間薬の毒くだし、として昔から親しまれているドクダミのエキスで消炎、利尿、解毒作用があって、単独で用いたり、他の漢方薬と併用したりします。

適応

尿量減少、排尿時の疼痛、腰脚の浮腫、腎炎または尿道炎のときの利尿、便秘、解毒。

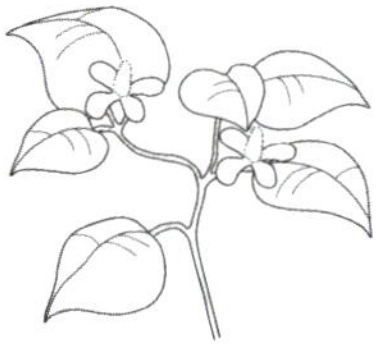

処方 ドクダミの水性エキス。

⑴ドクダミには利尿。強心。持続的血管収縮作用。抗菌作用。毛細血管強化作用がある。
⑵民間ではおでき、湿疹に用いるている。
⑶妊娠に当帰芍薬散とドクダミエキスを服用させると、生れてくる子供の「くさ」（湿疹）や胎毒を予防する作用があるといわれる。
⑷小児の急性湿疹や、カルブンケル、あせものより、あせも、などに十味敗毒湯《じゅうみはいどくとう》（104頁）に加えて用いると効果がある。

小

二《に》朮《じゅつ》湯《とう》

症状

五十肩、頸腕症候群の特効薬で、筋肉にしまりのない水毒性の人で、胃腸があまり強くなくて腕や肩の痛む人に用います。

適応

五十肩、頸腕症候群、神経痛。

処方 白朮《びゃくじゅつ》、茯苓《ぶくりょう》、陳皮《ちんぴ》、天南星《てんなんせい》、香附子《こうぶし》、黄芩《おうごん》、威霊仙《いれいせん》、羌活《きょうかつ》　各2.5g。
半夏《はんげ》4.0g。蒼朮《そうじゅつ》3.0g。甘草《かんぞう》1.0g。乾生姜《かんしょうきょう》1.0g。

太り気味で、身体のがっちりした人の神経痛に効果があります。

㊠　ツ（万病回春《まんびょうかいしゅん》）（朱丹渓《しゅたんけい》）

二《に》陳《ちん》湯《とう》

症状

吐き気（悪心）や嘔吐を治める薬で、胃に水分の停滞（胃内停水）があって気持ちが悪くなり、悪心、嘔吐があり、さらにめまい（眩暈）や動悸がしたり、痰の多い咳が出たりするものに用い、二日酔いや胃下垂、脳出血に応用します。

①悪心嘔吐。
②めまい（眩暈）、頭痛。
③咳（痰が多い）。
④動悸。
⑤心窩部不快感。

腹 胃部振水音（胃内停水）。
脈 **舌** 不定。

適応

悪心、嘔吐、眩暈、つわり、胃下垂、咳嗽（痰が多い）、頭痛、気うつ、食傷、二日酔い、脳溢血、ノイローゼ、慢性頭痛、食中毒。

処方 半夏《はんげ》、茯苓《ぶくりょう》　各5.0g。陳皮《ちんぴ》4.0g。甘草《かんぞう》、乾姜《かんきょう》　各1.0g。

小半夏加茯苓湯《しょうはんげかぶくりょうとう》（112頁）に陳皮と甘草を加えた処方で、漢方後世方の痰飲を治す基本処方です。

㊎ ツ・東（和剤局方《わざいきょくほう》）（痰飲門《たんいんもん》）

女《にょ》神《しん》散《さん》（女《にょ》神《しん》湯《とう》・安《あん》栄《えい》湯《とう》）

症状

のぼせ（上衝）と、めまい（眩暈）のある頑固な血の道症の薬で、動悸、めまい、精神不安、頭痛、頭重などの自律神経失調、更年期障害に広く用います。

①のぼせ、頭重、動悸。
②めまい。
③精神不安、気鬱。
④背中がカッと熱くなり汗をかく。
⑤不眠。
⑥月経の異常。

腹 **脈** **舌** 特別の処見なく体力中等度以上。

適応

のぼせと、めまいのあるものの次の諸症。

産前産後の神経症、月経不順、血の道症、更年期障害、神経症、自律神経失調症、不眠症、腰痛。

処方

当帰《とうき》、川芎《せんきゅう》、白朮《びゃくじゅつ》、香附子《こうぶし》　各3.0g。
桂枝《けいし》、人参《にんじん》、黄芩《おうごん》、檳榔子《びんろうし》　各2.0g。黄連《おうれん》、木香《もくこう》、甘草《かんぞう》　各1.5g。
丁香《ちょうこう》0.5g。大黄《だいおう》0.5～1.0g（大黄はなくとも可）。

江戸時代、安栄湯と名づけて、陣中の神経症（戦争ノイローゼ）を治すのに用いました。

㊊　ツ（浅田家方《あさだけほう》）

人《にん》参《じん》湯《とう》（理《り》中《ちゅう》丸《がん》）

症状

疲れやすく冷え症で、胃腸が弱く心窩部につかえ感があり（心下痞）、胃部が冷え、下痢、胃痛、嘔吐などがあり、口中に薄い唾液が溜る虚弱体質のものに用い、胃下垂、胃腸カタル、自家中毒、病後の衰弱などに応用します。

①心窩部のつかえ感、常に胃を意識し、食後に胃のもたれ感が強い。
②手足が冷える。
③血色が悪く貧血気味。
④身体が衰弱気味。
⑤冷えると胃が痛む、温めると楽になる。
⑥泡沫状の生唾が出て吐き気がある、温かいものを飲むと楽になる。
⑦嘔吐。
⑧下痢、軟便程度でも、したあとガックリする。

適応

虚弱体質の人。あるいは虚弱により体力低下したもの（手足などが冷えやすく、尿量が多いもの）の次の諸症。

急性、慢性胃腸カタル、胃アトニー症、胃拡張、悪阻（つわり）、萎縮腎、慢性下痢、胃炎、貧血症。虚弱児の自家中毒、小児の食欲不振、胃下垂症、胃液分泌過多症、胃潰瘍、肋間神経痛、よだれ症、喘息、糖尿病、アレルギー性鼻炎、小児周期性嘔吐症、病後体力低下。

処方 人参《にんじん》、甘草《かんぞう》、朮《じゅつ》、乾姜《かんきょう》　各3.0g。

⑨甘いものの温かいものを欲しがる。
⑩食べる量が少ない。
⑪手足が冷えて眠れない。
⑫口渇はない。
⑬頭痛、胸部痛、浮腫、めまい。

腹 腹壁は軟弱無力で胃部に振水音がある。ときには腹壁が薄い板のように張ることがあります。

脈 軟弱で遅い。

舌 舌は湿って舌苔はなく、舌質は淡白色で口内に泡沫状の唾液が溜る。

(1)アトニータイプで、血色悪く衰弱気味。冷え症で慢性胃腸障害のあるものに用います。胃のもたれ、貧血、冷え性で、腹部軟弱、胃部振水音があり、舌苔があって舌の淡白色なものには病名に関わらず使用できます。
(2)人参湯は漢方の基本処方で四君子湯（95頁）六君子湯（198頁）、香砂六君子湯《こうしゃりっくんしとう》（六君方湯に香附子《こうぶし》、藿香《かっこう》各2.0gを加えたもの）などは人参湯を基本にしてできたものです。
(3)人参は新陳代謝を鼓舞して胃腸（裏り）の力を補い体力補強、乾姜、朮、甘草はこれに協力して胃に停滞する水分をとり、胃腸（裏）を温めて機能を調節します。
(4)お腹がゴロゴロ鳴って下痢し、下痢するとさっぱりするような場合は半夏瀉心湯《はんげしゃしんとう》（172頁）を用い、下痢してガックリするような場合には人参湯を用います。
(5)理中丸は、人参湯と同じ材料の生薬を粉末にして蜂蜜で丸薬にしたもので、飲むときは丸薬を温湯で溶いて飲みます。人参湯にくらべて効き方は遅いようです。
(6)人参湯に附子《ぶし》1.0g。を加えたものを附子理中湯《ぶしりちゅうとう》といい、手足の冷えが激しく、眠れないときに用います。

㊎ ウ・ク・小・建・タ・ツ・東・虎・ホ・その他（傷寒論《しょうかんろん》）（金匱要略《きんきようやく》）

人《にん》参《じん》養《よう》栄《えい》湯《とう》

症状

病後の疲労、貧血、衰弱、食欲不振のもの。虚弱体質、腺病質のものの体力を補う薬で、衰弱して息切れし、やせて皮膚の色が悪く、枯燥し毛髪脱落して、食欲がなく、不眠動悸、健忘があり消耗性の熱のあるものに用います。

①全身衰弱、貧血。②食欲不振。③皮膚枯燥、毛髪脱落。④手足の冷え。⑤動悸、不眠、精神不安、健忘。⑥盗汗、消耗熱。⑦便秘または下痢。⑧咳嗽。

腹 腹壁軟弱で、暖かい手を触れると気持ちがよい。

脈 微弱。

舌 舌苔なく淡白色。

適応

病後の体力低下、疲労倦怠、食欲不振、寝汗《ねあせ》、手足の冷え、貧血、

病後または産後の体力増強、虚弱体質、肺結核、胃腸カタル、胃アトニー、胃拡張。

処方

人参《にんじん》3.0g。当帰《とうき》、地黄《じおう》、白朮《びゃくじゅつ》、茯苓《ぶくりょう》　各4.0g。桂枝《けいし》2.5g。

芍薬《しゃくやく》、陳皮《ちんぴ》、遠志《おんじ》　各2.0g。黄耆《おうぎ》1.5g。五味子《ごみし》、甘草《かんぞう》　各1.0g。

十全大補湯《じゅうぜんだいほとう》（110頁）から川芎《せんきゅう》を取って五味子、陳皮、遠志を加えたもの。

㊎ ク・小・タ・ツ（和剤局方《わざいきょくほう》）

排《はい》膿《のう》散《さん》及《きゅう》湯《とう》

症状

局所の症状だけで、発熱悪寒などの全身症状のない化膿症に用います。局所が発赤腫張《はっせきしゅちょう》して痛みのあるものは散らし（消炎鎮痛）、膿を持ったものには排膿を促進します。

①局所に炎症を伴う化膿症（腹部、大腿部等）。
②発熱悪寒等の全身症状がない。
③便秘や季肋部圧痛（胸脇苦満）などの内臓的苦満がない。
④急性の化膿症。

腹 **脈** **舌** 不定。

適応

患部が赤発腫脹して疼痛をともなった化膿症、瘍、癤、面疔、その他　腫症、

乳腺炎、蓄膿症、中耳炎、バルトリン腺腫瘍。

処方 桔梗《ききょう》4.0g。枳実《きじつ》、大棗《だいそう》、芍薬《しゃくやく》、生姜《しょうきょう》、甘草《かんぞう》　各3.0g。

金匱要略《きんきようりゃく》の排膿散《はいのうさん》と、排膿湯《はいのうとう》を合わせたもので、排膿散には卵黄一個を加えて飲むことになっています。発熱頭痛を伴う化膿症は葛根湯《かっこんとう》（38頁）か小柴胡湯《しょうさいことう》（108頁）に桔梗石膏《ききょうせっこう》（46頁）を加えて用います。化膿しやすい者の体質改善には十味敗毒湯《じゅうみはいどくとう》（104頁）が有効です。

㊗健 小・ツ（吉益東洞《よしますとうどう》）

麦《ばく》門《もん》冬《どう》湯《とう》

症状

痰の少ない空咳に用いる薬で、強い咳が出て顔面が紅潮し、痰が切れにくく嘔吐したり、咽喉（のど）が乾燥してイライラし、声が枯れたりするものに用います。

①空咳。
②のどが乾燥してイライラし、何か詰った感じがする。
③しゃがれ声、枯声。
④痰が切れにくい。
⑤夜間に咳が多く出て顔面紅潮する。
⑥体力なく皮膚枯燥。
⑦のぼせ。
⑧発熱下痢はない。
⑨妊娠性咳嗽。

腹 腹壁軟弱。 **脈** 浮弱、または細弱。 **舌** 乾燥。

適応

痰の切れにくい咳、気管支炎、気管支喘息、胸部疾患の咳嗽、妊娠咳嗽、百日咳、嗄声、咽頭炎、肺炎の解熱後の咳、くしゃみ、慢性気管支炎。

処方 麦門冬《ばくもんとう》10.0g。半夏《はんげ》、粳米《こうべい》　各5.0g。大棗《だいそう》3.0g。人参《にんじん》、甘草《かんぞう》　各2.0g。

㊋ ク・小・サ・シ・建・タ・ツ・ホ・松（金匱要略《きんきようやく》）

半《はん》夏《げ》白《びゃく》朮《じゅつ》天《てん》麻《ま》湯《とう》

適応

胃腸虚弱で、下肢が冷え、めまい、頭痛などがあるもの。

胃アトニー症、胃下垂、胃神経症、胃腸虚弱または低血圧に伴う頭痛、めまい、低血圧症、蓄膿症、常習性頭痛、メニエール症候群。

症状

平素から胃腸が弱く（胃下垂気味）、手足が冷えて疲れやすく、血色が悪く食後に眠気を催し、頭痛や頭重、めまいなどを訴えるものに用い、慢性頭痛、胃下垂、メニエール症候群などに応用します。

①頭痛（前頭部から頭頂部が痛む）。
②足が冷える。
③胃腸虚弱、食後嗜眠、倦怠感。
④貧血で血色が悪い。
⑤めまい。
⑥嘔吐。
⑦首のこり（首筋がこり、つまった感じ）。

腹 心窩部のつかえ感、胃部振水音、腹壁軟弱。
脈 沈んで微弱。
舌 湿、薄い白苔。

処方 半夏《はんげ》、白朮《びゃくじゅつ》、陳皮《ちんぴ》、茯苓《ぶくりょう》　各3.0g。　天麻《てんま》、麦芽《ばくが》、神麹《しんきく》　各2.0g。
黄耆《おうぎ》、人参《にんじん》、沢瀉《たくしゃ》　各1.5g。　黄柏《おうばく》、乾姜《かんきょう》　各1.0g。生姜《しょうきょう》0.5g。

㊗ ク・小・タ・ツ（脾胃論《ひいろん》）

八《はち》味《み》丸《がん》（八《はち》味《み》地《じ》黄《おう》丸《がん》）

症状

老人病の代表的な薬で、小便が近い、腰が痛い、脚が弱った、精力減退などの下半身の弱った状態があって、口が渇き、食欲があって胃腸に異常のない人に用います。へそから下の薬ともいえます。

①小便が近く、夜中に何度もトイレに起きる。
②食欲はありますが、疲れやすく全身がだるい、精力の衰えを感じるものに効きます。
③疲れやすくて手足が火照って夜ねつかれない（手足煩熱）。
④腰がだるく重い、腰痛、腰から足まで痛む。歩くとすぐ疲れて足が弱ったというような人に用います。若い人でもこういう人には用います。過労性腰痛、

適応

下半身の弱った状態を治す薬で、老人や虚弱者で、食欲があり胃腸が悪くなければ万能的に用いることができます。若い人でも八味丸を使うケースが増えています。

腎炎、糖尿病、陰萎（インポテンツ・精力減退）、坐骨神経痛、腰痛、脚気。膀胱カタル、前立腺肥大、高血圧、血糖増加による口渇、動脈硬化、慢性腎炎、ネフローゼ、萎縮腎、浮腫、産後脚気、更年期障害、老人性の湿疹、低血圧、

処方

乾地黄《かんじおう》5.0g。茯苓《ぶくりょう》、山茱萸《さんしゅゆ》、牡丹皮《ぼたんぴ》、山薬《やまやく》（山の芋）、沢瀉《たくしゃ》　各3.0g。
桂枝《けいし》1.0g。附子《ぶし》0.5〜1.0g。（元来は上記を丸薬としましたが煎じてもいます）。

坐骨神経痛にも効きます。
⑤腰から下が冷えて下肢にむくみが出たり、しびれたりしますが、逆に上半身は、のぼせて口が渇いたりするものに用います。
⑥その他、耳鳴り、めまい、便秘（弛緩性）、頭痛、喘息、老人性の皮膚病（老人性皮膚掻痒症、陰部掻痒症）、糖尿病、白内障に用います。

腹 下腹部に力がなく、おへそから下の部分に手をあてると、引っ込みます。（臍下不仁《さいかふじん》）。またへそから下の正中線に鉛筆の芯のようなものを触れることがあります。（正中芯）。

脈 一定せず。

舌 乾燥がちで紅くツルツルしていることが多いようです。

下肢痛、しびれ、老人のかすみ目、かゆみ、排尿困難、頻尿、むくみ、夜尿症、腎盂炎、脳出血、下肢の麻痺、脱力、スモン病（初期）、白内障、緑内障、眼精疲労、視力減退、老人性皮膚掻痒痰、陰部掻痒症、湿疹、肺気腫、喘息。脱肛、便秘、耳鳴り。

⑴八味丸を用いるときは、食欲の有無を確かめてください。昔からお酒で飲ませますが、お酒で飲むと胃腸障害をおこさずに飲めます。
⑵胃腸が心配な方は、安中散《あんちゅうさん》、人参湯《にんじんとう》、六君子湯《りつくんしとう》、柴胡桂枝湯《さいこけいしとう》などの柴胡剤も用います。
⑶市販の八味丸製剤には附子の入っていないものがありますので、効果のない時は、附子製剤（アコニンサン錠・ストローバル錠・炮附末）を補って飲ませます。

㊓ ウ・ク・小・阪・三・シ・タ・ツ・ホ・その他（金匱要略《きんきようやく》）

半《はん》夏《げ》厚《こう》朴《ぼく》湯《とう》（四《し》七《しち》湯《とう》・大《だい》七《しち》気《き》湯《とう》）

症状

漢方の精神安定剤。精神不安で訴えが多く、胃腸虚弱で、喉から胸（咽頭、食道辺）に何か物がつかえている感じのあるものに用い、気鬱症、神経症、食道、咽頭神経症、喘息、悪阻（つわり）、枯声などに応用します。

①不安神経症…訴えが多く疑い深い内攻型。
②咽頭部に異物感…何もないのにつまった感じがあり、時にガンノイローゼになることもあります（咽中炙臠《いんちゅうしゃれん》とか梅《ばい》核気《かくき》といいます）。
③平素胃腸虚弱。
④腹部膨満感、食欲不振、悪心嘔吐、鼓腸、胃下垂。
⑤頻尿。
⑥浮腫（顔面、上肢、下肢）、圧迫すると

適応

気分がふさいで、咽頭、食道部に異物感があり、ときに動悸、めまい、吐き気などを伴う次の諸症。

不安神経症、神経性胃炎、つわり、咳、しわがれ声、神経性食道狭窄症、不眠症、気管支炎、嗄声、咳嗽発作、気管支喘息、心臓喘息、神経症、神経衰弱、胃弱、恐怖症、嘔吐症、更年期神経症、浮腫、神経性頭痛、百日咳、神経性咽頭症、ノイローゼ、心臓神経症、咽頭・食道神経症、胃神経症、鬱病、ヒステリー、自立神経失調症、腎炎、ネフローゼ、バセドー氏病。

処方 半夏《はんげ》6.0g。茯苓《ぶくりょう》5.0g。厚朴《こうぼく》3.0g。紫蘇葉《しそよう》2.0g。生姜《しょうきょう》4.0g。

圧痕ができてなかなか戻らない（虚性浮腫）。

⑦咳、喘息、めまい、頭痛、動悸。

腹 心窩部に振水音（胃内停水）。腹壁は緊張しているが、圧して力がない。

脈 沈弱。

舌 湿潤、薄い舌苔。

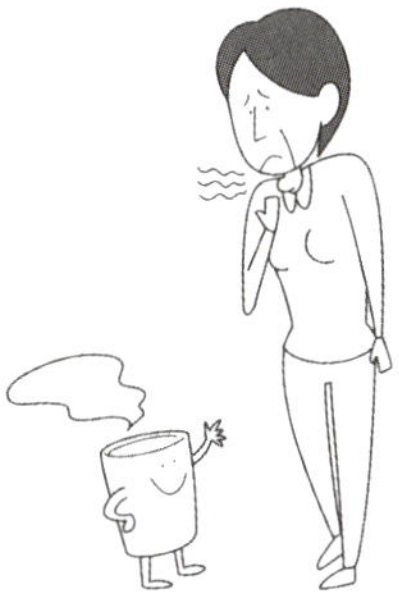

⑴半夏（胃腸機能賦活、鎮嘔、鎮吐、胃内停水をとる）、厚朴（抗鬱、鎮吐）、紫蘇（気鬱を開き胃腸機能亢進）、茯苓（胃内停水をとり半夏に協力）、生姜（胃内を温め鎮吐）。

⑵喘息には小柴胡湯（108頁）と併用するか、柴朴湯（77頁）を長期に使用（体質改善）。

⑶体質が虚弱で、胃腸症状のある不安神経症に用います。漢方では気鬱を治す理気剤。

⑷半夏厚朴湯の外に精神不安に用いる漢方安定剤には、

①柴胡加竜骨牡蛎湯《さいこかりゅうこつぼれいとう》（78頁）腹部に動悸があって便秘し体力のあるもの。

②加味逍遥散《かみしょうようさん》（42頁、不定愁訴、訴えが多彩）。

③抑肝散加陳皮半夏《よくかんさんかちんぴはんげ》（195頁、虚弱、神経のたかぶり）。

④香蘇散《こうそさん》（67頁、胃腸虚弱で神経質、風邪の初期）。

⑤甘麦大棗湯《かんばくだいそうとう》（45頁、体力があり神経興奮、ヒステリー、腹直筋が板状に緊張）。

⑥柴胡桂枝乾姜湯《さいこけいしかんきょうとう》（80頁、精神不安、疲労感、盗汗、頭痛発汗、動悸、微熱、体力低下）。

⑦桂枝加竜骨牡蛎湯《けいしかりゅうこつぼれいとう》（62頁、精神不安、精力減退、不眠、のぼせ、体力衰弱、下腹部筋緊張、腹部動悸）。

㊗ ク・小・三・シ・タ・ツ・東・虎・ホ・その他（四七湯《ししちとう》）（大七気湯《だいしちきとう》）（金匱要略《きんきようやく》）

半《はん》夏《げ》瀉《しゃ》心《しん》湯《とう》

症状

心窩部につかえ感があって、腹がゴロゴロ鳴り、下痢気味で食欲不振、吐き気、ゲップ、口臭があるものに用い、急性慢性の胃腸炎、胃下垂、口内炎、薬物による胃腸障害などに応用します。

①心窩部につかえ感があり圧すと抵抗がある。皮膚は冷たいが圧痛はない（心《しん》下痞鞕《げひこう》）。
②腹鳴。胃腸にガスがたまってゴロゴロする。聴診するとグル音がよく聞こえる。
③ゲップ。
④食欲不振。
⑤悪心、嘔吐（心窩部を圧迫すると症状が強くなる）。
⑥下痢、軟便で腹痛がなく、下痢と便秘

適応

水おちがつかえ、ときに悪心、嘔吐があり、食欲不振で腹が鳴って軟便または下痢の傾向があるものの次の諸症。

急・慢性胃腸カタル、醗酵性下痢、消化不良、胃下垂、神経性胃炎、胃弱、二日酔い、ゲップ、胸やけ、口内炎、神経症、つわり、胃アトニー症、胃および十二指腸潰瘍の軽症または予後、妊娠つわり、
胃酸過多症、胃潰瘍、十二指腸潰瘍、薬物による胃腸障害、不眠、口臭、神経性嘔吐、吃逆、心臓神経症。

処方 半夏《はんげ》5.0g。黄芩《おうごん》、乾姜《かんきょう》、人参《にんじん》、甘草《かんぞう》、大棗《だいそう》 各2.5g。黄連《おうれん》1.0g

が交互することがある。水様性の下痢ではない（水様性下痢には五苓散72頁を使う）。

⑦口臭、しゃっくり、つわり、動悸、不眠。

腹 心窩部につかえ感があって抵抗を触れるが圧痛はない。季肋部には抵抗圧痛がない（心下痞便）。胃部が冷えていて胃部振水音を聴く（胃内停水）。

脈 不定。

舌 湿って白い舌苔。

(1)心下痞便、胃内停水があって舌が湿って白苔があれば決め手になり、病名に関わらず使用できます。

(2)新薬や、抗生物質等による胃腸障害によく効きます。

(3)本剤は腹痛の強い下痢軟便には使えません。腹痛の強い下痢軟便には柴胡桂枝湯《さいこけいしとう》（82頁）、小建中湯《しょうけんちゅうとう》（106頁）を用い、食後に腹が鳴り、下痢腹痛するものには平胃散《へいいさん》（179頁）を用います。

(4)本剤に生姜のおろし汁を加えると、生姜瀉心湯《しょうきょうしゃしんとう》となり、ゲップや吐き気の強いものに用います。

(5)本剤に甘草を加えると甘草瀉心湯《かんぞうしゃしんとう》となり、本剤と症状が似ていて精神不安、イライラなどの神経症状の強い場合に使います。

(6)黄芩、黄連は胸部の熱をとり、のぼせを抑えて神経を鎮静させます。乾姜、半夏は心窩部のつかえ感をとり胃を温めて胃の水分をさばき鎮吐によい、人参、甘草、大棗は消化器の働きを補強し、水分代謝を高め黄芩、黄連の働きを促進します。以上で胸部の熱と胃の冷えによる障害を除きます。

㊎ ク・小・三・シ・タ・ツ・東・虎・ホ・その他（傷寒論《しょうかんろん》）

白《びゃっ》虎《こ》加《か》人《にん》参《じん》湯《とう》

症状

日射病などで激しく汗をかき、高熱があって、むやみに喉が渇いて冷たい水を欲しがるようなものに用い、熱中症、腸チフスなどの熱病、糖尿病で水を飲みたがるものなどに応用します。

①激しい口渇があって冷水を欲しがる。
②舌や唇が乾燥。
③汗をかいたり、尿量が増大したりして体液喪失がある。
④顔面紅潮しているが背中に寒気がある。
⑤手足が冷たい。
⑥食物に味がない（裏の伏熱）。
⑦便秘はないが便が硬い。
⑧めまい（眩暈）、うわごと。

適応

発熱。発汗。口渇。煩躁（陽証、表証、肌肉間の熱）といった条件がある時に使う、こうした条件を考えず病名だけで使い方を誤ると危険な状態に陥ることがあるので、健康保険の適応症では、適応病名が削除されています。近頃では、糖尿病でも白虎加人参湯を使うような激しい症状の患者は少なくなりました。

のどの渇きと、ほてりのあるもの、むやみに喉が渇いて水を欲しがるもの、あるいは熱感の激しいもの、糖尿病の初期、暑気あたり、熱性疾患時、流感、腸チフス、肺炎、日射病、熱中症、糖尿病、腎炎、脳炎、尿毒症、皮膚炎、蕁麻疹、湿疹、バセドー氏病、夜尿症。

処方

知母《ちも》5.0g。粳米《こうべい》（うるち米の玄米）8.0g。
石膏《せっこう》（硫酸カルシウム）15.0g。甘草《かんぞう》2.0g。人参《にんじん》3.0g。

腹 腹壁軟弱で心窩部につかえ感。

脈 頻脈で、幅が広く勢がある脈、浮いていることが多い。

舌 乾燥（口唇も乾燥）多く黄（白）苔を被る。

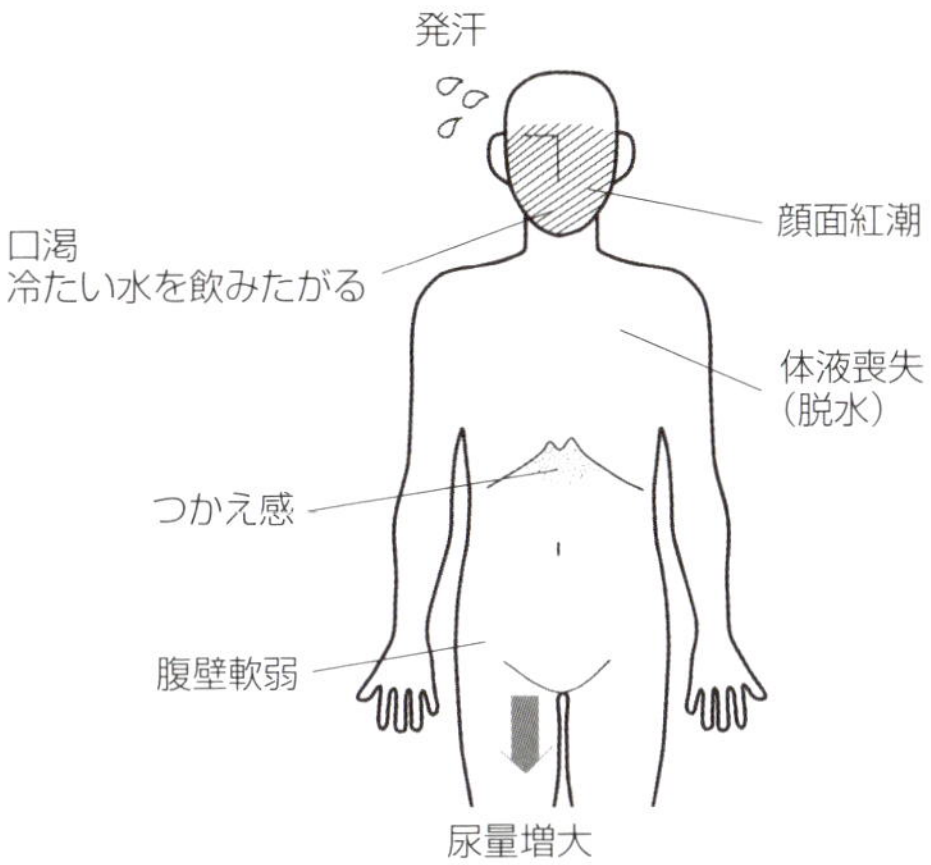

(1)白虎湯（知母、粳米、石膏、甘草）に人参を加えたもので、石膏、知母は解熱、鎮静、止渇、滋潤作用があり、甘草、粳米、人参には強壮、滋潤作用があります。

(2)古代中国には、中国の四方を守る四神獣がありましたが、白虎は西方を守る金神です。五行説では西は秋に通じ、秋は熱を冷ます（解熱）に通じます。それに配合されている石膏が白色なので、それらを込めて白虎湯の名が出たと言われています。また漢方の治療原則は汗、吐く、下す、和（中和、解熱も中和の内に入ります）。の四原則があり、これが四神獣と対比されるわけです。

㊗ ク・小・ツ（金匱要略《きんきようりゃく》）（傷寒論《しょうかんろん》）

茯《ぶく》苓《りょう》飲《いん》

症状

胃にガスがいっぱいになって食べられないといった状態で、心窩部につかえ感、膨満感があり、ゲップが出て胃酸が逆流し、吐き気、胸やけ、胃痛などがあるものに用い、胃炎、胃下垂、胃酸過多などに応用します。

①胃部停滞感、膨満感（胃内停水、ガス充満）。
②胸やけ、ゲップ。 ③嘔吐。
④尿量減少。
⑤吐水、食欲不振、胃部の痛み。
⑥動悸、手足の軽い浮腫。

腹 心窩部のつかえ、胃部振水音（胃内停水）、緊張あり。

脈 不定。

舌 湿。

適応

吐き気や胸やけがあり、尿量が減少するものの次の諸症。

胃炎、胃アトニー、溜飲、胃下垂、胃神経症、胃拡張、消化不良、胆石症。

処方 茯苓《ぶくりょう》5.0g。朮《じゅつ》4.0g。人参《にんじん》、生姜《しょうきょう》、陳皮《ちんぴ》 各3.0g。枳実《きじつ》1.5g。

お腹がすいているのに、吐いて食べられないというような時によく用います。

㊎ 小・ツ（金匱要略《きんきようりゃく》）

茯《ぶく》苓《りょう》飲《いん》合《ごう》半《はん》夏《げ》厚《こう》朴《ぼく》湯《とう》

症状

茯苓飲（176頁）と半夏厚朴湯（170頁）とを合方したもので、エキス剤では両者を併用すれば間に合います。吐き気、胸やけ、心窩部のつかえ感、動悸、めまい、尿量の減少があって気がふさき、咽頭部に何かつまったような感じ（梅核気）のあるものに用います。

適応

気分がふさいで咽頭食道部に異物感があり、ときに動悸、めまい、吐き気、胸やけなどがあり、尿量の減少するものの次の諸症。

不安神経症、神経性胃炎、つわり、溜飲、胃炎、血の道症、気管支喘息、気管支炎、百日咳、扁桃炎、嗄声、咽頭刺激感、胃性神経衰弱、神経性食道狭窄、更年期障害、ヒステリー、バセドウ病、陰嚢水腫、小児消化不良、食道痙攣。

処方

茯苓《ぶくりょう》5.0g。朮《じゅつ》、生姜《しょうきょう》各4.0g。人参《にんじん》、陳皮《ちんぴ》、厚木《こうぼく》　各3.0g。
枳実《きじつ》1.5g。半夏《はんげ》6.0g。紫蘇葉《しそよう》2.0g。

㊓　ツ（本朝経験方《ほんちょうけいけんほう》）

附《ぶ》子《し》人《にん》参《じん》湯《とう》（附《ぶ》子《し》理《り》中《ちゅう》湯《とう》）

症状

人参湯（162頁）に附子（34頁）を加えたもので、エキス剤では人参湯エキスに加工ブシを加えて用いればよい。胃腸虚弱で、血色が悪く、生気がなく手足が冷え、下痢しやすく、吐き気、めまい、頭重、胃の痛みがあるものに用います。

適応

慢性の胃腸カタル、胃アトニー症（人参湯の適応症で手足の冷え、痛みの一層強いものに用います。162頁参照）。

処方 人参《にんじん》、甘草《かんぞう》、朮《じゅつ》　各3.0g。乾姜《かんきょう》2.0～3.0g。附子《ぶし》1.0g。

㊗ ク・三（和剤局方《わざいきょくほう》）

平《へい》胃《い》散《さん》

症状

暴飲暴食などによる急性胃腸炎によく用いるもので、消化不良、食欲不振で腹が張って（腹部膨満）、水おちの辺りが張り（心下痞）胃に水が溜り（胃内停水）、食後にグルグルと腹が鳴り下痢したりするものに用い急性・慢性の胃カタル、胃下垂、口内炎などに応用します。（平素胃症状のない人によく使う）。

①食欲不振。
②腹部膨満。
③心窩部のつかえ感。
④食後の腹鳴下痢。
⑤消化不良。

腹 胃部振水音（胃内停水）、心窩部つかえ感。
脈 一定せず。
舌 湿潤。

適応

胃がもたれて消化不良の傾向のある次の諸症。

急・慢性胃カタル、胃アトニー、消化不良、食欲不振、口内炎、胃炎、胃拡張。

処方 朮《じゅつ》、厚朴《こうぼく》、陳皮《ちんぴ》　各3.0g。大棗《だいそう》2.0g。甘草《かんぞう》1.0g。生姜《しょうきょう》2.0g。

平胃散と五苓散（72頁）を合方すれば胃苓湯（21頁）になります。藿香正気散《かっこうしょうきさん》（35頁）、五積散《ごしゃくさん》（70頁）は平胃散を基本にした処方です。

㊎ ウ・小・タ・ツ・ホ（和剤局方《わざいきょくほう》）

防《ぼう》已《い》黄《おう》蓍《ぎ》湯《とう》

適応

色白で筋肉は柔らかく、水太りの体質で疲れやすく、汗が多く、小便不利で下肢に浮腫をきたし、膝関節の腫痛するものの諸症。

腎炎、ネフローゼ、妊娠腎、陰嚢水腫、肥満症、関節炎、癰、癤、筋炎、浮腫、皮膚炎、多汗症、月経不順、変形性膝関節症、蕁麻疹、わきが、関節リウマチ、膝関節炎、足関節炎。

症状

色白水太りで、筋肉が軟らかく、汗をかきやすく、疲れやすく、身体が重くむくみやすい人に用い、肥満、多汗症、下肢の関節炎のどに応用します。

①色白、水太りで筋肉軟弱。
②疲れやすく身体が重い。
③発汗しやすく、皮膚は湿って足が冷える。
④下肢の関節痛、関節水腫、浮腫。
⑤尿量減少し、下腹に浮腫がある。
⑥肩こり。
⑦軽い口渇。

腹 腹壁は膨満するか色が白く軟弱で、特別の圧痛や硬結、抵抗がない。

脈 脈にしまりがなく、浮緩。

処方 防已《ぼうい》、黄蓍《おうぎ》　各5.0g。白朮《びゃくじゅつ》、大棗《たいそう》、生姜《しょうきょう》　各3.0g。甘草《かんぞう》1.5g。

舌
一定せず、乾燥した白（黄）苔はない。

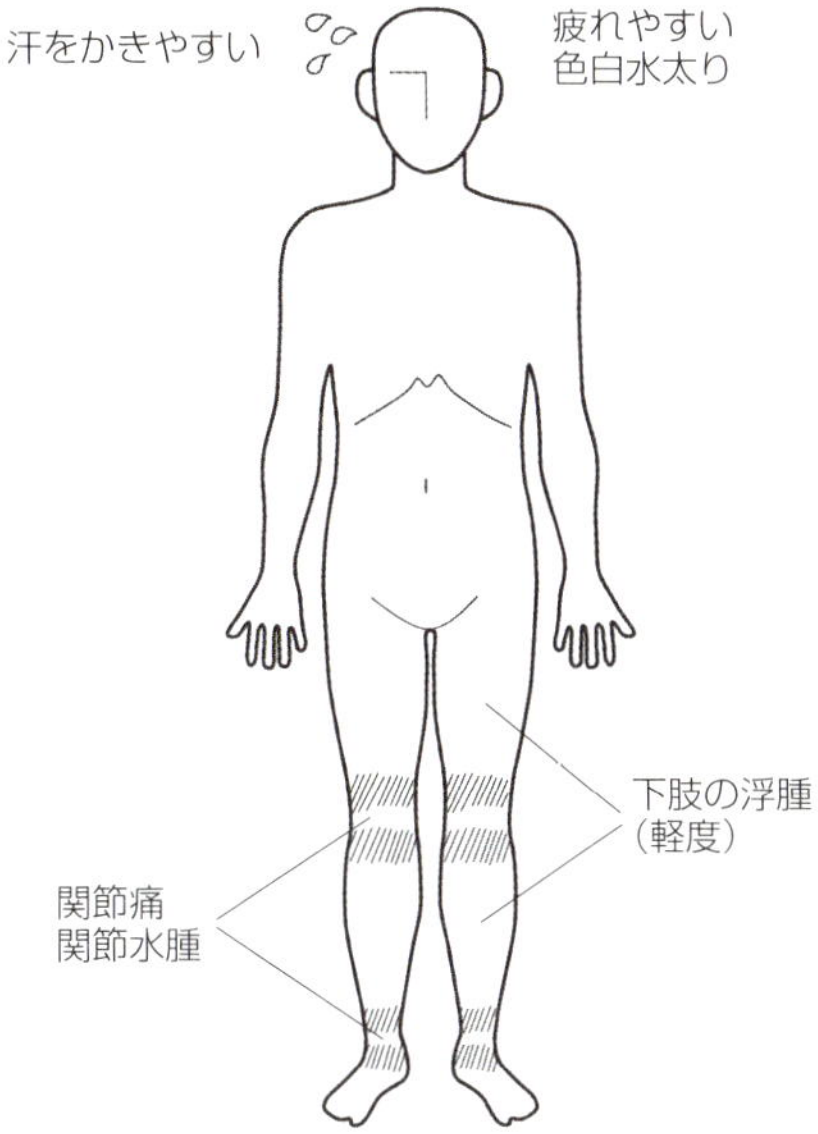

⑴水太りで、疲れやすく、汗をかきやすい、尿量少なく、膝関節などが腫れたり痛んだり水が溜ったりし、浮腫や湿疹を伴うものに広く使います。

⑵中年後の女性の肥満で、運動不足の人は多く水太りで、本剤が使えます。このタイプであまり太っていない人は、当帰芍薬散（156頁）が合うようです。

⑶水太りには防已黄蓍湯を用いますが、便秘、口渇があり、赤ら顔の太鼓腹型の脂肪太りには、防風通聖散《ぼうふうつうしょうさん》（182頁）。骨格ががっちりして筋肉質の肥満者で、季肋骨心窩部に抵抗圧痛があって、便秘がちのものには大柴胡湯《だいさいことう》（134頁）を用います。

⑷関節痛があって、冷えて筋・関節が激しく痛み、汗をかきにくく、体力があって脈も緊張しているようなものでは、麻杏薏甘湯《まきょうよくかんとう》（189頁）を用います。

⑸防已は鎮痛、利水作用があり、黄蓍は強壮、止汗、利水作用、朮には健胃調整と利水作用があります。生姜、大棗、甘草がこれらの作用を助けて本剤の働きをあらわします。

㊗ ク・小・阪・シ・タ・ツ・帝・虎・日・ホ・松・峰（金匱要略《きんきようやく》）

防《ぼう》風《ふう》通《つう》聖《しょう》散《さん》

症状

漢方のやせ薬。太鼓腹型の脂肪太りで、便秘がちで、赤ら顔、首太で、尿量少なく、肩こりして高血圧気味の硬太りの人に用い、肥満、高血圧、常習性便秘に応用します。

①肥満、肥満型卒中体質の人に用いる。へそを中心に腹部の皮下脂肪がたまり（太鼓腹）、皮膚は黄白色、赤ら顔で首が太く硬太り（筋肉の軟弱な水太りには使えません。）この場合は防已黄耆湯《ぼういおうぎとう》（180頁）。

②便秘、胃腸には熱があって便秘する。大柴胡湯《だいさいことう》（134頁）の効かないときに使ってみるとよい。

③のぼせ症、頭痛、耳鳴り、肩こり等、上半身ののぼせ症状。

適応

腹部に皮下脂肪が多く、便秘がちなものの次の諸症。

高血圧の随伴症状（動悸、肩こり、のぼせ）、肥満症、むくみ、便秘、胃散過多症、常習便秘、心臓衰弱、動脈硬化、高血圧、脳溢血、腎臓病、これらに伴う肩こり、痔疾、慢性腎炎、湿疹、

糖尿病、皮膚病、蓄膿症、中風予防、脱毛症、頭瘡、ネフローゼ、膀胱炎、梅毒、性病、喘息、癲癇、フルンケル、カルブンケル、慢性湿疹、蕁麻疹、酒渣、歯痛。

処方

当帰《とうき》、芍薬《しゃくやく》、川芎《せんきゅう》、梔子《しし》、連翹《れんぎょう》、薄荷《はっか》、生姜《しょうきょう》、荊芥《けいがい》、防風《ぼうふう》、麻黄《まおう》　各1.2g。
大黄《だいおう》、芒硝《ぼうしょう》　各1.5g。桔梗《ききょう》、黄芩《おうごん》、石膏《せっこう》、甘草《かんぞう》　各2.0g。滑石《かっせき》3.0g。

④尿量が少なく色が濃い（小便赤渋）。
⑤めまい、目の充血、目の痛み、口渇、咳嗽、発疹、皮膚の化膿（フルンケル）、高血圧、蓄膿、難聴。

腹 力士型の太鼓腹、へそを中心に硬く膨隆し充実感がありますが、心窩部、季肋部には軟らかで抵抗圧痛がなく（大柴胡湯との差）、腹直筋は張っていません。

脈 幅の広い硬く力のある脈（洪脈）浮または沈。

舌 一般に乾燥、厚い黄色舌苔。

⑴肥満の治療に用いる漢方薬には、次のようなものがあります。
①防風通聖散…硬太り。
②防已黄耆湯《ぼういおうぎとう》(180頁)…水太り、筋肉弛緩、自然発汗、色白、疲れやすい、下肢関節水腫。
③大柴胡湯《だいさいことう》（134頁）…肥満（硬太り）、便秘、のぼせ症、皮膚黄褐色、筋肉質、心窩部季肋部が張る。
④桃核承気湯（150頁）…肥満（硬太り）、便秘、のぼせ、精神不安、皮膚青黒く、左下腹部に素状物を触れ、圧痛があり、月経不順。

⑵大黄、芒硝、甘草（調胃承気湯で食毒を駆逐し便秘を治す）。
麻黄、防風、荊芥、薄荷（解毒発汗作用、体表より病邪発散）。
滑石、白朮（利尿作用、水毒を治す）。
黄芩、石膏、梔子（清熱消炎）。
桔梗、連翹（解毒消炎）。
当帰、芍薬、川芎（血行促進）。
白朮、甘草と共に体力補強。

㊗健 ク・小・三・シ・建・タ・ツ・東・虎・ホ（宣明論《せんめいろん》）

補《ほ》中《ちゅう》益《えっ》気《き》湯《とう》（医王湯《いおうとう》）

症状

疲れやすく、胃腸が弱って食欲も衰えて元気がなく、手足がだるく、汗をかきやすく、温かい食物を好み、言語も眼の勢いも衰え微熱が出たり、脈にも腹にも力のない人に用い、夏やせ、病後手術の疲労、胃下垂、貧血などに応用します。

①全身、特に手足の倦怠感。
②言語に力がなく、眼に勢いがない。
③食欲不振。
④食物に味がなく温かいものを好む。
⑤汗をかきやすい、盗汗。
⑥口中に唾液が高まり易い。
⑦動悸微熱がある。

腹 腹壁軟弱で、へそ部に動悸がある。

適応

消化機能が衰え、四肢倦怠感著しい虚弱体質の次の諸症。

夏やせ、病後の体力増強、結核症、食欲不振、胃下垂、感冒、痔、脱肛、子宮下垂、陰萎、半身不随、多汗症、結核性疾患および病後の体力増強、胃弱、貧血症、虚弱体質、低血圧、腺病質、疲労倦怠、病後の衰弱、寝汗、胸部疾患の体力増強、胃腸機能減退、慢性気管支炎、慢性肝炎、慢性下痢。

処方

黄耆《おうぎ》、人参《にんじん》、朮《じゅつ》　各4.0g。当帰《とうき》3.0g。陳皮《ちんぴ》、大棗《たいそう》　各2.0g。
甘草《かんぞう》1.5g。柴胡《さいこ》1.0g。乾姜《かんきょう》、升麻《しょうま》　各0.5g。

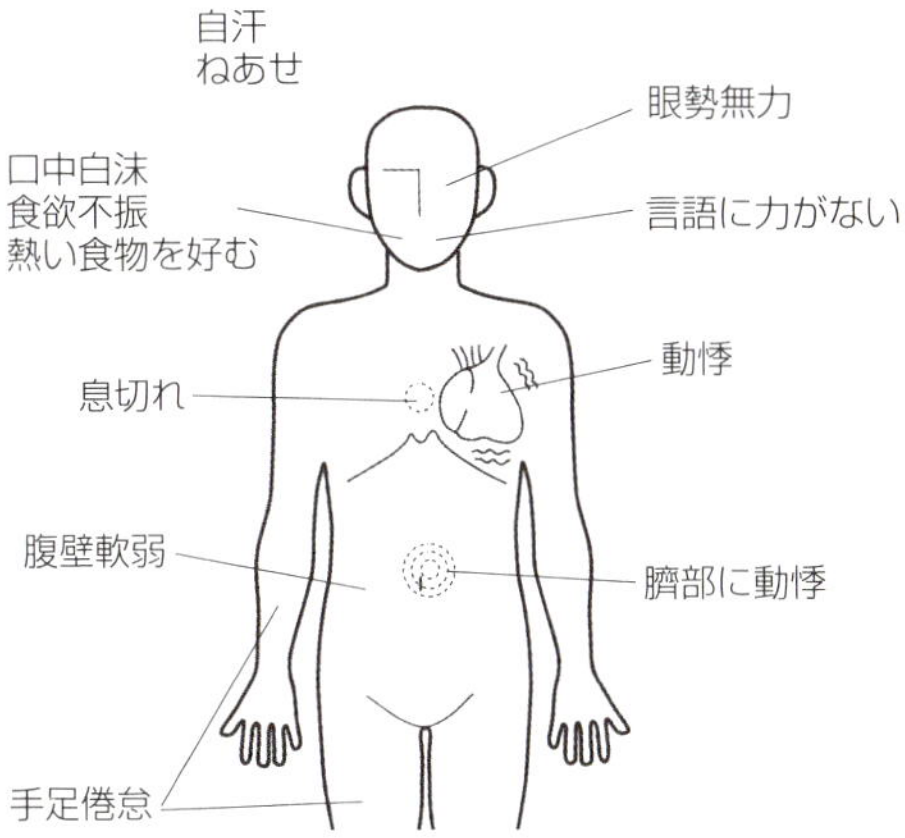

脈 微熱で散大。

舌 湿潤し、白い泡沫が口内にたまる。

補中益気湯にも柴胡が入っていて、一種の柴胡剤ですが、体力充実して便秘するものには大柴胡湯（134頁）を用い、以下、四逆散（94頁）、小柴胡湯（108頁）と体力の落ちゆく程度にしたがって使います。それらを体力充実の程度にしたがって順番に並べてゆくと次のようになります。

体力衰退 ↓　　体力増強 ↑

①大柴胡湯《だいさいことう》（134頁あるいは防風通聖散182頁）
↓↑
②四逆散《しぎゃくさん》（94頁）
↓↑
③小柴胡湯《しょうさいことう》（108頁）
↓↑
④柴胡桂枝湯《さいこけいしとう》（82頁）
↓↑
⑤柴胡桂枝乾姜湯《さいこけいしかんきょうとう》（80頁）
↓↑
⑥補中益気湯《ほちゅうえっきとう》（184頁）
↓↑
⑦人参養栄湯《にんじんようえいとう》（164頁）
↓↑
⑧十全大補湯《じゅうぜんだいほとう》（110頁）

①〜⑥までは柴胡剤ですが、⑦⑧は柴胡が入っていません。

㊎ ク・小・三・シ・建・タ・ツ・東・虎・ホ・その他（弁惑論《べんわくろん》）

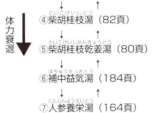

麻《ま》黄《おう》湯《とう》

症状

感冒の初期、熱性疾患で、悪寒発熱と一緒に筋肉痛、関節痛、腰痛があって発汗しないものに用い、流感、熱性病の初期、小児の鼻づまり、夜尿症、リウマチ、皮膚病に応用します。

①無汗。
②発熱悪寒。
③頭痛、関節痛、腰痛、筋肉痛。
④咳嗽、鼻づまり、鼻血、発疹。

腹 不定。
脈 浮緊、熱があれば頻即脈。
舌 不定。

適応

悪寒、発熱、頭痛、腰痛、自然に汗の出ないものの次の諸症。

感冒、インフルエンザ（初期のもの）、関節リウマチ、喘息、乳児の鼻閉塞、哺乳困難、気管支喘息、鼻かぜ、乳児の鼻づまり、
肺炎・腸チフス、夜尿症、急仮死、卒中発作、気絶、難産。

処方

麻黄《まおう》、杏仁《きょうにん》　各5.0g。桂枝《けいし》4.0g。甘草《かんぞう》1.5g。

麻黄湯と桂枝湯を合方（エキス剤なら両者を等分に混ぜればよい）したものは、桂麻各半湯《けいまかくはんとう》で、湿疹、じんましん（発熱が小さく赤くかゆみの強いもの）風邪などに用います。

㊎　ク・小・建・ツ・帝・日・ホ（傷寒論《しょうかんろん》）

麻《ま》黄《おう》附《ぶ》子《し》細《さい》辛《しん》湯《とう》

症状

虚弱者、老人あるいは病後や過労などで体力が衰えている人の感冒で、全身がだるく無気力で、強い寒気があり、微熱があって起きているのがつらい。脈が細く力がない。のどの痛み、咳、薄い痰が出るなどの症状のあるものに用います。

①疲労脱力感臥床《がしょう》を好む。
②微熱、悪寒。
③頭痛（頭重）。
④咳嗽。
⑤尿量増大、うすい尿。

腹

脈 沈細。

舌 不定。一般に紅色。

適応

感冒、気管支炎、咳嗽、流感、肺炎、気管支喘息、神経痛、蓄膿症、アレルギー性鼻炎。

処方 麻黄《まおう》4.0g。細辛《さいしん》3.0g。附子1.0g。

㊔ ク・小・ツ・ホ（傷寒論《しょうかんろん》）

麻《ま》杏《きょう》甘《かん》石《せき》湯《とう》

症状

喘息特に小児喘息によく用い、ゼイゼイする激しい咳や呼吸困難で苦しみ、発作時に発汗し、口が渇くが胃腸の丈夫なものに用い、百日咳にも用い、外痔核に効くことがあります。

①喘咳、喘息（発作時に発汗）。
②口渇。
③胃腸が丈夫。
④発熱悪寒なし。
⑤外痔核。

腹 **脈** **舌** 一定せず。

適応

小児喘息、気管支喘息、気管支炎、百日咳、肺炎、感冒、痔核、睾丸炎。

処方 麻黄《まおう》、杏仁《きょうにん》　各4.0g。甘草《かんぞう》2.0g。石膏《せっこう》10.0g。

⑴喘息発作に頓服としてよく用います。熱の有無に関わらず使えます。
⑵喘息患者の体質改善には、小柴胡湯《しょうさいことう》（108頁）大柴胡湯《だいさいことう》（134頁）柴朴湯《さいぼくとう》（77頁）神秘湯《しんぴとう》（121頁）がよく、麻杏甘石湯の長期投与は胃腸障害などを起こす事があります。
⑶麻黄湯（186頁）の桂枝のかわりに石膏を加えたものが本剤です。

㊝ 小・シ・タ・ツ・ホ（傷寒論《しょうかんろん》）

麻《ま》杏《きょう》薏《よく》甘《かん》湯《とう》

症状

慢性の関節痛や筋肉痛があり、夕方になると痛みが増し、熱も上がってくるもので、皮膚はカサカサし、頭にフケの多いものに用い、リウマチ、関節炎、いぼ、手掌角化症などに応用します。

①慢性の関節炎、筋肉痛。
②皮膚乾燥、麻痺感（サメ肌、手足の荒れ）。
③夕方になると発熱し、痛みが強くなる。
④冷え込み。
⑤汗が出ない、喘息。

腹 不定。
脈 浮力あり。
舌 一定せず。

適応

関節痛、神経痛、筋肉痛、関節・筋肉リウマチ、いぼ、手掌角化症、青年性扁平性いぼ、湿疹、水虫、喘息、腎炎、頭部ふけ症。

処方 麻黄《まおう》4.0g。杏仁《きょうにん》3.0g。甘草《かんぞう》2.0g。薏苡仁《よくいにん》10.0g。

急性の関節痛で下肢浮腫、脈浮のものには越婢加朮湯《えっぴかじゅつとう》（26頁）、関節痛が緩和で、関節の動きが悪く、手足が冷え、自然発汗があり、皮膚が乾燥していないものに桂枝加朮附湯《けいしかじゅつぶとう》（55頁）を用います。

㊗ ク・小・三・建・タ・ツ・ホ（金匱要略《きんきようやく》）

麻《ま》子《し》仁《にん》丸《がん》

症状

大便が乾燥がちの常習便秘に広く用いる薬で、特に老人、虚弱者、病後で体力低下したものの便秘に用い、大便は乾燥して硬く塊状となり、尿が多くて、皮膚枯燥し、便秘の他に特別の苦情のないものに用います。

①常習便秘。
②多尿。
③皮膚枯燥。
④体力低下。
⑤便秘の他に特別の苦情はない。

腹 **脈** **舌** 一定せず。

適応

常習便秘、急性便秘、病後の便秘、便秘に伴う痔核、萎縮腎。

処方 枳実《きじつ》、厚朴《こうぼく》　各2.0g。大黄《だいおう》4.0g。麻子仁《ましじん》5.0g。杏仁《きょうにん》、芍薬《しゃくやく》　各2.0g。

(1)小承気湯《しょうじょうきとう》（枳実、厚朴、大黄）は、体力の割りにある人の腹満便秘に使いますが、これに潤腸緩下作用の麻子仁、杏仁、腸の緊張をとる芍薬を加えて潤腸緩下作用を持たせたもの。
(2)潤腸湯《じゅんちょうとう》（103頁）もほぼ同様に使えますが、皮膚枯燥がより激しい場合に使います。

㊎ ク・小・阪・タ・ツ・ホ（傷寒論《しょうかんろん》）

木《もく》防《ぼう》已《い》湯《とう》

症状

心不全や心臓喘息によく用いる。かなり体力はあるけれども、喘鳴を伴う呼吸困難があり、浮腫を生じ、顔色は青黒くてつやがなく、息切れ、動悸、喘息、腹部膨満があって、尿量が少なく、口渇のあるものに用います。

①息切れ、動悸。
②喘咳（ゼイゼイ）。
③浮腫（下半身に多い）。
④尿量減少。
⑤胃部がつかえて硬い。
⑥顔色青黒い。　⑦口渇。
⑧苦しくて横臥できない。

腹 心窩部につかえと抵抗。
脈 沈緊。
舌 乾燥。

適応

顔色がさえず、咳を伴う呼吸困難があり、心臓下部に緊張圧重感があるものの、心臓あるいは腎臓にもとづく疾患。

浮腫、心臓性喘息、心内膜炎、心臓弁膜症、慢性腎炎、ネフローゼ。

処方

防已《ぼうい》4.0g。桂枝《けいし》、人参《にんじん》　各3.0g。石膏《せっこう》10.0g。

現代医学的にはジギタリス等の強心利尿剤が使いたい状態。体力のない人で、衰弱し、盗汗、不眠があれば柴胡桂枝乾姜湯（80頁）がよい。

㊗ 小・三・ツ（金匱要略《きんきようやく》）

ま行

薏《よく》苡《い》仁《にん》湯《とう》

症状

やや慢性化した関節リウマチによく用い、四肢の関節や筋肉が腫れて熱を持ち（腫脹熱感）痛みのあるもので、比較的程度が軽く体力が割合にある人に使います（麻杏薏甘湯《まきょうよくかんとう》（189頁）より重症なものに使います）。

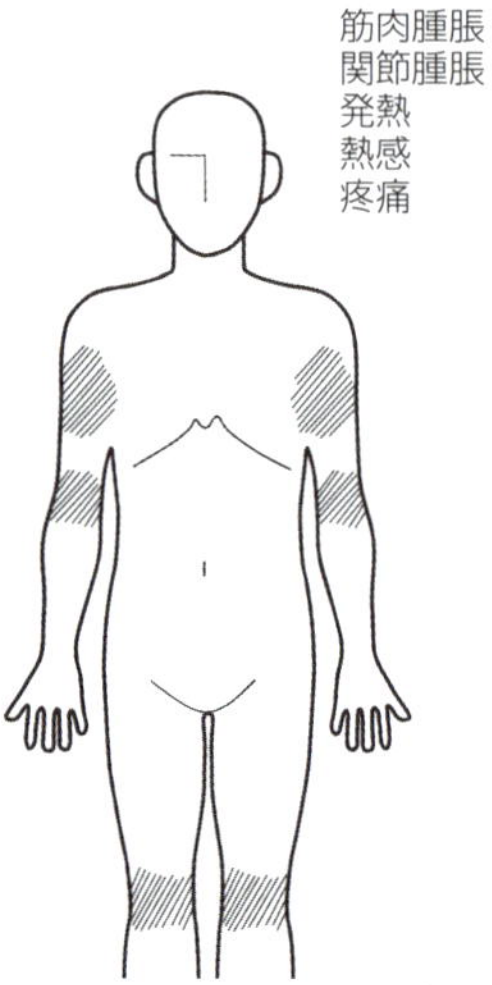

体力は中位以上

適応

関節痛、筋肉痛、関節リウマチ、慢性関節リウマチ、奨液性関節炎、筋肉リウマチ、結核性関節炎。

処方 麻黄《まおう》、当帰《とうき》、朮《じゅつ》　各4.0g。薏苡仁《よくいにん》8.0g。桂枝《けいし》、芍薬《しゃくやく》　各3.0g。甘草《かんぞう》2.0g

薏苡仁、朮（利水作用、腫れをとり、鎮痛）。麻黄、桂枝（解表発汗、水分調節鎮痛）。当帰、芍薬（血行改善）。芍薬、甘草（強力鎮痛）。

㊝ ク・サ・阪・タ・ツ・東・ト・ホ・峰（明医指掌《めいいししょう》）

ヨクイニン・エキス

症状

ハトムギ（薏苡仁《よくいにん》）のエキスで、薏苡仁は、イネ科ハトムギの種子で、消炎、利尿、健胃、鎮痛、排膿の効果があるとされていますが、その他にも、サメはだによいとされていて、皮膚を滑らかにする効果があります。また、「イボとり」として民間で使われており、最近は抗がん作用も認められています。

適応

青年性扁平性疣贅、尋常性疣贅、進行性手掌角化症。

(1)エキス剤で通常使用量は3.0g〜6.0g。大量（10g〜12g）に使うこともあります。
(2)美肌の目的に桂枝茯苓丸（60頁）や、当帰芍薬散（156頁）と併用します。
(3)薏苡仁湯(192頁)、麻杏薏甘湯《まきょうよくかんとう》（189頁）にはヨクイニンが入っており、鎮痛、消炎、利尿効果があり、関節リウマチなどに用いられています。

㊎ 小

抑《よく》肝《かん》散《さん》

症状

元来は、子供のひきつけに用いたものですが、広く大人ににも用い、肝気がたかぶって、神経が過敏となり、興奮して眠れないものに用い、小児の夜泣き、ひきつけ、てんかん、歯ぎしり、神経症、不眠症などに応用します。

①神経興奮症状。
②不眠。
③痙攣。
④癇癪持ち。
⑤やせ型。
⑥強弱、やや体力が衰えている。

腹 腹直筋の拘攣（特に左）、へそ部に動悸著明。

脈 **舌** 一定せず。

適応

虚弱な体質で神経が高ぶるものの次の諸症。

神経症、不眠症、小児夜泣き、小児疳症《しょうにかんしょう》、神経症、神経衰弱、ヒステリー、歯ぎしり、てんかん、不明の発熱、更年期障害、血の道症、神経性斜頸、癇癪持ち。

処方 朮《じゅつ》、茯苓《ぶくりょう》　各4.0g。当帰《とうき》、川芎《せんきゅう》、釣藤鈎《ちょうとうこう》　各3.0g。柴胡《さいこ》2.0g。甘草《かんぞう》1.5g。

肝気を抑えるので抑肝散といい、四逆散《しぎゃくさん》（94頁）柴胡、甘草、枳実、芍薬）の変方です。

㊎ タ・ツ・ト・虎（保嬰撮要《ほえんさつよう》）

抑《よく》肝《かん》散《さん》加《か》陳《ちん》皮《ぴ》半《はん》夏《げ》

症状

抑肝散に陳皮と半夏を加えたものですが、主として中年以後の人で、不眠、恐怖症、怒りやすい、せっかち等の神経興奮症状が著しく、体力が衰えていて皮膚が枯燥し、おへその左から水おちにかけて動悸するような人に用い、神経症、ヒステリー、更年期障害、夜泣きなどに応用します。

①神経興奮症状。　②動悸。
③頭重。　④歯ぎしり。
⑤皮膚枯燥。　⑥めまい。
⑦肩こり、やせ型。

腹　腹壁軟弱、左臍傍より胃部にかけて動悸があり、腹部陥没して胃部心水音（腹直筋特に左側が拘攣していることもあります）。

脈　**舌**　一定せず。

適応

神経症、更年期障害、高血圧または動脈硬化による神経症状、小児夜泣き、不眠症、小児疳症、痛風、疲労症、自律神経失調症、つわり。

処方　当帰《とうき》、釣藤《ちょうとう》、川芎《せんきゅう》　各3.0g。　朮《じゅつ》、茯苓《ぶくりょう》　各4.0g。
柴胡《さいこ》2.0g。甘草《かんぞう》1.5g。陳皮《ちんぴ》、半夏《はんげ》　各3.0g。

㊎　ク・小・ツ・ホ　（本朝経験方《ほんちょうけいけんほう》）（浅井南冥《あさいなんめい》）

や行

竜《りゅう》胆《たん》瀉《しゃ》肝《かん》湯《とう》

症状

膀胱炎や尿道炎など泌尿、生殖器の炎症に頻用する薬で、排尿痛や残尿感があり、尿が濁ったり、帯下があったり、陰部の腫脹疼痛、ソケイ部リンパ腫の腫脹などがあるもので割合に体力のあるものに用います。

①体力が割合にある。
②精神不安。
③泌尿器生殖器の疾患がある。
④ソケイ部リンパ腺腫張。
⑤帯下、膿尿。
⑥皮膚浅黒く足底、手掌に汗をかく。
⑦足に乾性の皮膚病が出やすい。

腹 腹壁は全体に力があり、腹直筋拘攣（特に右側）、両腹直筋の外側に緊張と過敏帯。

脈 割合に力がある。

舌 不定。

適応

比較的体力があり、下腹部筋肉の緊張する傾向があるものの次の諸症。

排尿痛、残尿感、尿の濁り、こしけ、尿道炎、膀胱カタル、膣炎、陰部湿疹、子宮内膜症、陰部痒痛、バルトリン腺炎、陰部掻痒症、睾丸炎、外陰潰瘍、トリコモナス、ベーチェット病、ソケイリンパ腺炎、肝硬変。

処方 当帰《とうき》、地黄《じおう》、木通《もくつう》　各5.0g。黄芩《おうごん》、沢瀉《たくしゃ》、車前子《しゃぜんし》　各3.0g。竜胆《りゅうたん》、山梔子《さんしし》、甘草《かんぞう》　各1.0g。

㊎ 小・三・ツ・東・虎（薛氏十六種《せつしじゅうろくしゅ》）

苓《りょう》姜《きょう》朮《じゅつ》甘《かん》湯《とう》

症状

まるで水の中に座っているように、腰が冷え、身体が重くて尿が多い人に効く薬で、冷え症、腰痛、夜尿症等に応用します。

①腰の冷感。
②身体が重い。
③腰痛、腰が重い。
④尿量増大（希薄尿）。
⑤帯下（希薄白帯下）。
⑥全身倦怠感。
⑦薄い分泌物の出る湿疹、潰瘍等。

腹 **脈** **舌** 一定せず。

適応

腰に冷えと痛みがあって、尿量の多い次の諸症。

腰痛、腰冷、夜尿症、坐骨神経痛、遺尿、帯下、頸管カタル、湿疹（潰瘍）。

処方 茯苓《ぶくりょう》6.0g。乾姜《かんきょう》3.0g。朮《じゅつ》3.0g。甘草《かんぞう》2.0g。

㊒ ツ・小・三・日（金匱要略《きんきようやく》）

六《りっ》君《くん》子《し》湯《とう》

症状

胃腸虚弱で疲れやすく、食欲不振で貧血し、手足が冷たく心窩部につかえ感のあるものに用い、慢性胃炎、胃ガン、胃下垂などに応用します。

①胃腸虚弱で胃部につかえ感、食欲不振、下痢。
②全身倦怠感、四肢無力感。
③貧血、手足が冷えやすい。
④食後に眠くなる。
⑤便秘、痔出血のあることもある。

腹 腹壁弛緩、胃部振水音（胃内停水）。
脈 微弱、細遅。
舌 淡白色湿潤して無苔。

適応

胃腸の弱いもので、食欲がなく、水おちがつかえ、疲れやすく、貧血症で手足が冷えやすいものの次の諸症。

胃炎、胃アトニー、胃下垂、消化不良、食欲不振、胃痛、嘔吐、胃拡張症、胃神経症、つわり、虚弱児の食欲不振、胃潰瘍、虚弱児の消化不良、術後の胃腸障害、胃ガン、食道ガン、慢性腹膜炎、自家中毒、虚弱者の胃腸型感冒虚弱者、老人、脳卒中患者の体力補強、潰瘍性大腸炎。

処方 人参《にんじん》、朮《じゅつ》、茯苓《ぶくりょう》、半夏《はんげ》　各4.0g。陳皮《ちんぴ》、大棗《だいそう》　各2.0g。甘草《かんぞう》1.0g。乾姜《かんきょう》0.5g。

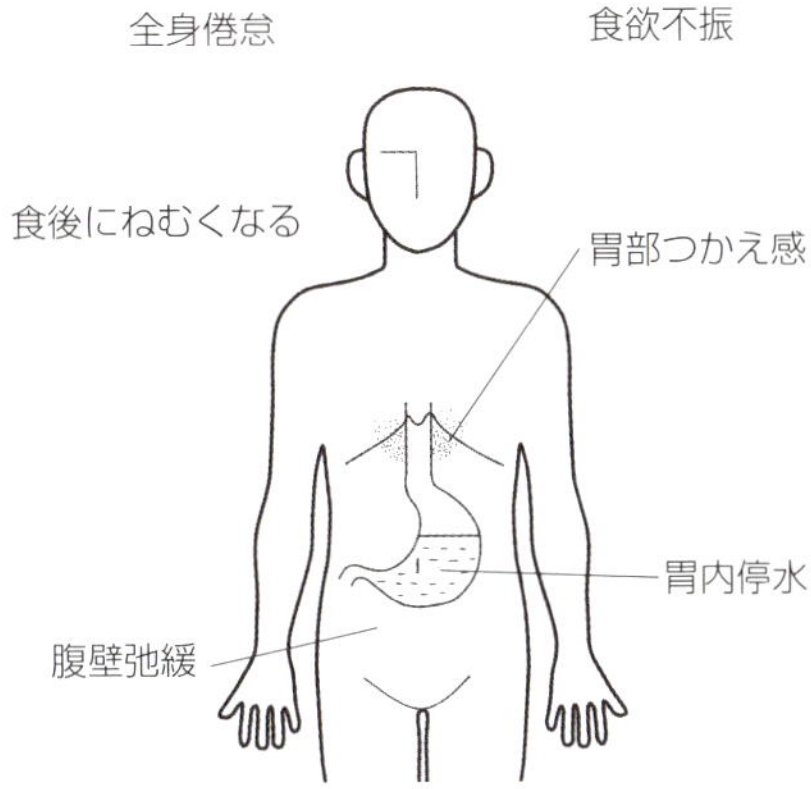

⑴胃腸虚弱な状態を改善する四君子湯（95頁人参、朮、茯苓、甘草に大棗、生姜）と、悪心、嘔吐を治し、胃部の水分の停滞を治す二朮湯（159頁）を合方したものです。

⑵胃腸が弱く胃内停水があるもの。全身倦怠感、貧血、消え症で慢性の胃腸障害のあるものに広く用います。

⑶胃ガン末期で、食欲がなく、食物が通りにくいといったものに用いて一般状態を著しく改善し、延命効果を期待することができる。

⑷当帰芍薬散（156頁）などを体質改善のために用いるようなときに、胃腸障害を防いで、より効果をあげるために六君子湯を併用することができる。

⑸胃部につかえ感があり、貧血、冷え性で胃腸虚弱で本方を使いたい状況ですが、胃部の冷え感が強く、唾液がたくさん出たり、水のようなものを吐いたりするときには人参湯（162頁）を用います。

⑹割合に体力があって胃部のつかえ感、膨満感があってゲップが出て、水様のものを吐くときには茯苓飲（176頁）が効きます。

⑺同様の症状があってお腹がゴロゴロ鳴り、下痢気味で、体力が割合にある人では、半夏瀉心湯（172頁）が良いようです。

⑻勿誤方函口訳という書物に「比方は理中湯（人参湯）の変方にして中気を扶け、胃を開くの効あり。故に老人脾胃虚弱にして痰あり、飲食を思はす、或いは大病後脾胃虚し、食味なきものに用ゆ。陳皮《ちんぴ》、半夏《はんげ》、胸中胃口の停飲を推し開くこと一層力ありて、四君子湯に比すれば最も活用あり、千金方に半夏湯の類。数方あれども、比方の平穏なるに如かず」とあります。

㊎ ク・小・サ・シ・タ・ツ・東・ホ（万病回春《まんびょうかいしゅん》）

苓《りょう》桂《けい》朮《じゅつ》甘《かん》湯《とう》

症状

めまい、立ちくらみ、ふらつき（身体動揺感）、動悸があって、のぼせて頭痛がし、頭に何かかぶさっているような感じがして、尿量が少ないものに広く用います。

①めまい、立ちくらみ、ふらつき。
②のぼせ、頭痛、頭帽感。
③動悸、四肢の冷え、疲れやすい。
④神経過敏、気分不安で取り越し苦労。
⑤尿量減少、回数は多いが尿量は少ない。
⑥低血圧または高血圧（のぼせ）。
⑦喘息、下痢、瞼が腫れ涙目になる。

腹 腹壁は軟弱で、胃部に振水音、腹部動悸。
脈 沈んで緊、滑。
舌 湿った白苔。

適応

めまい、ふらつきがあり、また、動悸があり、尿量減少するものの次の諸症。

神経質、ノイローゼ、めまい、動悸、息切れ、頭痛、神経性心悸亢進、神経症、充血、耳鳴り、不眠症、血圧異常、心臓衰弱、腎臓病、心臓弁膜症、起立性めまい、メニエール氏症候群、神経衰弱、腎臓疾患、胃下垂症、胃アトニー、バセドウ病、運動失調症、仮性近視、結膜炎、慢性軸性視神経炎、眼球振盪症、小脳および錐体外路疾患、癇癪、むち打ち症、高血圧症、低血圧症、血の道症。

処方 茯苓《ぶくりょう》6.0g。桂枝《けいし》4.0g。朮《じゅつ》3.0g。甘草《かんぞう》2.0g。

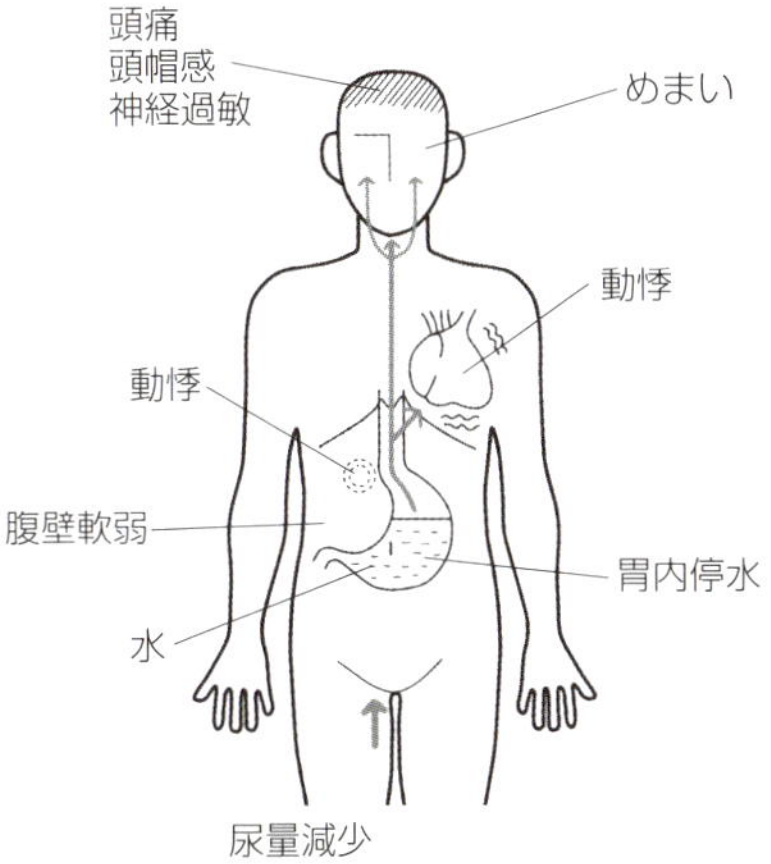

⑴めまい、立ちくらみ（ふらつき）、動悸、頭痛、神経過敏、尿量減少等の症状があり、腹部に胃内停水をみとめ、脈が沈んで緊ならば、いかなる疾患でも苓桂朮甘湯を使う決め手となります。

⑵前記の決め手となる症状があって、さらに下腹部痛や月経不順などの症状（瘀血）が加わった場合には、当帰芍薬散（156頁）が使えます。

⑶苓桂朮甘湯の名は（茯）苓　桂（枝）朮　甘（草）湯からきており、この薬の変方がいろいろあります。

（イ）茯苓乾姜朮甘草で苓姜朮甘湯（197頁）

（ロ）茯苓6.0g、桂枝4.0g、甘草3.0g、大棗4.0gで、苓桂甘棗湯（動悸があって神経のたかぶるものに用います）。

（ハ）茯苓4.0g、桂枝4.0g、五味子3.0g、甘草3.0gで苓桂味甘湯（手足の冷えしびれ、のぼせ顔面紅潮があり小便のでにくいもの。神経質、血の道、半身不随などにもちいる）。

（ニ）茯苓2.0g、桂枝2.0g、甘草1.0g、乾姜1.0gで茯苓甘草湯（手足が冷え、心窩部に動悸するものに用いる。または発熱し、発汗して尿の出ないもの）。

⑷めまい、動悸、頭痛、尿量減少、胃内停水は似ていますが、口渇が激しくて、吐き気や下痢がある場合は五苓散（72頁）を用います。

⑸めまい、動悸、尿量減少、胃内停水があっても、疲労感、手足の冷えがひどく体力の落ち込んでいるときは、真武湯《しんぶとう》（122頁）を用います。

㊗ ク・小・三・シ・タ・ツ・東・虎・ホ・その他（傷寒論《しょうかんろん》）（金匱要略《きんきようやく》）

ら行

苓《りょう》甘《かん》姜《きょう》味《み》辛《しん》夏《げ》仁《にん》湯《とう》

症状

風邪などが長引いて体力も低下し、体内に冷えと水が滞っているといった感じで、熱がなく、水様の痰を伴う咳嗽や喘鳴があり、浮腫、息切れ、貧血などがあるものに用い、喘息、気管支炎、肺気腫などに応用します。

①水様の痰を伴う咳。
②胃腸虚弱、体力低下。
③手足が冷たい。
④熱がない。
⑤顔に浮腫。
⑥貧血。
⑦呼吸困難。
⑧自然発汗。

腹 胃部振水音（胃内停水）

脈 沈んで弱い。 **舌** 湿潤。

適応

貧血、冷え性で喘鳴を伴う喀痰の多い咳嗽があるもの。

気管支炎、気管支喘息、心臓衰弱、腎臓病、肺気腫、肺拡張症、浮腫、腹水、ネフローゼ、慢性腎炎、萎縮腎、腹膜炎、滲出性肋膜炎、肺水腫、心臓喘息、百日咳、脚気。

処方 茯苓《ぶくりょう》4.0g。甘草《かんぞう》、乾姜《かんきょう》、五味子《ごみし》、細辛　各2.0g。半夏、杏仁　各4.0g。

㊗ ツ・小（金匱要略《きんきようやく》）

立《りっ》効《こう》散《さん》

症状

歯の痛みに広く使用されるもので、抜歯後の痛みにもよい。口に含んでゆっくり服用するほうがよく効く。

①歯痛。

腹 **脈** **舌** 一定せず。

適応

抜歯後の疼痛、歯痛。

処方 細辛《さいしん》、升麻《しょうま》、防風《ぼうふう》　各2.0g。甘草《かんぞう》1.5g。竜胆《りゅうたん》1.0g。

⑴葉の痛みが強く、普通の鎮痛剤が効かなかったときに立効散で即効のあった例が報告されています。
⑵衆方規矩に「この方東垣が方にしても牙歯疼痛を治するの神なるものなり」「痛むところに含んで痛立ちどころに止む」と記載されています。

㊒　ツ（衆方規矩《しゅうほうきく》）

六《ろく》味《み》丸《がん》（六《ろく》味《み》地《じ》黄《おう》丸《がん》）

症状

八味丸（168頁）から附子と桂枝をぬいて、小児用にしたもので、夜尿症などによく用いますが、小児に限らず疲れやすく消耗して腰が痛かったり、足がだるかったり、盗汗、自然発汗があって小便が近かったり、多尿だったりするものにも用います。

①疲れやすい。
②尿量減少または多尿。
③口渇。
④食欲良好で下痢はない。
⑤根気がない。
⑥腰痛、脚弱。
⑦耳鳴り、眼精疲労、視力減退。

腹 下腹部軟弱無力。
脈舌 不定。

適応

疲れやすくて、尿量減少または多尿で、ときに口渇があるものの次の諸症。

排尿困難、頻尿、むくみ、かゆみ、夜尿症、糖尿病、インポテンツ、腰痛、慢性腎炎、萎縮腎、眼精疲労、筋骨萎弱、神経衰弱。

処方 地黄《じおう》8.0g。山茱萸《さんしゅゆ》、山薬《さんやく》　各4.0g。沢瀉《たくしゃ》、茯苓《ぶくりょう》、牡丹皮《ぼたんぴ》　各3.0g。

㊎ ウ・ク・阪・ツ・東（小児直訣《しょうにちょっけつ》）

この索引の使い方

本文中に出てくる病名・症候名から、必要な漢方処方が選べるようにこの索引を作ってみました。

例えば「肌荒れ」の項をみると、桂枝茯苓丸《けいしぶくりょうがん》（60頁）、麻杏薏甘湯《まきょうよくかんとう》（１８９頁）、ヨクイニン・エキス（１９３頁）というように、漢方薬が並んでいます。たくさんある場合は、どれを選んでよいか迷ってしまいますが、もっともよく使われるものから順に並べてあります。

そこで、例えば最初の桂枝茯苓丸《けいしぶくりょうがん》の項を読んでいただきますと、いろいろな他の症状や条件が書いてありますので、自分の身体の状態に合うか合わないかを考えてみます。どうも桂枝茯苓丸では合いそうにないと思ったら、次の麻杏薏甘湯の項を見てもらいます。桂枝茯苓丸の項は、美肌剤としてヨクイニンと併用するとよいと書いてあります。選んだ処方にヨクイニンを併用してもよいと思います。自分自身がいろいろの病気で苦しんでいる場合、家族に病人がいて何かよい漢方薬はないかと求めている方、そういう場合に十分役立つと思います。

私どものところでも、漢方の本を勉強して、うちの子供の慢性頭痛にはこの処方がよく合いそうに思うがと、相談されるお母さんなど、積極的に病気を治そうと勉強される人が多数いらっしゃいます。

病人の立場に立って読んでもらえれば決して難しい本ではありません。

本書に掲げてある漢方薬は、大部分が現在健康保険で使えるものです。全部にエキス剤がありますので家庭でも利用し易くなっております。漢方薬は高くて手が出ないという方もおりますが、健康保険で使えるものもたくさんありますから積極的に利用してください。

本書は、医師、薬剤師をはじめとする専門家の方から、一般の方にも分かり易く編集しておりますので、ぜひお役立てください。

〔病名・症候名から漢方薬を選べる索引〕

頁

黄耆建中湯 28

・アレルギー体質(改善)

十味敗毒湯 104

温清飲 25

・安産の薬(安胎薬)

当帰芍薬散 156

【い】

・胃アトニー

六君子湯 198

半夏瀉心湯 172

安中散 20

人参湯 162

四君子湯 95

平胃散 179

加味逍遥散 40

柴胡桂枝乾姜湯 80

茯苓飲 176

真武湯 122

五積散 70

半夏白朮天麻湯 167

桂枝人参湯 64

苓桂朮甘湯 200

大建中湯 133

人参養栄湯 164

附子人参湯 178

大黄甘草湯 131

大柴胡湯 134

四逆散 94

黄連解毒湯 30

茯苓飲合半夏厚朴湯 177

呉茱萸湯 74

三黄瀉心湯 88

頁

【あ】

・あかはな(酒皶鼻)

黄連解毒湯 30

三黄瀉心湯 88

清上防風湯 125

・あかぎれ

紫雲膏 93

・アキレス腱疼痛

芍薬甘草湯 101

・悪液質

十全大補湯 110

・あくび

甘麦大棗湯 45

・あせも

消風散 113

桂枝加黄耆湯 52

・アデノイド

柴胡清肝湯 84

・暑さあたり(中暑)

藿香正気散 35

・足腰の冷え性

当帰芍薬散 156

・アトピー性皮膚炎

消風散 113

治頭瘡一方 141

・あまいもの好き

安中散 20

・アレルギー性鼻炎

小青竜湯 114

人参湯 162

香蘇散 67

麻黄附子細辛湯 187

	頁
・**胃下垂**(症)	
六君子湯	198
安中散	20
半夏瀉心湯	172
人参湯	162
茯苓飲	176
小建中湯	106
四君子湯	95
補中益気湯	184
十全大補湯	110
半夏白朮天麻湯	167
加味逍遥散	42
五積散	70
大建中湯	133
苓桂朮甘湯	200
五苓散	72
真武湯	122
二陳湯	160
呉茱萸湯	74
・**胃下垂**（冷えて腹痛し、便秘する場合）	
桂枝加芍薬大黄湯	56
・**胃カタル**(急性・慢性)	
平胃散	179
大黄甘草湯	131
・**胃腸カタル**(急性・慢性)	
人参湯	162
大柴胡湯去大黄	136
人参養栄湯	164
黄芩湯	29
・**胃腸炎**	
五積散	70

	頁
・**胃散**(分泌)**過多症**	
安中散	20
人参湯	162
・**胃潰瘍**	
半夏瀉心湯	172
六君子湯	198
安中散	20
柴胡桂枝湯	82
人参湯	162
四逆散	94
三黄瀉心湯	88
加味帰脾湯	40
帰脾湯	48
炙甘草湯	100
大黄甘草湯	131
・**胃潰瘍による胃痛**	
安中散	20
・**胃、十二指腸潰瘍**	
半夏瀉心湯	172
安中散	20
大柴胡湯	134
五積散	70
当帰湯	153
・**胃拡張**	
平胃散	179
茯苓飲	176
大建中湯	133
六君子湯	198
人参湯	162
加味逍遥散	40
呉茱萸湯	74
大黄甘草湯	131
人参養栄湯	164

	頁
柴陥湯	76
大黄甘草湯	131
呉茱萸湯	74
小青竜湯	114
・胃神経症	
半夏厚朴湯	170
六君子湯	198
茯苓飲	176
加味逍遥散	40
半夏白朮天麻湯	167
・胃性神経衰弱	
茯苓飲合半夏厚朴湯	177
・胃腸型感冒	
香蘇散	67
・胃のもたれ（薬物服用後の）	
香蘇散	67
・胃腸虚弱（症）	
四君子湯	95
十全大補湯	110
真武湯	122
啓脾湯	65
・胃腸虚弱者、低血圧に伴う頭痛	
半夏白朮天麻湯	167
・胃腸機能減退	
補中益気湯	184
・萎縮腎	
八味丸	168
当帰芍薬散	156
六味丸	204
大柴胡湯	134
真武湯	122
人参湯	162
麻子仁丸	190

	頁
・胃腸病	
安中散	20
大柴胡湯	134
小柴胡湯	108
大柴胡湯去大黄	136
大黄エキス散	130
・胃腸疾患	
真武湯	122
・胃のもたれ	
四君子湯	95
・胃ガン	
六君子湯	198
・胃痙攣	
芍薬甘草湯	101
五積散	70
炙甘草湯	100
・胃痛	
六君子湯	198
四逆散	94
・胃弱	
半夏瀉心湯	172
補中益気湯	184
半夏厚朴湯	170
・息切れ	
苓桂朮甘湯	200
・胃散過多症	
半夏瀉心湯	172
茯苓飲	176
柴胡桂枝湯	82
四逆散	94
大柴胡湯	134
黄連湯	32
防風通聖散	182

	頁
・**遺尿症**	
四君子湯	95
苓姜朮甘湯	197
・**陰萎**	
八味丸	168
桂枝加竜骨牡蛎湯	62
柴胡加竜骨牡蛎湯	78
補中益気湯	184
大柴胡湯	134
大柴胡湯去大黄	136
・**インポテンツ**	
六味丸	204
清心蓮子飲	126
・**陰嚢水腫**	
防已黄耆湯	180
五苓散	72
越婢加朮湯	26
茯苓飲合半夏厚朴湯	177
・**陰嚢ヘルニア**	
桂枝加芍薬湯	58
・**陰部湿疹**	
竜胆瀉肝湯	196
治頭瘡一方	141
・**陰部掻痒症**	
八味丸	168
竜胆瀉肝湯	196
・(女子の)**陰部掻痒症**	
乙字湯	33
・**陰部痛**	
甘草湯	44
・**陰部痒痛**	
竜胆瀉肝湯	196

	頁
苓甘姜味辛夏仁湯	202
・**移動性盲腸**	
桂枝加芍薬湯	58
・**胃内停水**	
五苓散	72
・**いぼ**	
ヨクイニンエキス	193
麻杏薏甘草	189
紫雲膏	93
・**いぼ**(小児の顔面手足に多発する)	
藿香正気散	35
・**イボ痔**	
乙字湯	33
・**咽頭炎**	
桔梗湯	47
桔梗石膏	46
柴胡清肝湯	84
麦門冬湯	166
・**咽頭痛**	
甘草湯	44
・**咽頭腫痛**	
調胃承気湯	143
・**咽頭刺激感**	
茯苓飲合半夏厚朴湯	177
・**咽頭食道部の異物感**	
半夏厚朴湯	170
・**インフルエンザ**(感冒参照)	
竹茹温胆湯	140
川芎茶調散	128
・**遺精**	
桂枝加竜骨牡蛎湯	62
帰脾湯	48
清心蓮子飲	126

頁
五苓散 72
茵蔯五苓散 23
小建中湯 106
梔子柏皮湯 96
越婢加朮湯 26
大柴胡湯去大黄 136
大黄エキス散 130
・**黄汗**
桂枝加黄耆湯 52
黄耆建中湯 28
・**悪心**
二陳湯 160
大柴胡湯 134
小半夏加茯苓湯 112
五苓散 72
参蘇飲 120
・**嘔吐**
二陳湯 160
小半夏加茯苓湯 112
六君子湯 198
大柴胡湯 134
茵蔯五苓散 23
胃苓湯 21
四君子湯 95
呉茱萸湯 74
四苓湯 117
・**嘔吐症**
半夏厚朴湯 170
呉茱萸湯 74
・**嘔吐癖**
呉茱萸湯 74
・**怒りやすい**
加味逍遥散 42

頁

【う】

・**打ち身**
桂枝茯苓丸 60
桃核承気湯 150
通導散 148
神仙太乙膏 119
・**鬱病**
半夏厚朴湯 170
・**運動失調症**
苓桂朮甘湯 200

【え】

・**円形脱毛症**
柴胡加竜骨牡蛎湯 78
小柴胡湯 108
大柴胡湯 134
桂枝湯 63
紫雲膏 93
・**炎症性疾患**
葛根湯 38
十味敗毒湯 104
・**会陰部打撲による尿閉**
桃核承気湯 150
・**腋窩の湿疹**
治頭瘡一方 141
・**疫痢**
大承気湯 138

【お】

・**黄疸**
茵蔯蒿湯 22
大柴胡湯 134

頁

・**潰瘍性大腸炎**
柴胡桂枝湯 82
柴胡加竜骨牡蛎湯 78
六君子湯 198
大黄牡丹皮湯 132
真武湯 122
小建中湯 106
・**かぜ**(風邪)
桂枝加葛根湯 53
川芎茶調散 128
・**鶴膝風**
桂枝芍薬知母湯 57
・**喀血**
黄連解毒湯 30
温清飲 25
・**肩こり**
桂枝加葛根湯 53
葛根湯 38
大柴胡湯 134
釣藤散 144
三黄瀉心湯 88
七物降下湯 97
大柴胡湯去大黄 136
防風通聖散 182
十味敗毒湯 104
葛根加朮附湯 36
大承気湯 138
・**肩こり**(高血圧に伴う)
大柴胡湯 134
釣藤散 144
・**枯**(嗄)**声**
半夏厚朴湯 170
麦門冬湯 166

頁

大柴胡湯 134
・**おたふくかぜ**
葛根湯 38
十味敗毒湯 104
・**おでき**
十味敗毒湯 104

【か】

・**外陰潰瘍**
竜胆瀉肝湯 196
・**外傷**
神仙太乙膏 119
・**外耳炎**
十味敗毒湯 104
・**外痔核**
麻杏甘石湯 188
・**咳嗽**
滋陰降火湯 91
麻黄附子細辛湯 187
・**咳嗽発作**
半夏厚朴湯 170
・**回虫症**(嘔吐、流涎)
呉茱萸湯 74
・**回虫症**
黄連湯 32
大建中湯 133
・**回盲部の痛み**
腸癰湯 145
・**潰瘍**
葛根加朮附湯 36
苓姜朮甘湯 197
当帰建中湯 155

頁

・**下腿静脈瘤**
越婢加朮湯 26
・**下半身の出血**
（下血、血尿、血便、子宮出血）
芎帰膠艾湯 49
・**下腿潰瘍**
紫雲膏 93
神仙太乙膏 119
・**下腹部痛**
当帰四逆加呉茱萸生姜湯 152
当帰建中湯 155
・**仮性狭心症**
当帰湯 153
・**仮性近視**
苓桂朮甘湯 200
・**化膿症**
排膿散及湯 165
・**化膿**
桔梗石膏 46
・**化膿性皮膚疾患**
十味敗毒湯 104
・**化膿しやすい体質**
十味敗毒湯 104
・**過多月経**
四物湯 98
・**かゆみ**
六味丸 204
牛車腎気丸 69
当帰飲子 149
桂麻各半湯 66
・**カリエス**
十全大補湯 110
小建中湯 106

頁
甘草湯 44
茯苓飲合半夏厚朴湯 177
滋陰降火湯 91
・**カタル性黄疸**
茵蔯蒿湯 22
梔子柏皮湯 96
・**脚気**
八味丸 168
当帰芍薬散 156
九味檳榔湯 50
越婢加朮湯 26
疎経活血湯 129
苓甘姜味辛夏仁湯 202
・**脚気衝心**
呉茱萸湯 74
大承気湯 138
・**かぶれ**
紫雲膏 93
・**下肢運動麻痺**
芍薬甘草湯 101
四物湯 98
・**下肢麻痺**
疎経活血湯 129
・**下肢の麻痺脱力**
八味丸 168
・**下肢痛**
牛車腎気丸 69
・**下肢静脈瘤**
桂枝茯苓丸 60
・**下肢の関節リウマチ**
防已黄耆湯 180
・**下肢の慢性関節リウマチ**
大防風湯 137

	頁
大柴胡湯	134
加味逍遥散	42
茵蔯蒿湯	22
柴苓湯	86
桂枝茯苓丸	60
竜胆瀉肝湯	196
・乾性肋(胸)膜炎	
柴陥湯	76
滋陰降火傷	91
・冠不全	
四逆散	94
・乾燥性の皮膚病	
四物湯	98
温清飲	25
・癇癪持ち	
抑肝散	194
四逆散	94
加味逍遥散	42
・疳症	
柴胡清肝湯	84
・関節痛	
桂枝加朮附湯	55
五積散	70
加工ブシ	34
麻杏薏甘湯	189
薏苡仁湯	192
疎経活血湯	129
芍薬甘草湯	101
啓脾湯	65
・関節炎	
桂枝加朮附湯	55
加工ブシ	34
防已黄耆湯	180

	頁
四物湯	98
黄耆建中湯	28
・カルブンケン	
葛根湯	38
防風通聖散	182
葛根加朮附湯	36
・ガン	
十全大補湯	110
・肝斑(しみ)	
当帰芍薬散	156
温清飲	25
・肝炎	
小柴胡湯	108
柴胡桂枝湯	82
大柴胡湯	134
柴胡桂枝乾姜湯	80
四逆散	94
茵蔯蒿湯	22
桂枝茯苓丸	60
五苓散	72
茵蔯五苓散	23
大柴胡湯去大黄	136
梔子柏皮湯	96
・肝(機能)障害	
小柴胡湯	108
大柴胡湯	134
柴胡桂枝湯	82
温清飲	25
・肝臓病	
小柴胡湯	108
柴胡桂枝乾姜湯	80
・肝硬変	
小柴胡湯	108

	頁
治頭瘡一方	141
・**顔面、頭部の化膿症**(癤、疔)	
清上防風湯	125
・**顔面白癬**	
清上防風湯	125
・**感冒**	
葛根湯	38
小青竜湯	114
麻黄湯	186
柴胡桂枝湯	82
小柴胡湯	108
桂枝湯	63
柴胡桂枝乾姜湯	80
参蘇飲	120
麻黄附子細辛湯	187
真武湯	122
五積散	70
麻杏甘石湯	188
竹茹温胆湯	140
補中益気湯	184
大柴胡湯	134
桂麻各半湯	66
・(妊娠中の)**感冒**	
桂枝湯	63
・**感冒の初期**	
升麻葛根湯	116
葛根湯	38
・**感冒性下痢症**	
桂枝人参湯	64
・**風邪を引きやすい小児の体質改善**	
小柴胡湯	108
・**感冒**(胃腸虚弱、神経質の風邪の初期)	
香蘇散	67

	頁
桂枝芍薬知母湯	57
小青竜湯	114
・**関節水腫**	
防已黄耆湯	180
・**関節リウマチ**	
桂枝加朮附湯	55
越婢加朮湯	26
麻杏薏甘湯	189
薏苡仁湯	192
疎経活血湯	129
麻黄湯	186
芍薬甘草附子湯	102
桂枝芍薬知母湯	57
・(上半身の)**関節リウマチ**	
葛根加朮附湯	36
・**角膜炎**	
大柴胡湯	134
・**眼球振盪症**	
苓桂朮甘湯	200
・**眼疾患**	
藿香正気散	35
・**眼精疲労**	
八味丸	168
桂枝加竜骨牡蛎湯	62
六味丸	204
・**眼底出血**	
黄連解毒湯	30
三黄瀉心湯	88
桂枝茯苓丸	60
桃核承気湯	150
小建中湯	106
・**顔面頭部の湿疹**	
清上防風湯	125

頁

大柴胡湯 134
麻杏甘石湯 188
麦門冬湯 166
神秘湯 121
麻黄湯 186
麻黄附子細辛湯 187
柴陥湯 76
大柴胡湯去大黄 136
苓甘姜味辛夏仁湯 202
茯苓飲合半夏厚朴湯 177
清肺湯 127
五虎湯 68

・気管支拡張症
小柴胡湯 108
大柴胡湯 134
柴胡桂枝乾姜湯 80
柴胡桂枝湯 82
清肺湯 127
滋陰至宝湯 92

・気絶
麻黄湯 186

・ぎっくり腰
芍薬甘草湯 101

・機能性子宮出血
芎帰膠艾湯 49

・急性咽頭炎
甘草湯 44

・急性肝炎
小建中湯 106

・急性関節炎
桂枝加朮附湯 55

・急性仮死
麻黄湯 186

頁

・感冒(身体が衰えた時の風邪の初期)
桂枝湯 63

・風邪で膿痰が出る場合
小柴胡湯加桔梗石膏 111

【き】

・気鬱症
参蘇飲 120
二陳湯 160

・気管支炎
葛根湯 38
小青竜湯 114
小柴胡湯 108
柴胡桂枝乾姜湯 80
麻杏甘石湯 188
麦門冬湯 166
半夏厚朴湯 170
四逆散 94
麻黄附子細辛湯 187
苓甘姜味辛夏仁湯 202
五積散 70
柴陥湯 76
参蘇湯 120
神秘湯 121
清肺湯 127
茯苓飲合半夏厚朴湯 177
五虎湯 68
麦門冬湯加桔梗石膏 166・46

・気管支喘息
小青竜湯 114
小柴胡湯 108
半夏厚朴湯 170
柴朴湯 77

頁

・**急性虫垂炎**

大黄牡丹皮湯 132

桂枝加芍薬大黄湯 56

腸癰湯 145

・**急性虫垂炎の初期**

黄連湯 32

・**急性中毒**

甘草湯 44

・**灸あたり**

桂枝加竜骨牡蛎湯 62

・**急性皮膚疾患の初期**

十味敗毒湯 104

・**急性肺炎**

大承気湯 138

・**急性の浮腫**

小青竜湯 114

・**急性便秘**

麻子仁丸 190

大承気湯 138

・**急性熱性病**

小柴胡湯 108

・**急性熱病に伴う便秘または下痢**

調胃承気湯 143

・**魚肉中毒**

香蘇散 67

・**狭心症**

大柴胡湯 134

四逆散 94

当帰湯 153

大承気湯 138

・**恐怖症**

半夏厚朴湯 170

抑肝散加陳皮半夏 195

頁

・**急性湿疹**

十味敗毒湯 104

・**急性腎炎**

五苓散 72

柴苓湯 86

胃苓湯 21

小青竜湯 114

茵蔯蒿湯 22

・**起坐呼吸**

木防已湯 191

・**急性胃炎**

黄連湯 32

・**急性胃腸炎**

半夏瀉心湯 172

藿香正気散 35

五苓散 72

桂枝人参湯 64

柴苓湯 86

胃苓湯 21

四苓湯 117

・**急性胃腸炎の嘔吐**

小半夏加茯苓湯 112

・**急性胃腸カタル**

半夏瀉心湯 172

大柴胡湯 134

五苓散 72

黄芩湯 29

・**急激性の胃痛**

芍薬甘草湯 101

・**急性腸炎**

桂枝加芍薬湯 58

桂枝加芍薬大黄湯 56

頁

・起立性めまい
苓桂朮甘草 200
・切り傷
神仙太乙膏 119
・切れ痔
乙字湯 33
神仙太乙膏 119
・筋炎
防已黄耆湯 180
・筋骨萎縮
六味丸 204
・筋肉痛
芍薬甘草湯 101
麻杏薏甘湯 189
薏苡仁湯 192
疎経活血湯 129
葛根加朮附湯 36
・筋肉の痙攣
芍薬甘草湯 101
・筋肉リウマチ
葛根湯 38
麻杏薏甘湯 189
薏苡仁湯 192
疎経活血湯 129
芍薬甘草湯 101
桂枝湯 63
葛根加朮附湯 36
芍薬甘草附子湯 102

【く】

・クインケ浮腫
柴苓湯 86

頁

・胸痛
柴陥湯 76
・胸膜炎
小柴胡湯 108
・胸部疾患
小柴胡湯 108
柴胡桂枝乾姜湯 80
・胸部疾患の咳嗽
麦門冬湯 166
・胸部疾患の体力増強
補中益気湯 184
・虚弱児
小建中湯 106
小柴胡湯 108
・虚弱児の食欲不振
六君子湯 198
・虚弱児の自家中毒
人参湯 162
・虚弱児のかぜ
桂枝加黄耆湯 52
・虚弱者
柴胡清肝湯 84
・虚弱者の胃腸型感冒
六君子湯 198
・虚弱者・老人の体力補強
六君子湯 198
・虚弱体質
小建中湯 106
補中益気湯 184
人参養栄湯 164
加味逍遥散 42
黄耆建中湯 28

	頁
・**結核性疾患**	
小柴胡湯	108
・**結核症**	
補中益気湯	184
・**結核性疾患および病後の体力増強**	
補中益気湯	184
・**結核性関節炎**	
薏苡仁湯	192
・**血管性頭痛**	
川芎茶調散	128
・**月経過多症**	
芎帰膠艾湯	49
・**月経困難**(症)	
桂枝茯苓丸	60
当帰芍薬散	156
加味逍遥散	42
桃核承気湯	150
温清飲	25
大黄牡丹皮湯	132
・**月経時の精不安**	
桃核承気湯	150
・**月経前の乳房腫痛**	
加味逍遥散	42
・**月経不順による諸種の障害**	
桂枝茯苓丸	60
桃核承気湯	150
・**月経不順**	
桂枝茯苓丸	60
当帰芍薬散	156
加味逍遥散	42
桃核承気湯	150
大黄牡丹皮湯	132
温清飲	25

	頁
・**くさ**	
治頭瘡一方	141
・**くしゃみ**	
小青竜湯	114
麦門冬湯	166
・**首から上の汗**(頭汗)	
柴胡桂枝乾姜湯	80

【け】

・**頸腕症候群**	
二朮湯	159
・**頸部リンパ腺炎**	
十味敗毒湯	104
小柴胡湯加桔梗石膏	111
小建中湯	106
柴胡清肝湯	84
・**痙攣**	
抑肝散	194
・**痙攣性咳嗽**	
芍薬甘草湯	101
・**痙攣性便秘**	
潤腸湯	103
麻子仁丸	190
小建中湯	106
・**頸管カタル**	
苓姜朮甘湯	197
・**下血**	
黄連解毒湯	30
三黄瀉心湯	88
・**血圧異常**	
当帰芍薬散	156
苓桂朮甘湯	197

	頁
・(産後の) **血栓性静脈炎の疼痛**	
疎経活血湯	129
・**結膜炎**	
葛根湯	38
小青竜湯	114
大柴胡湯	134
五苓散	72
越婢加朮湯	26
三黄瀉心湯	88
苓桂朮甘湯	200
神仙太乙膏	119
・**血尿**	
猪苓湯	146
芎帰調血飲	41
黄連解毒湯	30
温清飲	25
帰脾湯	48
・(小児・乳児の) **下痢**	
五苓散	72
・(暑さによる) **下痢**	
清暑益気湯	124
藿香正気散	35
・**下痢**	
半夏瀉心湯	172
五苓散	72
人参湯	162
小建中湯	106
柴苓湯	86
真武湯	122
四君子湯	95
猪苓湯	146
黄芩湯	29
啓脾湯	65

	頁
温経湯	24
四物湯	98
防已黄耆湯	180
女神散	161
通導散	148
五積散	70
加味帰脾湯	40
桂枝茯苓丸料加薏苡仁	59
芎帰調血飲	41
・**血清肝炎**	
茵蔯蒿湯	22
・**結腸炎**	
大黄牡丹皮湯	132
・**月経痛**	
桂枝茯苓丸	60
当帰建中湯	155
当帰芍薬散	156
当帰芍薬加附子湯	154
芍薬甘草湯	101
通導散	148
大承気湯	138
腸癰湯	145
五積散	70
安中散	20
・**月経閉止**	
大承気湯	138
・**解毒**	
どくだみエキス散	158
・**げっぷ**	
半夏瀉心湯	172
・**血痰を伴った咳嗽**	
炙甘草湯	100

	頁
黄連解毒湯	30
三黄瀉心湯	88
葛根湯	38
柴胡加竜骨牡蛎湯	78
桂枝茯苓丸	60
八味丸	168
防風通聖散	182
四逆散	94
苓桂朮甘湯	200
釣藤散	144
当帰芍薬散	156
炙甘草湯	100
大柴胡湯去大黄	136
真武湯	122
桃核承気湯	150
大承気湯	138
小建中湯	106
四物湯	98
温清飲	25
九味檳榔湯	50
・高血圧の便秘	
潤腸湯	103
・高血圧に伴う随伴症状	
(どうき、肩こり、のぼせ、めまい)	
七物降下湯	97
防風通聖散	182
桃核承気湯	150
通導散	148
・高血圧または	
動脈硬化による神経症状	
抑肝散加陳皮半夏	195
・甲状腺腫	
桂枝茯苓丸	60

	頁
・下痢(水様性)	
四苓湯	117
・ケロイド	
越脾加朮湯	26
・肩胛部の神経痛	
葛根加朮附湯	36
・倦怠感	
当帰芍薬散	156
・健忘症	
帰脾湯	48

【こ】

・交感神経緊張症	
炙甘草湯	100
・口渇	
五苓散	72
八味丸	168
茵蔯蒿湯	22
白虎加人参湯	174
猪苓湯	146
・口角炎	
神仙太乙膏	119
・睾丸炎	
竜胆瀉肝湯	196
桂枝茯苓丸	60
小柴胡湯	108
麻杏甘石湯	188
・抗ガン作用	
ヨクイニン・エキス	193
・口臭	
半夏瀉心湯	172
・高血圧	
大柴胡湯	134

	頁
桃核承気湯	150
大黄牡丹皮湯	132
抑肝散加陳皮半夏	195
温清飲	25
三黄瀉心湯	88
女神散	161
当帰芍薬加附子湯	154
温経湯	24
通導散	148
八味丸	168
抑肝散	194
釣藤散	144
五積散	70
香蘇散	67
茯苓飲合半夏厚朴湯	177
九味檳榔湯	50
・肛門周囲炎	
大黄牡丹皮湯	132
・肛門出血	
乙字湯	33
・紅皮症	
越婢加朮湯	26
・呼吸困難（喘鳴を伴う）	
木防已湯	191
・黒皮病	
黄連解毒湯	30
温清飲	25
・五十肩	
葛根湯	38
葛根加朮附湯	36
二朮湯	159
芍薬甘草湯	101
芍薬甘草附子湯	102

	頁
・紅彩炎	
三黄瀉心湯	88
・喉頭炎	
桔梗湯	47
・喉頭結核	
炙甘草湯	100
・喉頭神経症	
半夏厚朴湯	170
・（産後）**口内炎**	
加味逍遥散	42
・口内炎	
黄連解毒湯	30
三黄瀉心湯	88
半夏瀉心湯	172
温清飲	25
甘草湯	44
神仙太乙膏	119
黄連湯	32
茵蔯蒿湯	22
平胃散	179
加味逍遥散	42
温経湯	24
清心蓮子飲	126
・更年期神経症	
当帰芍薬散	156
柴胡加竜骨牡蛎湯	78
半夏厚朴湯	170
・更年期障害	
桂枝茯苓丸	60
当帰芍薬散	156
加味逍遥散	42
四物湯	98
柴胡桂枝乾姜湯	80

・症状 / 処方	頁
・**産後脚気**	
八味丸	168
大防風湯	137
・**産後の下肢運動麻痺**	
大防風湯	137
・**産後の舌爛れ**	
四物湯	98
・**産後出血**	
芎帰膠艾湯	49
・**産後回復不全**	
小柴胡湯	108
・**産後の脚弱**	
四物湯	98
・**産後衰弱**	
十全大補湯	110
・**産後の精神不安**	
桃核承気湯	150
・**産後の神経症**	
芎帰調血飲	41
・**産後、病後の体力**(回復)**増強**	
人参養栄湯	164
四物湯	98
・**産後の血の道**	
芎帰調血飲	41
・**産後の肥立ち不良**	
当帰芍薬加附子湯	154
・**産褥熱**	
小柴胡湯	108
三物黄芩湯	90
炙甘草湯	100
・**残尿感**	
猪苓湯	146
竜胆瀉肝湯	196
加工ブシ	34
・**腰以下の浮腫**	
猪苓湯	146
・**腰脚の浮腫**	
どくだみエキス	158
・**腰の冷え**	
苓姜朮甘湯	197
・**こしけ**	
桃核承気湯	150
竜胆瀉肝湯	196
・**骨盤腹膜炎**	
大黄牡丹皮湯	132

【さ】

・**再生不良性貧血**	
帰脾湯	48
加味帰脾湯	40
十全大補湯	110
・**坐骨神経痛**	
八味丸	168
五積散	70
当帰四逆加呉茱萸生姜湯	152
当帰芍薬散	156
当帰建中湯	155
芍薬甘草湯	101
桃核承気湯	150
疎経活血湯	129
苓姜朮甘湯	197
・**さめはだ**	
ヨクイニン・エキス	193
温経湯	24
紫雲膏	93

	頁
・**痔核の疼痛**	
乙字湯	33
甘草湯	44
芍薬甘草湯	101
・**痔出血**	
芎帰膠艾湯	49
桂枝茯苓丸	60
三黄瀉心湯	88
・**痔瘻**	
十全大補湯	110
黄耆建中湯	28
・**痔疾**(患)	
桂枝茯苓丸	60
大柴胡湯	134
紫雲膏	93
神仙太乙膏	119
大黄牡丹皮湯	132
防風通聖散	182
大柴胡湯去大黄	136
四君子湯	95
大承気湯	138
通導散	148
・**耳下腺炎**	
葛根湯	38
小柴胡湯	108
十味敗毒湯	104
小柴胡湯加桔梗石膏	111
・**自家中毒**	
小建中湯	106
六君子湯	198
・**子癇**	
呉茱萸湯	74

	頁
猪苓湯合四物湯	98・146
清心蓮子飲	126
五淋散	75
・**三叉神経痛**	
五苓散	72
・**産前産後の障害**	
四物湯	98
・**産前産後の神経症**	
女神散	161
・**産前産後、流産による疲労倦怠の回復促進**	
当帰芍薬散	156
・**産前産後、あるいは流産による貧血症**	
当帰芍薬散	156

【し】

・**痔**	
乙字湯	33
補中益気湯	184
桂枝加芍薬湯	58
・**痔の痛み**(痔痛)	
芍薬甘草湯	101
甘草湯	44
当帰建中湯	155
・**痔核**	
乙字湯	33
桃核承気湯	150
当帰芍薬散	156
桂枝加芍薬大黄湯	56
麻杏甘石湯	188
甘草湯	44

	頁
大柴胡湯	134
防風通聖散	182
大承気湯	138
藿香正気散	35
甘草湯	44
通導散	148
立効散	203
・四肢の無力症	
四君子湯	95
・刺痛	
甘草湯	44
・膝関節炎	
防已黄耆湯	180
大防風湯	137
・膝関節炎の強直	
大防風湯	137
・宿酔	
五苓散（二日酔い参照）	72
・四十肩	
葛根加朮附湯	36
・湿性胸膜炎	
小青竜湯	114
・湿性胸膜炎の嘔吐	
小半夏加茯苓湯	112
・湿疹	
十味敗毒湯	104
黄連解毒湯	30
消風散	113
温清飲	25
越婢加朮湯	26
葛根湯	38
小青竜湯	114
桂麻各半湯（麻黄湯の項）	66

	頁
・子宮筋腫	
桂枝茯苓丸	60
・子宮下垂	
補中益気湯	184
・子宮出血	
芎帰膠艾湯	49
黄連解毒湯	30
三黄瀉心湯	88
温清飲	25
四物湯	98
温経湯	24
十全大補湯	110
帰脾湯	48
加味帰脾湯	40
・子宮内膜症	
桂枝茯苓丸	60
当帰芍薬散	156
竜胆瀉肝湯	196
・子宮及附属器の炎症	
桂枝茯苓丸	60
桃核承気湯	150
大黄牡丹皮湯（卵管炎の項参照）	132
・宿便	
桂枝加芍薬大黄湯	56
・歯根膜炎	
清上防風湯	125
・歯槽膿漏	
神仙太乙膏	119
・歯痛	
葛根湯	38
芍薬甘草湯	101
桃核承気湯	150

頁

黄芩湯　29

・**しびれ**

牛車腎気丸　69

八味丸　168

・**しみ**

桂枝茯苓丸　60

当帰芍薬散　156

桃核承気湯　150

温清飲　25

四物湯　98

桂枝茯苓丸料加薏苡仁　59

・**しもやけ**

当帰四逆加呉茱萸生姜湯　152

当帰芍薬散　156

四物湯　98

三物黄芩湯　90

紫雲膏　93

神仙太乙膏　119

・**出血性メトロパチー**

芎帰膠艾湯　49

・**しゃっくり**(吃逆)

半夏瀉心湯　172

調胃承気湯　143

呉茱萸湯　74

・**習慣性膀胱炎**

当帰芍薬散　156

・**習慣性流産**

当帰芍薬散　156

当帰芍薬加附子湯　154

・**充血**

苓桂朮甘湯　197

・**酒皶**（鼻）

三黄瀉心湯　88

頁

桂枝茯苓丸　60

八味丸　168

当帰芍薬散　156

防風通聖散　182

苓姜朮甘湯　197

柴胡清肝湯　84

麻杏薏甘湯　189

大黄牡丹皮湯　132

十味敗毒湯加桔梗石膏　104・46

葛根湯加桔梗石膏　38・46

三物黄芩湯　90

加味逍遥散　42

桃核承気湯　150

白虎加人参湯　174

治頭瘡一方　141

神仙太乙膏　119

柴胡清肝湯　84

温経湯　24

当帰飲子　149

葛根加朮附湯　36

桂麻各半湯　66

・**湿性の皮膚病**

桂麻各半湯　66

・**ジステンパーによる血便**(犬の)

黄芩湯　29

・**紫斑病**

黄連解毒湯　30

桂枝茯苓丸　60

芎帰膠艾湯　49

・**しぶり腹**(腹部膨満感を伴う)

桂枝加芍薬湯　58

・**しぶり腹**

桂枝加芍薬大黄湯　56

	頁
・漿液性膝関節炎	
防已黄耆湯	180
疎経活血湯	129
・猩紅熱	
升麻葛根湯	116
・手術後の衰弱	
十全大補湯	110
・術後の胃腸障害	
六君子湯	198
・手掌角化症	
麻杏薏甘湯	189
・習慣性頭痛	
呉茱萸湯	74
・習慣性偏頭痛	
呉茱萸湯	74
・常習性頭痛	
五苓散	72
桂枝人参湯	64
半夏白朮天麻湯	167
釣藤散	144
・常習便秘	
大柴胡湯	134
防風通聖散	182
桂枝茯苓丸	60
桃核承気湯	150
大黄牡丹皮湯	132
潤腸湯	103
麻子仁丸	190
大黄甘草湯	131
大承気湯	138
桂枝加芍薬大黄湯	56
通導散	148

	頁
防風通聖散	182
清上防風湯	125
・羞明	
五苓散	72
・手掌角化症	
桂枝茯苓丸	60
加味逍遥散	42
温経湯	24
・手掌足心煩熱	
三物黄芩湯	90
・臭鼻症	
エンビ	27
・十二指腸潰瘍	
柴胡桂枝湯	82
半夏瀉心湯	172
・嗜眠（体力消耗からくる）	
酸棗仁湯	87
・消化不良	
平胃散	179
茯苓飲	176
半夏瀉心湯	172
六君子湯	198
真武湯	122
大黄エキス散	130
啓脾湯	65
・消耗性疾患による衰弱	
十全大補湯	110
・消耗性疾患の体力増強	
小柴胡湯	108
柴胡桂枝乾姜湯	80
・漿液性関節炎	
薏苡仁湯	192

頁

・食後の嗜眠倦怠
半夏白朮天麻湯 167
・食道痙攣
茯苓飲合半夏厚朴湯 177
・食道神経症
半夏厚朴湯 170
・食道癌
六君子湯 198
・褥瘡
十全大補湯 110
紫雲膏 93
神仙太乙膏 119
・ショック
加工ブシ 34
・小児虚弱体質
小建中湯 106
・小児疳症
抑肝散 194
抑肝散加陳皮半夏 195
・小児の食あたり
調胃承気湯 143
・小児消化不良
茯苓飲合半夏厚朴湯 177
・小児常習性頭痛
小建中湯 106
・小児自家中毒
真武湯 122
六君子湯 198
・小児の食欲不振
人参湯 162
・小児周期性嘔吐症
人参湯 162

頁

・暑気あたり
補中益気湯 184
清暑益気湯 124
五苓散 72
柴苓湯 86
白虎加人参湯 174
胃苓湯 21
四苓湯 117
・(暑さによる) 食欲不振
清暑益気湯 124
藿香正気散 35
・食欲不振
平胃散 179
大柴胡湯 134
六君子湯 198
補中益気湯 184
十全大補湯 110
柴苓湯 86
大柴胡湯去大黄 136
帰脾湯 48
加味帰脾湯 40
人参養栄湯 164
黄耆建中湯 28
啓脾湯 65
・食あたり
胃苓湯 21
大承気湯 138
・食傷
二陳湯 160
大承気湯 138
・食中毒
二陳湯 160
大承気湯 138

頁

・**自律神経失調症**

加味逍遥散　42

半夏厚朴湯　170

柴胡桂枝乾姜湯　80

小柴胡湯　108

大柴胡湯　134

抑肝散加陳皮半夏　195

桂枝茯苓丸　60

当帰芍薬散　156

三黄瀉心湯　88

五積散　70

女神散　161

温経湯　24

芎帰調血飲　41

酸棗仁湯　87

・**しわがれ声**（枯声）

半夏厚朴湯　170

麦門冬湯　166

・**陣中の神経症**

女神散　161

・**新陳代謝の沈衰**

真武湯　122

・**進行性手掌角化症**

温清飲　25

麻杏薏甘湯　189

四物湯　98

温経湯　24

紫雲膏　93

三物黄芩湯　90

ヨクイニン・エキス　193

・**滲出性助膜炎**

苓甘姜味辛夏仁湯　202

頁

・**小児ストロフルス**

桂枝加黄耆湯　52

・**小児腺病質**

柴胡清肝湯　84

・**小児喘息**

柴朴湯　77

麻杏甘石湯　188

小建中湯　106

神秘湯　121

・**小児ひきつけ**

大承気湯　138

・**小児の便秘**

小建中湯　106

・**小児麻痺**

桂枝加朮附湯　55

・**小児夜尿症**

六味丸　204

麻黄湯　186

小建中湯　106

・**小児夜泣き**

抑肝散　194

抑肝散加陳皮半夏　195

・**小児夜啼き症**

抑肝散加陳皮半夏　195

柴胡加竜骨牡蛎湯　78

小建中湯　106

・**小脳および錐体外路疾患**

苓桂朮甘湯　200

・**しらくも**

紫雲膏　93

・**視力減退**

八味丸　168

	頁
三黄瀉心湯	88
苓桂朮甘湯	200
柴胡清肝湯	84
十味敗毒湯	104
女神散	161
釣藤散	144
加味帰脾湯	40
温経湯	24
参蘇飲	120
竹茹温胆湯	140
大承気湯	138
酸棗仁湯	87
・神経症（皮膚病の内攻による）	
乙字湯	33
・神経症（小児、婦人の）	
甘麦大棗湯	45
・神経衰弱（症）	
柴胡加竜骨牡蛎湯	78
半夏厚朴湯	170
柴胡桂枝乾姜湯	80
桂枝加竜骨牡蛎湯	62
抑肝散	194
大柴胡湯	134
十全大補湯	110
真武湯	122
大柴胡湯去大黄	136
荊芥連翹湯	51
柴朴湯	77
苓桂朮甘湯	200
帰脾湯	48
加味帰脾湯	40
六味丸	204
酸棗仁湯	87

	頁
・心下部緊張疼痛	
柴胡桂枝湯	82
・腎盂炎	
猪苓湯	146
五苓散	72
八味丸	168
猪苓湯合四物湯	147
・尋常性疣贅	
ヨクイニン・エキス	193
紫雲膏	93
・神経過敏	
柴胡桂枝乾姜湯	80
抑肝散	194
竹茹温胆湯	140
・神経質	
柴胡桂枝乾姜湯	80
四逆散	94
小建中湯	106
苓桂朮甘湯	200
柴胡清肝湯	84
・神経症	
柴胡加竜骨牡蛎湯	78
柴胡桂枝乾姜湯	80
半夏厚朴湯	170
加味逍遥散	42
抑肝散加陳皮半夏	195
黄連解毒湯	30
甘麦大棗湯	45
桂枝茯苓丸	60
抑肝散	194
柴胡桂枝湯	82
半夏瀉心湯	172
温清飲	25

	頁
・**神経痛**	
五積散	70
柴胡桂枝湯	82
桂枝加朮附湯	55
葛根湯	38
加工ブシ	34
桂枝湯	63
麻杏薏甘湯	189
疎経活血湯	129
麻黄附子細辛湯	187
二朮湯	159
当帰芍薬加附子湯	154
桂枝芍薬知母湯	57
・**心筋炎**	
九味檳榔湯	50
・**心筋梗塞**	
大柴胡湯	134
・**心内膜炎**	
木防已湯	191
・**心臓病**	
桂枝人参湯	64
・**心悸亢進**	
桂枝加竜骨牡蛎湯	62
柴胡桂枝乾姜湯	80
黄連解毒湯	30
真武湯	122
五積散	70
・**心臓神経症**	
炙甘草湯	100
半夏厚朴湯	170
半夏瀉心湯	172
酸棗仁湯	87

	頁
・**神経性咽頭症**	
半夏厚朴湯	170
川芎茶調散	128
・**神経性嘔吐**	
半夏瀉心湯	172
・**神経性斜頸**	
抑肝散	194
・**神経性疾患**	
通導散	148
・**神経性月経困難症**	
香蘇散	67
・**神経性の胃痛**	
安中散	20
・**神経性胃炎**	
半夏瀉心湯	172
半夏厚朴湯	170
茯苓飲合半夏厚朴湯	177
安中散	20
・**神経性食道狭窄症**	
半夏厚朴湯	170
・**神経性心悸亢進症**	
炙甘草湯	100
柴胡加竜骨牡蛎湯	78
苓桂朮甘湯	197
桂枝人参湯	64
加味帰脾湯	40
茯苓飲合半夏厚朴湯	177
・**神経性不食症**	
参蘇飲	120
・**神経性頭痛**	
半夏厚朴湯	170
・**上半身の神経痛**	
葛根湯	38

頁
越脾加朮湯 26
猪苓湯 146
どくだみエキス 158
大柴胡湯 134
柴胡桂枝乾姜湯 80
柴胡桂枝湯 82
四逆散 94
半夏厚朴湯 170
麻杏薏甘湯 189
白虎加人参湯 174
四物湯 98
・腎性高血圧
七物降下湯 97
・腎臓結核
猪苓湯 146
十全大補湯 110
清心蓮子飲 126
・腎膀胱結石による排尿困難
猪苓湯 146
・腎結石
大柴胡湯 134
猪苓湯 146
芍薬甘草湯 101
大建中湯 133
五淋散 75
・腎臓病（腎臓疾患）
八味丸 168
小柴胡湯 108
当帰芍薬散 156
柴胡加竜骨牡蛎湯 78
小青竜湯 114
苓桂朮甘湯 200
防風通聖散 182

頁
・心臓衰弱
加工ブシ 34
桂胡加竜骨牡蛎湯 78
柴胡桂枝乾姜湯 80
当帰芍薬散 156
苓桂朮甘湯 200
防風通聖散 182
苓甘姜味辛夏仁湯 202
・心臓（性）喘息
木防已湯 191
半夏厚朴湯 170
清肺湯 127
苓甘姜味辛夏仁湯 202
・心不全
真武湯 122
大柴胡湯 134
・心臓弁膜症
木防已湯 191
炙甘草湯 100
大柴胡湯 134
小建中湯 106
当帰芍薬散 156
真武湯 122
苓桂朮甘湯 200
・腎盂炎
柴胡桂枝乾姜湯 80
・腎炎の浮腫
茵蔯五苓散 23
・腎炎、腎臓炎
八味丸 168
五苓散 72
小青竜湯 114
防已黄耆湯 180

頁

・**水疱**

小青竜湯 114

・**水瀉性下痢**

五苓散 72

胃苓湯 21

柴苓湯 86

・**水様性下痢**

啓脾湯 65

四苓湯 117

・**水腫性脚気の嘔吐**

小半夏加茯苓湯 112

・**すり傷**

神仙太乙湯 119

・**頭痛**

葛根湯 38

五苓散 72

桂枝人参湯 64

大柴胡湯 134

桂枝湯 63

五積散 70

二陳湯 160

香蘇散 67

当帰四逆加呉茱萸生姜湯 152

釣藤散 144

七物降下湯 97

苓桂朮甘湯 200

大承気湯 138

三物黄芩湯 90

桂枝加葛根湯 53

川芎茶調散 128

・**スモン病**(初期)

八味丸 168

牛車腎気丸 69

頁

苓甘姜味辛夏仁湯 202

・**尋常性肝乾癬**

当帰飲子 149

・**じんましん**(蕁麻疹)

消風散 113

十味敗毒湯 104

葛根湯 38

温清飲 25

黄連解毒湯 30

桂麻各半湯(麻黄湯の186頁参照) 66

大柴胡湯 134

桂枝茯苓丸 60

茵蔯五苓散 23

茵蔯蒿湯 22

小青竜湯 114

香蘇散 67

梔子柏皮湯 96

当帰飲子 149

防已黄耆湯 180

大黄牡丹皮湯 132

白虎加人参湯 174

防風通聖散 182

・**酒毒**

参蘇飲 120

【す】

・**膵臓炎**

柴胡桂枝湯 82

大柴胡湯 134

芍薬甘草湯 101

・**水痘**

葛根湯 38

升麻葛根湯 116

頁
麦門冬湯　166
小青竜湯　114
半夏厚朴湯　170
柴朴湯　77
柴陥湯　76
桔梗石膏　46
参蘇飲　120
滋陰至宝湯　92
桂麻各半湯　66
・**せき**(身体虚弱なもの)
桂枝加厚朴杏仁湯　54
・**咳による胸痛**
柴陥湯　76
・**脊髄炎**
大防風湯　137
・**脊髄癆**
大防風湯　137
・**脊椎カリエス**
桂枝加朮附湯　55
・**脊椎、脊髄腫瘍**
桂枝加朮附湯　55
・**赤色帯下**
芎帰膠艾湯　49
・**赤痢**
葛根湯　38
黄芩湯　29
大承気湯　138
・**癤**
十味敗毒湯　104
防已黄耆湯　180
排膿散及湯　165
・**癤腫症**
十味敗毒湯　104

頁

【せ】

・**精神不安**
黄連解毒湯　30
三黄瀉心湯　88
柴朴湯　77
加味帰脾湯　40
・**精神性心悸亢進症**
帰脾湯　48
・**精力減退**
八味丸　168
・**性的神経衰弱**(性的ノイローゼ)
桂枝加竜骨牡蛎湯　62
清心蓮子飲　126
・**性病**
防風通聖散　182
・**青年性扁平性疣贅**
ヨクイニン・エキス　193
麻杏薏甘湯　189
紫雲膏　93
・(激しい)**咳**
甘草湯　44
・**咳**(水様痰を伴う)
小青竜湯　114
・**痰の多く出る咳**
清肺湯　127
二陳湯　160
・**咳痰**
竹茹温胆湯　140
・**咳嗽**(せき)(小児の食滞)
藿香正気散　35
・**せき**(咳嗽)
麻杏甘石湯　188

	頁
桂枝加厚朴杏仁湯	54
・**前立腺炎**	
大黄牡丹皮湯	132
・**前立腺肥大**	
八味丸	168
清心蓮子飲	126

【そ】

・**早漏**	
桂枝加竜骨牡蛎湯	62
・**双極性障害**	
甘麦大棗湯	45
・**躁病**	
桃核承気湯	150
・**足関節炎**	
防已黄耆湯	180
・**そばかす**	
桂枝茯苓丸料加薏苡仁	59
・**ソケイリンパ腺炎**	
竜胆瀉肝湯	196
・**卒中発作**	
麻黄湯	186

【た】

・**帯下**（おりもの）	
桂枝茯苓丸	60
当帰芍薬散	156
加味逍遥散	42
苓姜朮甘湯	200
清心蓮子飲	126
当帰建中湯	155
・**体力低下**（産後）	
芎帰調血飲	41

	頁
排膿散及湯	165
・**舌強直**	
芍薬甘草湯	101
・**疝気**（腸疝気）	
五積散	70
・（暑さによる）**全身倦怠**	
清暑益気湯	124
藿香正気散	35
・**全身衰弱**	
十全大補湯	110
・**腺病質**（の体質改善）	
小柴胡湯	108
補中益気湯	184
柴胡桂枝湯	82
滋陰降火湯	91
・**喘息性気管支炎**	
小青竜湯	114
神秘湯	121
・**ぜんそく発作による呼吸困難**	
柴朴湯	77
・**喘息**	
小青竜湯	114
麻杏甘石湯	188
木防已湯	191
柴胡清肝湯	84
四逆散	94
麻黄湯	186
五積散	70
防風通聖散	182
人参湯	162
大承気湯	138
小建中湯	106
通導散	148

頁

・**脱疽**
当帰四逆加呉茱萸生姜湯　152
・**脱毛症**
桂枝加竜骨牡蛎湯　62
防風通聖散　182
・**多発性神経炎**
九味檳榔湯　50
・**打撲による腫れ及び痛み**
治打僕一方　142
・**打撲**(症)
桂枝茯苓丸　60
桃核承気湯　150
通導散　148
神仙太乙膏　119
・**多夢**
酸棗仁湯　87
・**痰の切れにくい咳**
麦門冬湯　166
・**たん**(痰)
滋陰至宝湯　92
・**丹毒**
升麻葛根湯　116
・**胆石症**
大柴胡湯　134
小柴胡湯　108
芍薬甘草湯　101
四逆散　94
柴胡桂枝湯　82
大柴胡湯去大黄　136
五苓散　72
柴陥湯　76
茯苓飲　176
小建中湯　106

頁

・**代償性月経**
桂枝茯苓丸　60
三黄瀉心湯　88
・**胎毒**
治頭瘡一方　141
・**唾液分泌過多症**
人参湯　162
小青竜湯　114
・**大腸炎**
大柴胡湯　134
桂枝加芍薬湯　58
・**大腸カタル**
黄芩湯　29
桂枝加芍薬大黄湯　56
・**たこ**
紫雲膏　93
・**多汗症**
防已黄耆湯　180
補中益気湯　184
桂枝加黄耆湯　52
・**立ちくらみ**
苓桂朮甘湯　200
・**脱肛の疼痛**
甘草湯　44
当帰建中湯　155
・**脱肛**
乙字湯　33
補中益気湯　184
当帰芍薬散　156
小建中湯　106
十全大補湯　110
四君子湯　95

頁
・**膣炎**
竜胆瀉肝湯　196
・**チック症**
柴胡桂枝湯　82
桂枝加竜骨牡蛎湯　62
甘麦大棗湯　45
桂枝茯苓丸　60
・**血の道症**
加味逍遥散　42
柴胡桂枝湯　82
桂枝茯苓丸　60
当帰芍薬散　156
四物湯　98
抑肝散　194
柴胡桂枝乾姜湯　80
柴胡加竜骨牡蛎湯　78
四逆散　94
温清飲　25
女神散　161
苓桂朮甘湯　200
黄連解毒湯　30
三黄瀉心湯　88
加味帰脾湯　40
三物黄芩湯　90
茯苓飲合半夏厚朴湯　177
川芎茶調散　128
桂枝茯苓丸料加薏苡仁　59
・**流産中絶、卵管結紮後の血の道症**
加味帰脾湯　40
・**注夏病**
清暑益気湯　124

頁
大建中湯　133
黄連湯　32
・**胆のう炎**
小柴胡湯　108
大柴胡湯　134
柴胡桂枝湯　82
柴胡桂枝乾姜湯　80
茵蔯蒿湯　22
四逆散　94
大柴胡湯去大黄　136

【ち】

・**弛緩性下痢**
大建中湯　133
・**弛緩性便秘**
大建中湯　133
・**蓄膿症**
葛根湯　38
葛根湯加川芎辛夷　37
小柴胡湯　108
荊芥連翹湯　51
葛根湯加桔梗石膏　38・46
小柴胡湯加桔梗石膏　111
四逆散　94
排膿散及湯　165
エンビ　27
防風通聖散　182
葛根加朮附湯　36
麻黄附子細辛湯　187
香蘇散　67
温経湯　24
半夏白朮天麻湯　167
小半夏加茯苓湯　112

	頁
五積散	70
大建中湯	133
・**腸炎**	
桂枝加芍薬湯	58
・**腸閉塞**	
芍薬甘草湯	101

【つ】

・**墜落、追突による打撲傷**	
通導散	148
・**痛風**	
越婢加朮湯	26
疎経活血湯	129
大防風湯	137
・**つわり**(悪阻)	
小半夏加茯苓湯	112
当帰芍薬散	156
半夏厚朴湯	170
半夏瀉心湯	172
人参湯	162
六君子湯	198
小柴胡湯	108
抑肝散加陳皮半夏	195
安中散	20
二陳湯	160
茯苓飲合半夏厚朴湯	177
参蘇飲	120
・**婦人悪阻**(つわり)	
半夏厚朴湯	170

【て】

・**低血圧症**	
苓桂朮甘湯	200

	頁
・**中耳炎**	
葛根湯	38
十味敗毒湯	104
大柴胡湯	134
小柴胡湯	108
清上防風湯	125
排膿散及湯	165
柴胡桂枝湯	82
葛根加朮附湯	36
・**虫垂炎**	
大黄牡丹皮湯	132
腸癰湯	145
通導散	148
五淋散	75
・**中風**	
抑肝散加陳皮半夏	195
・**中風予防**	
防風通聖散	182
・**直腸炎**	
大黄牡丹皮湯	132
桂枝加芍薬湯	58
・**腸内ガスによる腹痛**	
大建中湯	133
・**腸出血**	
芎帰膠艾湯	49
帰脾湯	48
加味帰脾湯	40
・**腸チフス**	
麻黄湯	186
白虎加人参湯	174
大承気湯	138
・**腸疝痛**	
芍薬甘草湯	101

	頁
防風通聖散	182
苓桂朮甘湯	200
三黄瀉心湯	88
九味檳榔湯	50

【と】

・動悸	
炙甘草湯	100
苓桂朮甘湯	200
当帰芍薬散	156
桂枝人参湯	64
・透析（人工腎臓）**後水毒**	
五苓散	72
・頭瘡	
防風通聖散	182
・頭痛ふけ症	
麻杏薏甘湯	189
・頭部顔面の湿疹	
治頭瘡一方	141
・糖尿病の初期（激しい口渇）	
白虎加人参湯	174
・糖尿病	
八味丸	168
白虎加人参湯	174
牛車腎気丸	69
六味丸	204
大柴胡湯	134
防風通聖散	182
五苓散	72
人参湯	162
清心蓮子飲	126
滋陰降火湯	91

	頁
当帰芍薬散	156
補中益気湯	184
真武湯	122
小建中湯	106
半夏白朮天麻湯	167
十全大補湯	110
・低酸症	
安中散	20
・手足のあれ	
桂枝茯苓丸料加薏苡仁	59
・手足の冷え	
当帰四逆加呉茱萸生姜湯	152
当帰芍薬散	156
十全大補湯	110
人参養栄湯	164
四逆散	94
・手足のほてり	
三物黄芩湯	90
小建中湯	106
八味丸	168
炙甘草湯	100
・点滴静注による水毒	
五苓散	72
・水てんかん（癲癇）	
五苓散	72
・てんかん（癲癇）	
柴胡桂枝湯	82
柴胡加竜骨牡蛎湯	78
四逆散	94
小柴胡湯	108
大柴胡湯	134
抑肝散	194
甘麦大棗湯	45

頁

・トリコモナス
竜胆瀉肝湯 196

【な】

・内出血（外傷後）
桂枝茯苓丸 60
桃核承気湯 150
芎帰膠艾湯 49
通導散 148
・なき中風
甘麦大棗湯 45
・夏の感冒
藿香正気散 35
・夏の食あたり
胃苓湯 21
・夏の保健薬
藿香正気散 35
・夏の神経痛
胃苓湯 21
・夏やせ・夏まけ
補中益気湯 184
清暑益気湯 124
小建中湯 106
・難産
麻黄湯 186
・難聴
大柴胡湯 134

【に】

・にきび（面皰）
十味敗毒湯 104
荊芥連翹湯 51
当帰芍薬散 156

頁

・動脈硬化症の便秘
潤腸湯 103
・動脈硬化及びこれに伴う頭痛
九味檳榔湯 50
・動脈硬化による腹痛
当帰湯 153
・動脈硬化（症）
大柴胡湯 134
柴胡加竜骨牡蛎湯 78
八味丸 168
黄連解毒湯 30
三黄瀉心湯 88
桂枝茯苓丸 60
桃核承気湯 150
大黄牡丹皮湯 132
防風通聖散 182
大柴胡湯去大黄 136
釣藤散 144
七物降下湯 97
・突発性腎出血
猪苓湯 146
・吐血
黄蓮解毒湯 30
三黄瀉心湯 88
・床ずれ（褥瘡）
神仙太乙膏 119
紫雲膏 93
・とびひ
十味敗毒湯 104
桂枝加黄耆湯 52
・吃音（どもり）
小建中湯 106

頁

・**尿閉**
甘草湯 44
大承気湯 138
・**尿量減少**
どくだみエキス散 158
・**尿路結石**
猪苓湯 146
五淋散 75
・**尿毒症**
五苓散 72
白虎加人参湯 174
呉茱萸湯 74
・**尿道炎**
猪苓湯 146
竜胆瀉肝湯 196
五淋散 75
どくだみエキス散 158
加味逍遥散 40
・**妊娠中毒症の予防**
当帰芍薬散 156
・**妊娠中の諸病**
（障害、浮腫、習慣性流産、痔、腹痛）
当帰芍薬散 156
当帰芍薬加附子湯 154
・**妊娠咳嗽**
麦門冬湯 166
・**妊娠悪阻**
小半夏加茯苓湯 112
半夏瀉心湯 172
桂枝湯 63
・**妊娠腎**
当帰芍薬散 156
防已黄耆湯 180

頁

神仙太乙膏 119
桂枝茯苓丸料加薏苡仁 59
桂枝茯苓丸 60
桃核承気湯 150
清上防風湯 125
大黄牡丹皮湯 132
温清飲 25
十味敗毒湯加桔梗石膏 104・46
ヨクイニン・エキス 193
・**日射病**
白虎加人参湯 174
五苓散 72
呉茱萸湯 74
・**乳幼児の湿疹**
治頭瘡一方 141
・**乳児の鼻づまり**
麻黄湯 186
・**乳汁分泌不足**
芎帰調血飲 41
・**乳幼児の鼻閉感**
麻黄湯 186
・**乳児の腹痛による夜泣き**
芍薬甘草湯 101
・**乳腺炎**
葛根湯 38
十味敗毒湯 104
小柴胡湯 108
排膿散及湯 165
葛根湯加桔梗石膏 38・46
・**乳房炎**
十味敗毒湯 104
・**尿の濁り**
竜胆瀉肝湯 196

頁

猪苓湯 146
胃苓湯 21
真武湯 122
茵蔯蒿湯 22
半夏厚朴湯 170
防風通聖散 182
木防已湯 191
苓甘姜味辛夏仁湯 202

・**捻挫**

桂枝茯苓丸 60
桃核承気湯 150
神仙太乙膏 119
通導散 148

【の】

・**ノイローゼ**

柴胡加竜骨牡蛎湯 78
桂枝加竜骨牡蛎湯 62
黄連解毒湯 30
苓桂朮甘湯 200
大柴胡湯 134
柴朴湯 77
二陳湯 160

・**脳炎**

白虎加人参湯 174
大承気湯 138

・**脳膜炎**

真武湯 122

・**脳卒中の予防**

黄連解毒湯 30

・**脳卒中の後遺症**

疎経活血湯 129

頁

【ね】

・**寝汗**(盜汗)

柴胡桂枝乾姜湯 80
補中益気湯 184
十全大補湯 110
人参養栄湯 164
防已黄耆湯 180
黄耆建中湯 28
桂枝加黄耆湯 52
酸棗仁湯 87

・**ねちがえ**

芍薬甘草湯 101

・**熱性疾患の初期**

葛根湯 38
麻黄湯 186

・**熱性疾患**

白虎加人参湯 174
黄連解毒湯 30

・**熱中症**

白虎加人参湯 174

・**熱病の回復期**

加味帰脾湯 40

・**熱性下痢症**

黄芩湯 29

・**ネフローゼ**

五苓散 72
八味丸 168
防已黄耆湯 180
小青竜湯 114
越婢加朮湯 26
茵蔯五苓散 23
柴苓湯 86

頁

・**のぼせ**
黄連解毒湯 30
三黄瀉心湯 88
桂枝茯苓丸 60
女神散 161
七物降下湯 97
桃核承気散 150
加味逍遥散 42
当帰芍薬散 156
防風通聖散 182
・**脳充血によるのぼせ**
黄連解毒湯 30
・**乗物酔い**
五苓散 72

【は】

・**肺壊疽**
桔梗湯 47
・**肺炎解熱後の咳**
麦門冬湯 166
・**肺炎**
小柴胡湯 108
柴胡桂枝湯 82
柴胡桂枝乾姜湯 80
柴陥湯 76
麻黄湯 186
麻杏甘石湯 188
小青竜湯 114
白虎加人参湯 174
竹茹温胆湯 140
清肺湯 127
麻黄附子細辛湯 187
参蘇飲 120

頁

・**脳卒中患者の体力補強**
六君子湯 198
・**脳溢血**(脳出血、脳卒中)
黄連解毒湯 30
三黄瀉心湯 88
大柴胡湯 134
桂枝加竜骨牡蛎湯 62
桂枝茯苓丸 60
防風通聖散 182
真武湯 122
八味丸 168
通導散 148
二陳湯 160
・**膿胸**
柴陥湯 76
・**脳充血**
三黄瀉心湯 88
・**膿腫腎**
帰脾湯 48
・**膿性喀痰**
桔梗湯 47
・**喉の痛み**
桔梗湯 47
甘麦大棗湯 45
・**喉が腫れて痛む**
小柴胡湯加桔梗石膏 111
・**喉の使いすぎ**
甘草湯 44
・**喉の渇き**
柴苓湯 86
・**のぼせ症**(性ホルモン剤乱用による)
桂枝加竜骨牡蛎湯 62

頁

・**腓腸筋痙攣**（こむらがえり）
芍薬甘草湯 100
・**背部の寒冷**
当帰湯 153
・**排尿困難**
猪苓湯合四物湯 147
牛車腎気丸 69
八味丸 168
・**排尿障害**（衰弱による）
五淋散 75
・**排尿困難、頻尿**
六味丸 204
・**排尿痛**（排尿時の疼痛）
猪苓湯 146
竜胆瀉肝湯 196
五淋散 75
猪苓湯合四物湯 147
芍薬甘草湯 101
どくだみエキス散 158
甘草湯 44
清心蓮子飲 126
・**白内障**
八味丸 168
牛車腎気丸 69
人参湯 162
・**白癬**
紫雲膏 93
・**白帯下**
当帰芍薬散 156
加味逍遥散 42
苓姜朮甘湯 197
五積散 70
温経湯 24

頁

・**肺化膿症**
桔梗湯 47
・**肺拡張症**
苓甘姜味辛夏仁湯 202
・**肺気腫**
小青竜湯 114
大柴胡湯 134
神秘湯 121
八味丸 168
苓甘姜味辛夏仁湯 202
香蘇散 67
桂枝加厚朴杏仁湯 54
・**肺水腫**
苓甘姜味辛夏仁湯 202
・**肺腫瘍**
桔梗湯 47
・**肺門リンパ腺炎**
柴胡清肝湯 84
・**肺結核**
柴胡清肝湯 84
小柴胡湯 108
大柴胡湯 134
柴胡桂枝湯 82
柴胡桂枝乾姜湯 80
清肺湯 127
荊芥連翹湯 51
小建中湯 106
炙甘草湯 100
人参養栄湯 164
滋陰至宝湯 92
九味檳榔湯 50
・**梅毒**
防風通聖散 182

	頁
温清飲	25
紫雲膏	93
ヨクイニン・エキス	193
桂枝茯苓丸料加薏苡仁	59
・バセドー病の呼吸困難	
炙甘草湯	100
・バセドー病	
柴胡桂枝湯	82
柴胡加竜骨牡蛎湯	78
半夏厚朴湯	170
当帰芍薬散	156
炙甘草湯	100
苓桂朮甘湯	200
茯苓飲合半夏厚朴湯	177
白虎加人参湯	174
九味檳榔湯	50
通導散	148
・破傷風	
大承気湯	138
・鼻かぜ	
葛根湯	38
麻黄湯	186
小青竜湯	114
・鼻づまり	
葛根湯	38
麻黄湯	186
小柴胡湯	108
葛根湯加川芎辛夷	37
荊芥連翹湯	51
清上防風湯	125
香蘇散	67
防風通聖散	182

	頁
八味丸	168
・白血病	
十全大補湯	110
帰脾湯	48
加味帰脾湯	42
・吐き気	
大柴胡湯	134
小柴胡湯	108
二陳湯	160
小半夏加茯苓湯	112
柴苓湯	86
五苓散	72
・麦粒腫	
葛根湯	38
十味敗毒湯	104
桂枝茯苓丸	60
排膿散及湯	165
・はしか(麻疹)	
小柴胡湯	108
葛根湯	38
升麻葛根湯	116
・発狂	
通導散	148
・醗酵性下痢	
半夏瀉心湯	172
・はたけ	
麻杏薏甘湯	189
温清飲	25
清上防風湯	125
紫雲膏	93
・肌荒れ	
桂枝茯苓丸	60
麻杏薏甘湯	189

頁

猪苓湯 146

・**冷え腹**

胃苓湯 21

・**冷えによる不妊症**

当帰四逆加呉茱萸生姜湯 152

・**冷え性**

桂枝茯苓丸 60

当帰芍薬散 156

加味逍遥散 42

当帰四逆加呉茱萸生姜湯 152

四物湯 98

四逆散 94

五積散 70

人参湯 162

・**冷えのぼせ**

桂枝茯苓丸 60

・**鼻汁の多い鼻炎**

小青竜湯 114

・**鼻炎**

葛根湯 38

小青竜湯 114

葛根湯加川芎辛夷 37

神仙太乙膏 119

川芎茶調散 128

・**急性慢性鼻カタル**

エンビ 27

四逆散 94

・**鼻閉**

葛根湯加川芎辛夷 37

葛根湯 38

・**鼻出血**

黄連解毒湯 30

三黄瀉心湯 88

頁

・**鼻水**(はなみず)

小青竜湯 114

麻黄附子細辛湯 187

・**抜歯後の疼痛**

立効散 203

・**バルトリン腺炎**

竜胆瀉肝湯 196

大黄牡丹皮湯 132

・**バルトリン腺膿瘍**

排膿散及湯 165

・**腫物**

十味敗毒湯 104

大黄牡丹皮湯 132

・**半身不随**

大柴胡湯 134

当帰芍薬散 156

桂枝茯苓丸 60

疎経活血湯 129

真武湯 122

補中益気湯 184

大柴胡湯去大黄 136

大防風湯 137

桂枝加朮附湯 55

四君子湯 95

・**バンチ氏病**

帰脾湯 48

【ひ】

・**皮下膿瘍**

葛根湯 38

・**ひきつけ**

抑肝散 194

甘麦大棗湯 45

	頁
柴胡桂枝湯	82
梔子柏皮湯	96
・皮膚病の内攻による腎炎	
十味敗毒湯	104
・皮膚炎	
十味敗毒湯	104
消風散	113
温清飲	25
白虎加人参湯	174
升麻葛根湯	116
・皮膚潰瘍	
黄耆建中湯	28
・皮膚病	
十味敗毒湯	104
黄連解毒湯	30
三黄瀉心湯	88
消風散	113
防已黄耆湯	180
防風通聖散	182
三物黄芩湯	90
柴胡清肝湯	84
荊芥連翹湯	51
・ヒステリー	
甘麦大棗湯	45
桃核承気湯	150
桂枝茯苓丸	60
四逆散	94
抑肝散	194
抑肝散加陳皮半夏	195
柴胡桂枝湯	82
半夏厚朴湯	170
当帰芍薬散	156
柴胡加竜骨牡蛎湯	78

	頁
升麻葛根湯	116
桃核承気湯	150
麻黄湯	186
温清飲	25
荊芥連翹湯	51
・肥厚性鼻炎	
エンビ	27
荊芥連翹湯	51
・美肌剤	
ヨクイニン・エキス	193
桂枝茯苓丸	60
当帰芍薬散	156
・皮下出血	
桂枝茯苓丸	60
桃核承気湯	150
通導散	148
・皮膚甲錯(さめはだ)	
ヨクイニン・エキス	193
・ひび	
温経湯	24
温清飲	25
ヨクイニン・エキス	193
紫雲膏	93
・皮膚び爛	
紫雲膏	93
・皮膚掻痒症	
黄連解毒湯	30
温清飲	25
茵蔯蒿湯	22
消風散	113
荊芥連翹湯	51
当帰飲子	149
乙字湯	33

	頁
補中益気湯	184
十全大補湯	110
人参養栄湯	164
・**疲労倦怠**	
小建中湯	106
補中益気湯	184
十全大補湯	110
人参養栄湯	164
・**疲労感**	
柴胡加竜骨牡蛎湯	78
桂枝加竜骨牡蛎湯	62
大柴胡湯去大黄	136
・**疲労症**(病)	
抑肝散加陳皮半夏	195
九味檳榔湯	50
・**百日咳**	
小柴胡湯	108
麦門冬湯	166
柴朴湯	77
麻杏甘石湯	188
小青竜湯	114
半夏厚朴湯	170
茯苓飲合半夏厚朴湯	177
苓甘姜味辛夏仁湯	202
・**頻尿**	
猪苓湯	146
八味丸	168
牛車腎気丸	69
小建中湯	106
猪苓湯合四物湯	147
五淋散	75
六味丸	204
清心蓮子飲	126

	頁
茯苓飲合半夏厚朴湯	177
帰脾湯	48
・**微熱**	
小柴胡湯	108
柴胡桂枝湯	82
柴胡清肝湯	84
柴胡桂枝乾姜湯	80
桂枝茯苓丸	60
桂枝加竜骨牡蛎湯	62
桂枝湯	63
加味帰脾湯	40
・**肥満**(肥胖)	
大柴胡湯	134
防風通聖散	182
防已黄耆湯	180
当帰芍薬散	156
桂枝茯苓丸	60
・**日焼け**	
桂枝茯苓丸料加薏苡仁	59
・**ベーチェット病**	
温清飲	25
竜胆瀉肝湯	196
・**瘭疽**	
神仙太乙膏	119
・**病後の便秘**	
潤腸湯	103
麻子仁丸	190
・**病後の衰弱**	
補中益気湯	184
十全大補湯	110
黄耆建中湯	28
・**病後の体力低下**(体力増強)	
人参湯	162

	頁
桂枝茯苓丸	60
・腹部膨満感・腹痛	
桂枝加芍薬湯	58
・腹痛(寒冷による)	
五積散	70
大建中湯	133
桂枝湯	63
小建中湯	106
・腹痛	
芍薬甘草湯	101
安中散	20
胃苓湯	21
四逆散	94
五積散	70
小建中湯	106
大黄甘草湯	131
大建中湯	133
黄連湯	32
四苓湯	117
・腹水	
加味逍遥散	42
十全大補湯	110
五苓散	72
茵蔯五苓散	23
苓甘姜味辛夏仁湯	202
・副鼻空尖	
川芎茶調散	128
・腹膜炎	
小柴胡湯	108
小建中湯	106
柴胡桂枝湯	82
真武湯	122
大建中湯	133

	頁
・貧血症	
柴胡桂枝乾姜湯	80
補中益気湯	184
小柴胡湯	108
四物湯	98
人参湯	162
帰脾湯	48
芎帰膠艾湯	49
加味帰脾湯	42
小建中湯	106
当帰芍薬散	156
十全大補湯	110
柴胡清肝湯	84
人参養栄湯	164
九味檳榔湯	50

【ふ】

・不安神経症	
柴胡加竜骨牡蛎湯	78
桂枝加竜骨牡蛎湯	62
半夏厚朴湯	170
柴胡桂枝湯	82
茯苓飲合半夏厚朴湯	177
柴朴湯	77
酸棗仁湯	87
・風疹	
桂麻各半湯	66
・副睾丸炎	
竜胆瀉肝湯	196
小柴胡湯	108
大黄牡丹皮湯	132
・腹膜癒着後遺症	
大建中湯	133

	頁
当帰芍薬散	156
・婦人の冷え性	
当帰芍薬散	156
当帰芍薬加附子湯	154
桂枝茯苓丸	60
当帰四逆加呉茱萸生姜湯	152
・婦人血の道症の腹痛、嘔吐	
黄連湯	32
・舞踏病	
甘麦大棗湯	45
・二日酔いの予防	
黄連解毒湯	30
・二日酔いのむかつき	
茵蔯五苓散	23
・二日酔い(宿酔)	
五苓散	72
茵蔯五苓散	23
半夏瀉心湯	172
黄連解毒湯	30
黄連湯	32
二陳湯	160
梔子柏皮湯	96
三黄瀉心湯	88
・不妊症	
桂枝茯苓丸	60
当帰芍薬散	156
加味逍遥散	42
大黄牡丹皮湯	132
桃核承気湯	150
大柴胡湯	134
温経湯	24
人参湯	162
補中益気湯	184

	頁
桂枝茯苓丸	60
苓甘姜味辛夏仁湯	202
・ふけ症	
麻杏薏甘湯	189
大柴胡湯	134
柴胡加竜骨牡蛎湯	78
温清飲	25
・不整脈	
炙甘草湯	100
当帰芍薬散	156
・婦人科系機能障害	
桂枝茯苓丸	60
加味逍遥散	42
当帰芍薬散	156
五積散	70
桃核承気湯	150
・婦人血の道症	
桂枝茯苓丸	60
当帰芍薬散	156
加味逍遥散	42
女神散	161
桃核承気湯	150
温清飲	25
当帰四逆加呉茱萸生姜湯	152
半夏厚朴湯	170
・婦人下腹部痛	
桃核承気湯	150
大黄牡丹皮湯	132
当帰四逆加呉茱萸生姜湯	152
桂枝茯苓丸	60
五積散	70
・婦人病の聖薬	
四物湯	98

	頁
帰脾湯	48
黄連解毒湯	30
竹茹温胆湯	140
大柴胡湯去大黄	136
三物黄芩湯	90
五積散	70
黄耆建中湯	28
・不眠(心身が疲れ弱って眠れないもの)	
酸棗仁湯	87
・フリクテン性結膜炎	
桂枝茯苓丸	60
越婢加朮湯	26
・ふる血	
当帰芍薬散	156
桃核承気湯	150
桂枝茯苓丸	60
大黄牡丹皮湯	132
疎経活血湯	129
・フルンケル	
十味敗毒湯	104
葛根湯	38
大黄牡丹皮湯	132
防風通聖散	182
葛根加朮附湯	36
排膿散及湯	165
神仙太乙膏	119
・フルンクロージス	
十味敗毒湯	104
治頭瘡一方	141
清上防風湯	125
・フルンクロージスの体質改善	
十味敗毒湯	104

	頁
・浮腫	
五苓散	72
当帰芍薬散	156
防已黄耆湯	180
半夏厚朴湯	170
木防已湯	191
八味丸	168
小青竜湯	114
苓甘姜味辛夏仁湯	202
柴苓湯	86
四苓湯	117
・腐敗性気管支炎	
桔梗湯	47
・不明の発熱	
抑肝散	194
・不眠症(高血圧による)	
黄連解毒湯	30
・不眠症	
柴胡加竜骨牡蛎湯	78
桂枝加竜骨牡蛎湯	62
半夏厚朴湯	170
三黄瀉心湯	88
半夏瀉心湯	172
抑肝散	194
抑肝散加陳皮半夏	195
苓桂朮甘湯	200
柴胡桂枝乾姜湯	80
柴胡桂枝湯	82
甘麦大棗湯	45
柴胡清肝湯	84
大柴胡湯	134
猪苓湯	146
女神散	161

頁
桂枝加朮附湯 55
大承気湯 138
川芎茶調散 128
・**扁桃腺肥大**
小建中湯 106
柴胡清肝湯 84
荊芥連翹湯 51
・**扁桃周囲炎**
桔梗湯 47
小柴胡湯加桔梗石膏 111
・**扁桃炎**
葛根湯 38
升麻葛根湯 116
葛根湯加桔梗石膏 38・46
小柴胡湯 108
小柴胡湯加桔梗石膏 111
桔梗湯 47
茯苓飲合半夏厚朴湯 177
・**便秘に伴う痔核**
麻子仁丸 190
乙字湯 33
・**老人(虚弱者)の便秘**
潤腸湯 103
麻子仁丸 190
加味逍遥散 42
八味丸 168
・**便秘**
大黄甘草湯 131
大黄エキス散 130
調胃承気湯 143
どくだみエキス散 158
防風通聖散 182
大柴胡湯 134

頁
【へ】
・**ベーチェット病**
竜胆瀉肝湯 196
温清飲 25
・**ヘルニア**
芍薬甘草湯 101
小建中湯 106
大建中湯 133
・**ヘルペス**
葛根湯 38
大柴胡湯 134
九味檳榔湯 50
白虎加人参湯 174
・**変形性関節症**
越婢加朮湯 26
・**変形性膝関節炎**
防已黄耆湯 180
越婢加朮湯 26
・**変形性膝関節リウマチ(鶴膝風)**
桂枝芍薬知母湯 57
・**片麻痺**
三黄瀉心湯 88
桂枝茯苓丸 60
通導散 148
桃核承気湯 150
大柴胡湯 134
・**偏食**
柴胡清肝湯 84
・**偏頭痛**
五苓散 72
呉茱萸湯 74
葛根湯 38

	頁
麻黄湯	186
葛根加朮附湯	36
・発疹を伴う熱性病の初期	
葛根湯	38
升麻葛根湯	116
・発作性頭痛	
五苓散	72
呉茱萸湯	74
苓桂朮甘湯	200
・哺乳困難	
麻黄湯	186
・本態性高血圧	
七物降下湯	97
（その他高血圧の項参照）	
・ポリープ	
越婢加朮湯	26

【ま】

・麻疹	
桂麻各半湯	66
・慢性胃炎	
半夏瀉心湯	172
安中散	20
柴胡桂枝湯	82
六君子湯	198
四君子湯	95
大柴胡湯	134
人参湯	162
小柴胡湯	108
茯苓飲	176
・慢性胃腸障害	
半夏瀉心湯	172
小柴胡湯	108

	頁
三黄瀉心湯	88
桂枝茯苓丸	60
桃核承気湯	150
大黄牡丹皮湯	132
乙字湯	33

【ほ】

・暴飲暴食による急性胃腸炎	
平胃散	179
・膀胱結石	
芍薬甘草湯	101
五淋散	75
（その他腎結石参照）	
・膀胱炎（膀胱カタル）	
猪苓湯	146
竜胆瀉肝湯	196
五苓散	72
八味丸	168
五淋散	75
桃核承気湯	150
防風通聖散	182
清心蓮子飲	126
大黄牡丹皮湯	132
・房事過度	
滋陰降火湯	91
・歩行困難	
芍薬甘草湯	101
・放屁癖	
半夏瀉心湯	172
芍薬甘草湯	101
・発疹性疾患	
葛根湯	38
升麻葛根湯	116

	頁
薏苡仁湯	192
大防風湯	137
・**慢性気管支炎**	
柴胡桂枝湯	82
小柴胡湯	108
大柴胡湯	134
麦門冬湯	166
半夏厚朴湯	170
清肺湯	127
補中益気湯	184
柴朴湯	77
苓甘姜味辛夏仁湯	202
滋陰至宝湯	92
桂枝加厚朴杏仁湯	54
・**慢性下痢**	
半夏瀉心湯	172
人参湯	162
真武湯	122
補中益気湯	184
・**慢性神経痛**	
芍薬甘草附子湯	102
・**慢性腎炎**	
牛車腎気丸	69
六味丸	204
八味丸	168
当帰芍薬散	156
真武湯	122
柴苓湯	86
当帰芍薬加附子湯	154
柴胡加竜骨牡蛎湯	78
防風通聖散	182
清心蓮子飲	126
七物降下湯	97

	頁
・**慢性胃腸炎**(カタル)	
半夏瀉心湯	172
桂枝人参湯	64
附子人参湯	178
小建中湯	106
啓脾湯	65
・**慢性化膿症**	
黄耆建中湯	28
・**慢性腸炎**(カタル)	
半夏瀉心湯	172
小建中湯	106
桂枝加芍薬大黄湯	56
真武湯	122
人参湯	162
桂枝加芍薬湯	58
・**慢性腸狭窄**	
大建中湯	133
・**慢性咽頭炎**	
清肺湯	127
・**慢性肝炎**	
小柴胡湯	108
大柴胡湯	134
柴胡桂枝湯	82
加味逍遥散	42
柴胡桂枝乾姜湯	80
補中益気湯	184
茵蔯蒿湯	22
・**慢性関節炎**(関節リウマチ)	
桂枝加朮附湯	55
加工ブシ	34
芍薬甘草附子湯	102
疎経活血湯	129
麻杏薏甘湯	189

	頁
エンビ	27
どくだみエキス散	158
・**慢性腹膜炎**	
小建中湯	106
桂枝加芍薬湯	58
真武湯	122
柴胡桂枝乾姜湯	80
六君子湯	198
大建中湯	133
補中益気湯	184
柴胡桂枝湯	82
当帰建中湯	155
・**慢性膀胱炎**	
八味丸	168
猪苓湯合四物湯	147
清心蓮子飲	126
当帰芍薬散	156
・**慢性扁桃腺炎**	
荊芥連翹湯	51
柴胡清肝湯	84
・**慢性淋疾**	
猪苓湯合四物湯	147
竜胆瀉肝湯	196
五淋散	75
清心蓮子飲	126
帰脾湯	48
・**麻疹**	
葛根湯	38
升麻葛根湯	116
大承気湯	138
小柴胡湯	108
柴胡清肝湯	84
桂麻各半湯	66

	頁
苓甘姜味辛夏仁湯	202
木防已湯	191
・**慢性湿疹**	
十味敗毒湯	104
消風散	113
温清飲	25
防風通聖散	182
小柴胡湯	108
大柴胡湯	134
当帰飲子	149
越婢加朮湯	26
・**慢性軸性視神経炎**	
苓桂朮甘湯	200
・**慢性虫垂炎**	
桂枝加芍薬湯	58
桂枝茯苓丸	60
桂枝加芍薬大黄湯	56
大黄牡丹皮湯	132
当帰四逆加呉茱萸生姜湯	152
大建中湯	133
当帰建中湯	155
・**慢性頭痛**	
五苓散	72
桂枝人参湯	64
釣藤散	144
呉茱萸湯	74
二陳湯	160
当帰四逆加呉茱萸生姜湯	152
・**慢性鼻炎**	
葛根湯加川芎辛夷	37
小柴胡湯	108
十味敗毒湯	104
荊芥連翹湯	51

頁

【む】

・むくみ(浮腫)
五苓散 72
防已黄耆湯 180
柴苓湯 86
牛車腎気丸 69
八味丸 168
防風通聖散 182
茵蔯五苓散 23
六味丸 204
四苓湯 117
・むし歯の痛み
調胃承気湯 143
・虫刺され
神仙太乙膏 119
・夢精
桂枝加竜骨牡蛎湯 62
滋陰降火湯 91
清心蓮子飲 126
・むちうち
五苓散 72
桂枝茯苓丸 60
桃核承気湯 150
葛根湯 38
苓桂朮甘湯 200
通導散 148
・胸やけ
茯苓飲 176
安中散 20
半夏瀉心湯 172
平胃散 179
六君子湯 198

頁

・マラリア
小柴胡湯 108
柴胡桂枝湯 82
柴胡桂枝乾姜湯 80
大柴胡湯 134
・麻痺疼痛(四肢)
葛根加朮附湯 36

【み】

・水虫
麻杏薏甘湯 189
消風散 113
十味敗毒湯 104
神仙太乙膏 119
紫雲膏 93
・水いぼ
桂枝加耆黄湯 52
・水でんかん
五苓散 72
・耳鳴り
苓桂朮甘湯 200
当帰芍薬散 156
大柴胡湯 134
三黄瀉心湯 88
柴胡加竜骨牡蛎湯 78
八味丸 168
防風通聖散 182
七物降下湯 97
炙甘草湯 100
大柴胡湯去大黄 136

	頁
三黄瀉心湯	88
女神散	161
釣藤散	144
六君子湯	198
当帰芍薬散	156
補中益気湯	184
酸棗仁湯	87

【も】

・盲腸炎

大黄牡丹皮湯	132
腸癰湯	145

・ものもらい

葛根湯	38
十味敗毒湯	104

【や】

・夜驚症（夜啼症）

桂枝加竜骨牡蛎湯	62
抑肝散	194
芍薬甘草湯	101
甘麦大棗湯	45

・薬物過敏症

十味敗毒湯	104

・薬物による胃腸障害

半夏瀉心湯	172

・薬物の副作用による腹痛

芍薬甘草湯	101

・やけど（火傷）

神仙太乙膏	119
紫雲膏	93
三黄瀉心湯	88

	頁
大柴胡湯	134
四逆散	94
柴胡桂枝湯	82

【め】

・眼の充血

黄連解毒湯	30
清上防風湯	125
三黄瀉心湯	88
葛根湯	38

・面疔

葛根湯	38
十味敗毒湯	104
排膿散及湯	165
大柴胡湯	134
防風通聖散	182
神仙太乙膏	119
紫雲膏	93

・メニエール症候群

苓桂朮甘湯	200
五苓散	72
柴胡加竜骨牡蛎湯	78
半夏白朮天麻湯	167
真武湯	122
桂枝茯苓丸	60
釣藤散	144

・めまい（眩暈）

苓桂朮甘湯	200
半夏白朮天麻湯	167
五苓散	72
真武湯	122
二陳湯	160
黄連解毒湯	30

頁
苓姜朮甘湯 197
当帰芍薬散 156
当帰四逆加呉茱萸生姜湯 152
桃核承気湯 150
女神湯 161
疎経活血湯 129
通導散 148
当帰建中湯 155
・**腰脚麻痺症**
八味丸 168
大承気湯 138
・**よだれ症**(**唾液分泌過多症**)
人参湯 162
小青竜湯 114
・**夜泣き**
小建中湯 106
甘麦大棗湯 45
柴胡清肝湯 84
(夜驚症の項参照)
・**痒痛**
温清飲 25
黄連解毒湯 30
当帰飲子 149
十味敗毒湯 104
・**夜の歯ぎしり**
抑肝散 194

【ら】

・**卵管炎**(**卵巣炎**)
桂枝茯苓丸 60
大黄牡丹皮湯 132
桃核承気湯 150
竜胆瀉肝湯 196

頁
・**夜尿症**
小建中湯 106
八味丸 168
柴胡桂枝湯 82
桂枝加竜骨牡蛎湯 62
六味丸 204
白虎加人参湯 174
苓姜朮甘湯 197
四君子湯 95
葛根湯 38
越婢加朮湯 26

【ゆ】

・**遊走腎**
大建中湯 133
・**幽門狭窄**
半夏瀉心湯 172
大建中湯 133
安中散 20
真武湯 122

【よ】

・**癰**(**フルンケル**)
十味敗毒湯 104
防已黄耆湯 180
(フルンケルの項参照)
・**腰痛**
五積散 70
加工ブシ 34
八味丸 168
六味丸 204
牛車腎気丸 69
芍薬甘草湯 101

頁

・**緑内障**
柴胡桂枝乾姜湯 80
釣藤散 144
八味丸 168
白虎加人参湯（発作時使用） 174
桂枝茯苓丸 60
・**淋疾**（淋炎、淋病）
猪苓湯 146
通導散 148
五淋散 75

【る】

・**涙嚢炎**
越婢加朮湯 26
葛根湯 38
小青竜湯 114
五苓散 72
十味敗毒湯 104
苓桂朮甘湯 200
・**るいれきの潰瘍**
帰脾湯 48
・**るいれき**（結核性リンパ腺炎）
小柴胡湯 108
柴胡清肝湯 84
十全大補湯 110
帰脾湯 48

【れ】

・**冷房病**
五積散 70
加工ブシ 34
当帰四逆加呉茱萸生姜湯 152
苓姜朮甘湯 197

頁
腸癰湯 145

【り】

・**流行性感冒**
葛根湯 38
麻黄湯 186
柴胡桂枝湯 82
麻黄附子細辛湯 187
升麻葛根湯 116
白虎加人参湯 174
大承気湯 138
（感冒の項参照）
・**リウマチ**
桂枝加朮附湯 55
五積散 70
真武湯 122
九味檳榔湯 50
（その他関節リウマチの項参照）
・**リンパ腺炎**
葛根湯 38
小柴胡湯 108
葛根加朮附湯 36
・**流産予防**
当帰芍薬散 156
・**流産癖**
当帰芍薬散 156
桂枝茯苓丸 60
芎帰膠艾湯 49
温経湯 24
大建中湯 133
・**溜飲**
茯苓飲 176
茯苓飲合半夏厚朴湯 177

頁
当帰飲子 149
（その他湿疹の項参照）
・**老人性掻痒症**
八味丸 168
当帰飲子 149
真武湯 122
（その他皮膚掻痒症の項参照）
・**老人、虚弱者、衰弱時の感冒、肺炎**
麻黄附子細辛湯 187
真武湯 122
（その他感冒肺炎の項参照）
・**老人、虚弱者の便秘**
潤腸湯 103
麻子仁丸 190
小建中湯 106

【わ】

・**わきが**
防已黄耆湯 180
竜胆瀉肝湯 196
紫雲膏 93
・**笑い中風**
甘麦大棗湯 45

頁
・**レイノー病**
当帰四逆加呉茱萸生姜湯 152
桂枝茯苓丸 60
（手足の冷えを参照）

【ろ】

・**肋間神経痛**
柴陥湯 76
大柴胡湯 134
柴胡桂枝湯 82
当帰四逆加呉茱萸生姜湯 152
当帰湯 153
人参湯 162
大柴胡湯去大黄 136
・**肋膜炎の胸痛**
柴陥湯 76
・**肋膜炎**
小柴胡湯 108
大柴胡湯 134
柴陥湯 76
柴胡桂枝乾姜湯 80
四逆散 94
柴胡清肝湯 84
大柴胡湯去大黄 136
・**老人のかすみ目**
牛車腎気丸 69
八味丸 168
六味丸 204
・**老人の咳**
桂枝加厚朴杏仁湯 54
・**老人性湿疹**
八味丸 168

［解説］

・**浅井南冥**《あさいなんめい》 江戸時代中期の医師

・**浅田宗伯**《あさだそうはく》 明治時代に漢方最後の名医と言われた人物

・**浅田家方**《あさだけほう》 浅田宗伯が伝えた処方

・**一貫堂方**《いっかんどうほう》 明治から昭和の漢方家である森道伯が完成させた処方

・**医学六要**《いがくろくよう》 明代の医書

・**温疫論**《うんえきろん》 明代の医学論文

・**大塚敬節**《おおつかけいせつ》 明治・大正・昭和と生涯を漢方医学の発展と普及に努めた医学者

・**香川修庵**《かがわしゅうあん》 江戸時代中期の医師

・**金匱要略**《きんきようやく》 漢方処方が記載されている漢代の医書

・**外科正宗**《げかせいしゅう》 中国明代の珍実功《ちんじっこう》が著した処方医書

・**外台秘要**《げだいひよう》 唐代の医書・処方を整理編さんした書物

・**済生方**《さいせいほう》 南宋代に方論や臨床を整理集約した実用医書の処方

・**済生全書**《さいせいぜんしょ》 宋代の医書

・**小児直訣**《しょうにちょっけつ》 宋代の小児用医書

・**傷寒論**《しょうかんろん》 漢方処方が記載されている漢代の医書

・**衆方規矩**《しゅうほうきく》 漢方医である曲直瀬道三《まなせどうさん》の処方をまとめた医書

・**摂薜十六種**《せつしじゅうろくしゅ》 明代の処方医書

・**宣明論**《せんめいろん》 金代の古典医書

・**千金方**《せんきんほう》 唐代の処方

・**太平恵民**《たいへいけいみん》 紹興年間に著された処方書

・**得効方**《とっこうほう》 元代の医書の処方

・**日本経験方**《にほんけいけんほう》 中国伝統医学を日本独自の発想で応用発展させた処方

・**華岡青洲家方**《はなおかせいしゅうけほう》 華岡青洲が伝えた処方

・**原南陽**《はらなんよう》 江戸時代後期の水戸藩の御殿医

・**脾胃論**《ひいろん》 南宋時代の医書

・**弁惑論**《べんわくろん》 南宋代の医書

・**保嬰撮要**《ほえんさつよう》 明代の小児科の医書

・**本事方**《ほんじほう》 南宋代の医書

・**本朝経験方**《ほんちょうけいけんほう》 日本人が作り出したオリジナル漢方処方

・**万病回春**《まんびょうかいしゅん》 明代の医師「キョウ廷賢」の著作物

・**明医指掌**《めいいししょう》 明代の医書

・**吉益東洞**《よしますとうどう》 江戸中期の漢方医

・**和剤局方**《わざいきょくほう》 北宋代に全国の医書を編集した書物の処方

健康保険が使える
漢方薬の選び方・使い方

著　　者　木下繁太朗
発 行 者　田仲豊徳
印刷・製本　シナノ書籍印刷株式会社

発行所　株式会社滋慶出版／つちや書店
東京都渋谷区神宮前3-42-11
TEL 03-5775-4471　FAX 03-3479-2737
shop@tuchiyago.co.jp